그림으로 이해하는 인체 이야기

스포츠 트레이닝의 기본과 이론

사쿠마 카즈히코(佐久間和彦) 감수 민경훈 감역 홍희정 옮김

BM (주)도서출판 성안당

들어가며

이 책은 모든 스포츠 관계자를 위한 참고서이다. 운동을 하는 사람이라면 누구나 필수적으로 수행하는 스포츠 트레이닝의 기초와 이론에 대해 최대한 새로운 정보를 소개하고 해설을 덧붙인 실천적인 입문서가 될 수 있도록 식사와 휴식, 그리고 스트레칭 등 최적의 컨디션을 유지할 수 있는 정보까지도 포함한 종합적인 내용을 다루고 있다.

일상적으로 스포츠를 즐기는 애호가, 기록이나 결과 향상을 바라는 전문 스포츠인, 그리고 다양한 분야의 관계자까지— 모든 사람이 스포츠 트레이닝에 관한 올바른 기초지식을 필요로 하고 있다. 잘못된 방식으로 운동을 하면 제대로 된 효과를 볼 수 없을 뿐더러, 자칫하면 선수들에게 치명상을 입힐 수 있는 부상을 초래할 수 있기 때문이다.

따라서 1장에서는 스포츠 트레이닝을 행하기 전에 필요한 해부생리학을 다루고, 2장에서는 스포츠 트레이닝의 기초이론을, 3장에서는 다양한 트레이닝의 이론과 실천법을, 마지막으로 4장에서는 운동 내외 조건 전반에 관한 기초지식에 대해 자세하게 설명한다. 각자의 기량을 향상시키기 위해 필요한 지식과 실천법 중에서도 가장 최신의 정보를 실으려 노력했다.

매일 하고 있는 트레이닝이 불안한 분, 어떤 것부터 시작해야 할지 도움이 필요한 분, 자신의 신체 능력을 좀 더 발전시키고 싶은 분, 기록 향상을 원하는 프로 선수, 다양한 스포츠 트레이닝 센터에서 근무하는 코치, 프로 지도자 등 다양한 스포츠 관계자들에게 이 책이 훌륭한 입문서가 될 것이다.

기본적으로 하나의 주제를 2페이지에 걸쳐 보기 쉽게 설명하고, 오른쪽 페이지에 이론의 이해를 돕는 일러스트를 곁들였다.

이 책을 가까이에 두고 불안할 때마다 몇 번이고 되풀이해서 읽다 보면 분명 매일 하던 운동, 트레이닝의 효과가 확실히 좋아질 것이다. 이 책이 여러분의 운동에 도움이 되길 바라는 바이다.

사쿠마 카즈히코

제1장 스포츠 트레이닝을 위한 해부생리학

제2장 스포츠 트레이닝의 기초 이론

제3장 각종 트레이닝의 이론과 실천

제4장 스포츠 트레이닝과 부상 관리

우리 몸의 골격

우리 몸은 크고 작은 뼈들이 연결된 골격으로 형성된다. 골격의 주축은 26개의 추골로 이루어진 척추이다. 뼈와 뼈를 연결하는 부분은 관절이라 부르고, 여기에 근육과 힘줄이 붙어 있다.

우리 몸의 주요 골격 명칭

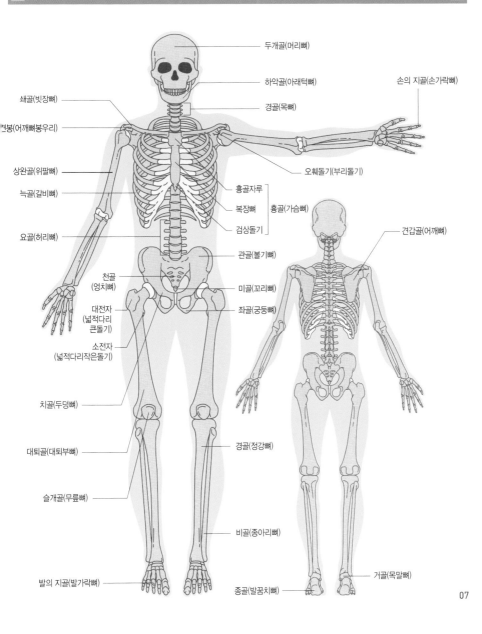

- 두개골(머리뼈)
- 하악골(아래턱뼈)
- 경골(목뼈)
- 손의 지골(손가락뼈)
- 쇄골(빗장뼈)
- 견봉(어깨뼈봉우리)
- 상완골(위팔뼈)
- 늑골(갈비뼈)
- 요골(허리뼈)
- 오훼돌기(부리돌기)
- 흉골자루
- 복장뼈
- 검상돌기
- 흉골(가슴뼈)
- 관골(볼기뼈)
- 천골(엉치뼈)
- 미골(꼬리뼈)
- 대전자(넓적다리큰돌기)
- 좌골(궁둥뼈)
- 소전자(넓적다리작은돌기)
- 견갑골(어깨뼈)
- 치골(두덩뼈)
- 대퇴골(대퇴부뼈)
- 경골(정강뼈)
- 슬개골(무릎뼈)
- 비골(종아리뼈)
- 발의 지골(발가락뼈)
- 종골(발꿈치뼈)
- 거골(목말뼈)

우리 몸의 근육

근육은 우리 몸의 각 부위를 움직이는 역할을 한다. 자신의 의지에 따라 움직이는 근육을 수의근(隨意筋), 의지와 관계없이 자율적으로 움직이는 근육을 불수의근(不隨意筋)이라고 부른다.

우리 몸의 주요 근육 명칭(앞)

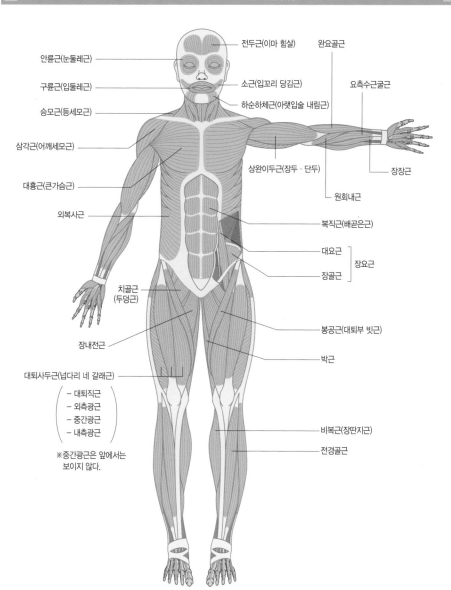

- 전두근(이마 힘살)
- 완요골근
- 안륜근(눈둘레근)
- 구륜근(입둘레근)
- 소근(입꼬리 당김근)
- 요측수근굴근
- 승모근(등세모근)
- 하순하체근(아랫입술 내림근)
- 삼각근(어깨세모근)
- 장장근
- 대흉근(큰가슴근)
- 상완이두근(장두 · 단두)
- 외복사근
- 원회내근
- 복직근(배곧은근)
- 대요근
- 장요근
- 장골근
- 치골근(두덩근)
- 봉공근(대퇴부 빗근)
- 장내전근
- 박근
- 대퇴사두근(넙다리 네 갈래근)
  - 대퇴직근
  - 외측광근
  - 중간광근
  - 내측광근
- 비복근(장딴지근)
- 전경골근

※중간광근은 앞에서는 보이지 않다.

우리 몸의 주요 근육 명칭(뒤)

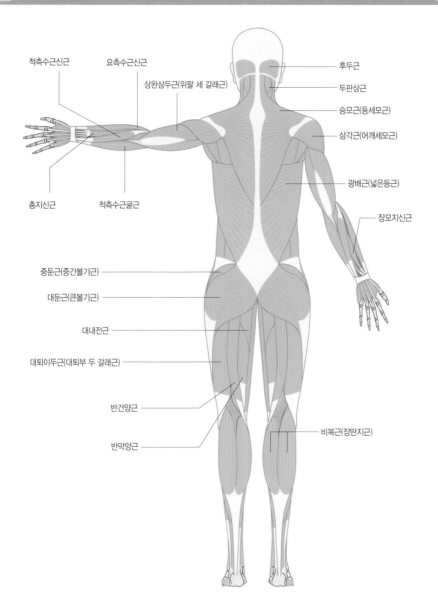

척측수근신근

요측수근신근

상완삼두근(위팔 세 갈래근)

후두근

두판상근

승모근(등세모근)

삼각근(어깨세모근)

광배근(넓은등근)

총지신근

척측수근굴근

장모지신근

중둔근(중간볼기근)

대둔근(큰볼기근)

대내전근

대퇴이두근(대퇴부 두 갈래근)

반건양근

반막양근

비복근(장딴지근)

09

골격근의 구조와 기능

POINT
- 관절은 골격근이 수축, 신전하여 움직인다.
- 골격근은 의도적으로 움직이는 수의근이다.
- 근육은 기시, 정지, 근두, 근복(힘살), 근미로 나뉜다.

관절은 골격근이 늘어나고 줄어들며 움직인다

관절을 형성하는 뼈는 그곳에 붙어 있는 근육이 수축·신전(伸展)하면서 움직인다. 이 근육들을 골격근이라 부른다. 골격근은 의식적으로 움직일 수 있는 수의근(隨意筋)으로, 운동 신경이 관여한다. 그 외 근육에는 심장의 벽을 이루는 심근과 내장이나 혈관 따위의 벽을 이루는 평활근(민무늬근)이 있는데, 이 근육들은 의식적으로 움직일 수 없고 자율신경의 지배를 받는 불수의근(不隨意筋)이다. 즉, 자신의 의사를 반영해 움직이는 것은 골격근뿐이다.

스포츠에 직접 관여하는 움직임을 만들어내는 것은 골격근이기 때문에, 트레이닝으로 골격근의 단련을 우선해야 하는 것이 당연하다. 그렇지만 심폐 기능의 강화나 건강 관리 등도 트레이닝을 할 때 중요하므로 내장이나 혈관을 형성하는 불수의근에 관한 지식도 필요하다.

골격근은 관절에 연결된 2개의 뼈에 부착되어 있다

골격근은 관절에 붙어 있는 2개의 뼈에 붙어 있다. 붙어 있는 부위는 힘을 이리고 부르고, 힘과 유연함을 겸비한 섬유성 조직이다. 그리고 관절을 움직이며 근육이 수축할 때에 보다 크게 움직이는 뼈 쪽에 붙어 있는 부분을 기시, 보다 크게 움직이는 뼈 쪽에 붙어 있는 부분을 정지라고 부른다. 또한 근육 본체에서 기시에 가까운 쪽은 근두, 정지에 가까운 쪽은 근미, 근두와 근미의 사이는 근복이라 부른다.

하나의 관절에는 여러 개의 골격근이 붙어 있어, '공동 작업'을 하여 관절을 움직이는 것이 일반적이다. 예를 들어 팔의 관절을 굽힐 때, 굽히는 쪽에 있는 근육은 수축하고, 그 반대쪽에 있는 근육은 늘어난다. 전자는 굴근(굽힘근), 후자는 신근(폄근)이라 부른다.

20

POINT
이 페이지에서 소개하고 있는 내용의 중요 포인트를 짧고 간결하게 정리한다.

시험에 나오는 어구
각종 자격시험에 출제율이 높은 내용을 소개한다.

키워드
본문 속 중요한 용어를 해설한다.

메모
보다 깊은 이해를 위해 좀 더 상세한 해설과 새로운 이론 등을 설명한다.

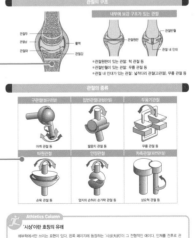

컬러로 내용을 설명한 일러스트와 해설
근육이나 골격 등 해부생리학, 각종 스포츠 트레이닝 방법을 알기 쉽도록 컬러 일러스트로 설명한다.

구조와 부위 해설
일러스트를 사용해 어느 부위가 어떻게 움직이는지 설명한다.

2가지 종류의 칼럼

Column
학습하는 내용의 관한 폭넓은 관련 지식을 설명한다.

Athletics Column
스포츠 전반에 관한 지식을 보다 깊이있게 이해할 수 있는 내용을 설명한다.

1장

스포츠 트레이닝을 위한
해부생리학

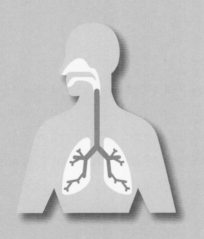

스포츠 트레이닝과 해부학

- ●목적에 맞춰 단련할 부분을 의식한다.
- ●해부학 지식이 있으면 효과적인 트레이닝이 가능하다.
- ●일상 관리와 부상 방지, 예방에도 도움이 된다.

무엇을 위한 트레이닝을 할 것인가

　스포츠 트레이닝에는 목적이 필요하다. '기량 향상'이란 막연한 목표가 아닌, '앞으로 0.1초 빠르게 달리기 위해서'라든지 '앞으로 1cm 높이 점프하기 위해서'처럼 구체적인 것이 바람직하다. 목적이 구체적이면 '목적을 실현하기 위해 무엇이 필요하고, 몸의 어느 부분을 단련해야 할지'가 명확해지고, 어떤 트레이닝이 효과적일지가 확실해지기 때문이다.

　그러려면 우리 몸의 구조를 알아둘 필요가 있다. 우리 몸의 어디에 무엇이 있고, 어떻게 움직이는지, '달리기', '던지기'와 같은 동작들은 어느 부위에서 이루어지는지 등이다. 이와 같은 지식을 갖추면 해당 부위를 단련시키는 트레이닝 프로그램을 짤 수 있다.

해부학 지식이 트레이닝 효과를 높인다

　우리 몸의 구조에 관한 지식은 다시 말해 해부학 지식이다. 해부학은 인체 각 부위의 분포와 형태 등을 고찰하는 학문이지만, 스포츠 과학에서는 동적인 구조와 기능에 관한 지식도 중요하다. 즉, 우리 몸의 각 부위는 어떻게 이루어졌는지, 어떤 움직임을 가능케 하는지를 탐구한다. 이 책에서 다루는 해부학은 특히 기능해부학이라 불린다. 기능에 관한 고찰을 바탕으로 생리학 지식도 필요로 한다.

　해부학 지식을 쌓아두면 트레이닝 효과를 높일 수 있을 뿐만 아니라, 트레이닝 후의 케어나 일상적인 컨디션 관리, 부상이나 장애 예방에도 도움이 된다.

시험에 나오는 용어

해부학
생물체의 형태, 구조를 고찰하는 학문이지만, 접근법에 따라 세분된다. 예를 들어, 해부 대상으로 구분하면 식물해부학, 인체해부학 등이고, 방법으로 구분하면 육안해부학, 현미경해부학 등이다. 목적에 따라 구분하면 병리해부학, 운동해부학, 미술해부학 등이다.

생리학
인체를 기능적 측면으로 탐구하는 학문으로, 어떤 구조로 생명 현상이 유지되는지를 고찰한다. 학문의 대상은 어디까지나 정상적인 상태의 인체로, 이상 상태에 대한 고찰은 병리학의 범주이다.

기능해부학
신체 기능의 관점에서 연구하는 해부학. 각 부위는 어째서 그런 형태나 구조를 이루고 있는지, 그것들이 어떻게 연계되어 일련의 움직임을 만드는지 등을 고찰한다.

키워드

해부
해부(解剖)의 한자를 따로 떼어 보면, 모두 '쪼개어 분리한다'는 의미이다. 영어 anatomy의 어원 역시 고대 그리스어 anatemnein(잘게 쪼개다)이다.

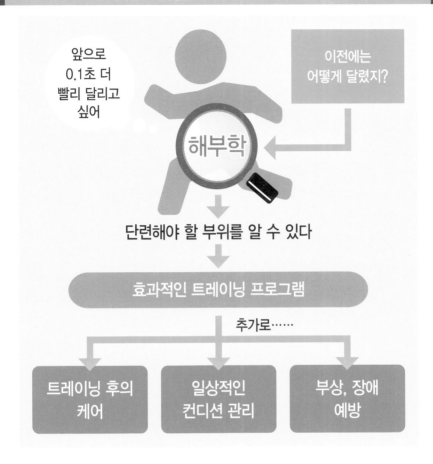

효과적인 트레이닝을 위해서는 해부학의 관점이 필요

앞으로 0.1초 더 빨리 달리고 싶어

이전에는 어떻게 달렸지?

해부학

단련해야 할 부위를 알 수 있다

효과적인 트레이닝 프로그램

추가로……

트레이닝 후의 케어

일상적인 컨디션 관리

부상, 장애 예방

---

column 처음으로 인체를 해부한 사람은 누구일까?

인류 역사상 처음으로 인체를 해부한 사람은 고대 그리스의 헤로필로스(Herophilos, B.C. 335~280)라 알려져 있다. 단, 그에 관한 자료는 현재 남아 있지 않고, 이후의 책들에 인용되어 있을 뿐이다. 근대 의학의 관점에서 인체 내부 해부를 시도한 사람은 벨기에 출신의 의학자 안드레아 베살리우스(Andreas Vesalius, 1514~1564)이다. 해부학 관련 도서인 《인체구조론(De Humani Corporis Fabrica)》을 발표하며, 오랫동안 사람들이 오해하고 있던 인체 구조에 관한 사실을 바로잡았다.

한국의 대한해부학회는 1947년 10월 20일 서울대학교 병원에서 '조선해부학회'라는 이름으로 시작했다.

역학적 원리와 움직임

POINT

● 신체 운동은 역학에서 말하는 직선 운동과 회전 운동의 조합이다.
● 스포츠에서 행해지는 복잡한 움직임은 관절에서 만들어진다.
● 관절이 우리 몸의 부위를 움직이는 것은 '지렛대 원리'에 의해서다.

역학이란 관점에서 신체 운동을 고찰하다

역학에서 물체의 움직임은 크게 **직선 운동**(병진 운동)과 **회전 운동**으로 나뉜다. 수많은 스포츠 종목은 전부 의도적으로 힘을 가해 자신이나 타자(상대방이나 볼 등의 기구)를 움직이기 때문에, 어떤 동작이든지 모두 직선 운동이나 회전 운동으로 환원된다. 또한 많은 경우 어느 쪽이든 하나의 운동이 아닌 직선 운동과 회전 운동의 조합으로 성립된다. 예를 들어 '공 던지기'는 팔을 휘두르는 회전 운동에 몸 전체의 직선 운동을 가해 공을 가속시킨다.

스포츠 중에 이루어지는 복잡한 신체 동작은 주로 윤활 관절의 움직임으로 이루어진다. 관절은 뼈와 뼈를 연결하지만, 고정되어 있지 않기 때문에 가동성이 유지된다.

'지렛대 원리'로 큰 힘을 만들어내다

관절의 움직임은 '지렛대 원리'에 따른다. 지렛대 원리는 작은 힘을 큰 힘으로 증폭시키거나, 작은 움직임을 큰 움직임으로, 거꾸로 큰 움직임을 작은 움직임으로 변환하는 것을 가능하게 만든다.

지렛대는 **받침점**(지지하는 지점), **힘점**(힘을 더하는 점), **작용점**(힘이 작용하는 점)이라는 총 3가지 점으로 이루어지는데, 각 지점의 위치 관계에 따라 3종류로 분류된다(오른쪽 페이지 참조). 관절의 종류도 이 분류에 따른다.

지렛대는 받침점을 축으로 한 회전 운동을 한다고 볼 수 있다. 이때 '회전을 얼마나 쉽게 하는지'는 **힘의 모멘트**(moment of force, 받침점과 힘점 사이의 거리×가해지는 힘의 크기)로 표현된다. 이것이 클수록 '회전시키기 쉽다'는 뜻이 된다.

 키워드

역학
물체에 가해지는 힘과 그 작용. 운동에 대해 고찰하는 물리학의 한 분야. 연구 대상에 따라 유체역학, 파동역학 등으로 세분된다.

관절
복수의 뼈를 연결하는 구조. 활액(윤활액)으로 채워진 관절낭으로 싸여 있기 때문에 뼈의 가동성이 유지된다(P.16 참조).

 메모

지렛대
1개의 막대에 받침점을 설정함으로써 작은 힘으로 큰 힘을 얻거나 작은 움직임을 큰 움직임으로 변환하거나 큰 움직임을 작은 움직임으로 변환하는 구조. 받침점, 힘점, 작용점의 위치에 따라 1종 지레, 2종 지레, 3종 지레로 나뉜다.

직선 운동과 회전 운동

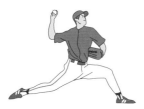 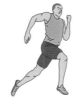 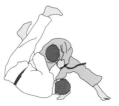

스포츠의 동작들은 직선 운동과 회전 운동으로 환원할 수 있다. 공 던지기는 팔의 회전 운동과 발을 딛는 동작에 수반되는 직선 운동의 조합, 단거리 달리기는 하지 관절의 빠른 회전 운동과 몸의 직선 운동의 조합이다. 격투기는 주로 직선 운동이지만, 상대에게 기술을 걸 때에는 관절의 회전 운동이 수반된다.

지렛대 원리와 힘의 모멘트

지렛대 원리

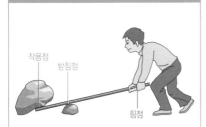

지렛대는 받침점, 힘점, 작용점을 가진 딱딱한 막대나 판이다. 지렛대를 사용하면 커다란 물건을 작은 힘으로 움직일 수 있다. 받침점은 막대나 판을 괸 점, 힘점은 힘을 가하는 점, 작용점은 힘이 미치는 점이다.

힘의 모멘트

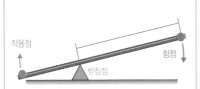

힘의 모멘트 = 받침점과 힘점 사이의 거리 × 가해지는 힘의 크기
※수치가 클수록 회전하기 쉽다

1종 지레

받침점을 작용점에 가까이 가져가면 힘점에 가해지는 힘을 증폭시킬 수 있다. 받침점을 힘점에 가까이 가져가면 작용점의 움직임을 증폭시킬 수 있다. 받침점이 힘점과 작용점의 중간에 위치하면 밸런스가 안정된다.

관절의 예: 환추 후두 관절(고리 뒤통수 관절, 고리뼈와 뒤통수뼈 사이에 있는 길고 둥근 관절)

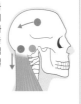

2종 지레

받침점을 작용점 가까이 가져갈수록 힘점에 가해지는 힘을 증폭시킬 수 있다.

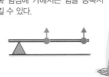

관절의 예: 발끝으로 섰을 때의 발 관절

3종 지레

작용점의 가동 범위(관절 가동 범위)가 크고, 빠른 움직임이 가능하다.

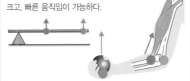

관절의 예: 물체를 들 때의 팔꿈치 관절

● 받침점　● 힘점　● 작용점

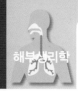

윤활 관절의 구조와 종류

- 관절은 2개의 뼈가 관절낭으로 연결되어 있는 부분이다.
- 관절은 그 형태에 따라 6종류로 분류된다.
- 관절은 운동 축에 따라 3종류로 분류된다.

튼튼한 '주머니'로 연결되어 있는 관절

관절은 활액(윤활액)으로 채워진 주머니(관절낭)로 인해 2개의 뼈가 연결되어 있다. 관절포 내부에서 서로 맞닿는 뼈 말단의 모양은 요철처럼 되어 있다. 볼록 튀어나온 쪽은 관절두, 오목하게 들어간 쪽은 관절와라고 부른다. 각각의 표면은 미끄러운 초자연골(관절연골)로 덮여 있고, 사이에 활액이 있기 때문에 매끄러운 움직임이 가능하다.

관절을 형성하는 뼈끼리는 기본적으로 직접 연결되어 있지 않기 때문에 연결이 떨어지지 않는, 다시 말해 탈구되지 않도록 인대로 외부 또는 내부에서 '보강'한다. 관절낭 외부를 덮을 뿐만 아니라 관절에 따라서는 내부에서 뼈들을 직접 이어준다. 이것을 관절 내 인대라고 부른다. 관절원판이나 관절반월(관절반달)이라는 판 형태의 연골 구조가 내부를 구분 지어 안정성을 높이는 관절도 있다.

모양이나 가동 방향에 따른 관절의 차이

관절은 관절두와 관절와의 형태에 따라 주로 구관절(절구관절), 접번관절(경첩관절), 두융기관절, 타원관절, 안장관절, 차축관절(회전관절) 총 6종류로 구분된다. 관절의 모양은 관절을 구성하는 뼈의 가동 방향을 좌우한다. 관절이 회전 운동을 하며 움직일 때, 운동 축은 수직축, 시상수평축, 관상수평축으로 총 3가지가 있지만, 이를 바탕으로 한 방향만으로만 움직이는 일축성 관절(홑축관절), 두 방향으로 움직이는 이축성 관절(쌍축관절), 모든 방향으로 움직이는 다축성 관절로도 구분할 수 있다. 관절의 형태는 가동 범위에도 영향을 준다. 단, 주위 근육이나 인대, 성별과 나이 등도 관계가 있기 때문에 개인차가 꽤 크다.

 키워드

관절두·관절와
관절을 형성하는 뼈 말단이 볼록한 모양이면 관절두, 오목한 모양이면 관절와. 관절두와 관절와 모두 표면은 초자연골(관절연골)로 덮여 있어 매끄럽다.

인대
관절을 보강하는 조직 구조. 바깥에서 관절포를 감싸 보강하는 한편, 관절에 따라서는 무릎 관절의 십자 인대처럼 안쪽에서 보강하는 관절 내 인대도 있다.

관절원판·관절반월
관절을 내부에서 보완하는 연골 구조. 관절 안쪽을 완전히 구분하는 것이 관절원판. 가운데 빈 공간을 관절 내 인대가 지나가는 것이 관절반월이다.

 메모

수직축
신체를 상하로 관통하는 회전축.

시상수평축
신체를 전후로 관통하는 회전축.

관상수평축
신체의 좌우를 관통하는 회전축.

관절의 구조

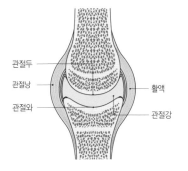

관절두
관절낭
관절와
활액
관절강

내부에 보강 구조가 있는 관절

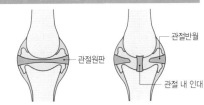

관절반월
관절원판
관절 내 인대

- 관절원판이 있는 관절: 턱 관절 등
- 관절반월이 있는 관절: 무릎 관절 등
- 관절 내 인대가 있는 관절: 넓적다리 관절(고관절), 무릎 관절 등

관절의 종류

구관절(절구관절)	접번관절(경첩관절)	두융기관절
어깨 관절 등	팔꿈치 관절 등	무릎 관절 등
타원관절	안장관절	차축관절(회전관절)
손목 관절 등	엄지의 손허리 손가락 관절 등	상요척 관절 등

Athletics Column

'시상'이란 호칭의 유래

해부학에서만 쓰이는 표현이 있다. 왼쪽 페이지에 등장하는 '시상(矢狀)'이 그 전형적인 예이다. 인체를 전후로 관통하는 방향을 일컫는 말인데, 예를 들어 이 방향으로 절단한 면을 '시상면', 두개골 마루뼈 사이를 봉합하는 것은 '시상봉합'이라고 부른다. '시상'을 영어로 바꾸면 'sagittal(라틴어로 화살을 뜻하는 sagitta에서 따온 말)'인데, 어째서 '화살'이라 부르게 된 것인지는 정확하지 않다. 여러 설이 있지만, 일설로는 '정면에서 관통되었을 때 화살이 찌르는 방향이기 때문'이라고 한다.

뼈의 구조와 형성

● 뼈는 바깥쪽의 단단한 치밀질과 안쪽의 부드러운 해면질로 구성된다.
● 뼈의 형성 과정에는 막내골화(막뼈 되기)와 연골내골화(연골뼈 되기)가 있다.
● 뼈는 리모델링에 의해 신진대사를 한다.

뼈는 바깥쪽이 단단하고, 안쪽이 무르다

뼈는 하이드록시아파타이트(Hydroxyapatite)라 부르는 칼슘 화합물을 포함하고 있어 인체 중에서 치아의 에나멜질 다음으로 경도가 단단하다. 다만 단단한 부분은 치밀질이라 불리는 외부뿐이며, 중심 부분(골수)은 그다지 단단하지 않다. 이 부분은 골량(골소주)이란 구조가 들어가 스펀지 형태를 이루고 있어 해면질이라 불린다. 해면질의 빈 공간은 골수조직으로 차 있고, 이 안에는 조혈간세포가 있다. 즉 골수는 혈액을 만드는 공장 역할을 한다.

뼈 전체는 골막으로 싸여 있다. 골막에는 골아세포가 있고, 이것이 성장하면 골세포가 된다. 다시 말해, 새로운 뼈는 뼈의 표면에서 형성된다고 할 수 있다. 이 구조를 막내골화(막뼈 되기)라고 부르며, 이렇게 만들어진 뼈를 막뼈(막골, 이차 골)라 부른다.

오래된 뼈를 '인도하는' 구조도 있다

뼈가 만들어지는 과정은 한 가지 더 있다. 장골(긴 뼈, 관상골)에 보이는 연골내골화(연골뼈 되기)라 불리는 과정으로, 골단에 연골이 일단 만들어진 뒤, 파연골세포에 의해 파괴되고 골아세포와 치환되어 뼈가 만들어진다. 이렇게 만들어진 뼈는 치환골(연골성 골, 일차 골)이라 불린다. 이렇게 만들어진 장골은 장축 방향으로 길어진다.

또 우리 몸은 오래된 뼈를 부수고 신진대사를 꾀하기도 한다. 이른바 리모델링(골개축) 과정으로 파골세포가 오래된 골세포를 파괴하고, 이때 나오는 칼슘이나 인 등을 혈액 속으로 방출한다. 이런 물질은 결국 새로운 뼈의 재료로 재이용된다. 칼슘 등의 혈액 농도는 리모델링에 의해 조정된다.

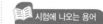

시험에 나오는 용어

치밀질
뼈의 외층을 이루는 부분. 하이드록시아파타이트라는 칼슘 화합물을 포함하고 있어 단단하다.

해면질
뼈의 안쪽을 이루는 부분. 골량(골소주)으로 구성된, 부드러운 스펀지 형태의 구조. 골량(骨梁)은 들보(梁)에서 따온 명칭.

장골(긴 뼈)
형태에 따른 뼈의 한 종류. 막대 형태의 긴 뼈(예: 대퇴골).

키워드

리모델링(골개축)
오래된 뼈와 새로운 뼈를 교체하는 과정. 파골세포가 오래된 뼈를 부수고, 그 뼈에 포함되어 있던 칼슘이나 인 성분을 혈중으로 방출한다.

뼈의 구조

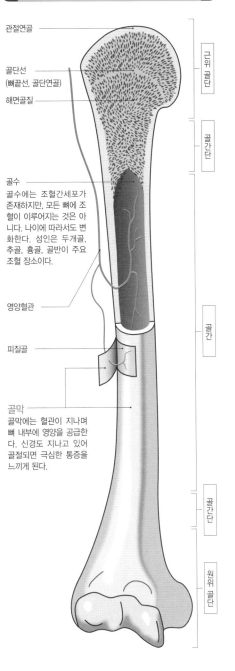

- 관절연골
- 골단선 (뼈끝선, 골단연골)
- 해면골질
- 근위 골단
- 골간단
- 골수
골수에는 조혈간세포가 존재하지만, 모든 뼈에 조혈이 이루어지는 것은 아니다. 나이에 따라서도 변화한다. 성인은 두개골, 추골, 흉골, 골반이 주요 조혈 장소이다.
- 영양혈관
- 피질골
- 골간
- 골막
골막에는 혈관이 지나며 뼈 내부에 영양을 공급한다. 신경도 지나고 있어 골절되면 극심한 통증을 느끼게 된다.
- 골간단
- 원위 골단

뼈의 형성 과정

막내골화(막뼈 되기)

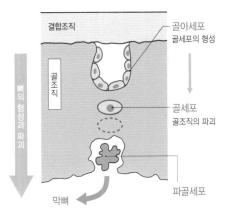

막내골화는 두개골이나 쇄골, 하악골 등에서 이루어진다.

연골내골화(연골뼈 되기)

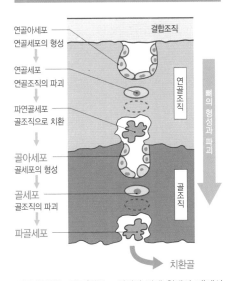

연골내골화는 장골(왼쪽 그림처럼 막대 형태의 뼈)에서 이루어진다. 왼쪽 그림 중 골단선(골단연골)이 연골내골화가 이루어지는 곳이다. 단, 골단선에서 골화가 활발하게 이루어지는 것은 성장기에 한정되며, 성인이 되면 연골이 모두 뼈로 바뀐다. 그 때문에 성인의 장골은 더 이상 자라지 않는다.

19

골격근의 구조와 기능

POINT
- ●관절은 골격근이 수축, 신전하며 움직인다.
- ●골격근은 의도적으로 움직이는 수의근이다.
- ●근육은 기시, 정지, 근두, 근복(힘살), 근미로 나뉜다.

관절은 골격근이 늘어나고 줄어들며 움직인다

　관절을 형성하는 뼈는 그곳에 붙어 있는 근육이 수축·신전(伸展)하면서 움직인다. 이 근육들을 골격근이라 부른다. 골격근은 의식적으로 움직일 수 있는 수의근(맘대로근)으로, 운동 신경이 관여한다. 그 외 근육에는 심장의 벽을 이루는 심근과 내장이나 혈관 따위의 벽을 이루는 평활근(민무늬근)이 있는데, 이 근육들은 의식적으로 움직일 수 없고 자율신경의 지배를 받는 불수의근(제대로근)이다. 즉, 자신의 의사를 반영해 움직이는 것은 골격근뿐이다.

　스포츠에 직접 관여하는 움직임을 만들어내는 것은 골격근이기 때문에, 트레이닝으로 골격근의 단력을 우선해야 하는 것이 당연한다. 그렇지만 심폐 기능의 강화나 건강 관리 등도 트레이닝을 할 때 중요하므로 내장이나 혈관을 형성하는 불수의근에 관한 지식도 필요하다.

골격근은 관절에 연결된 2개의 뼈에 부착되어 있다

　골격근은 관절에 연결된 2개의 뼈에 붙어 있다. 붙어 있는 부위를 힘줄이라고 부르고, 힘과 유연함을 겸비한 섬유성 조직이다. 그리고 관절을 움직이며 근육이 수축할 때에 보다 작게 움직이는 뼈 쪽에 붙어 있는 부분을 기시, 보다 크게 움직이는 뼈 쪽에 붙어 있는 부분을 정지라고 부른다. 또한 근육 본체에서 기시에 가까운 쪽은 근두, 정지에 가까운 쪽은 근미, 근두와 근미의 사이는 근복이라 부른다.

　하나의 관절에는 여러 개의 골격근이 붙어 있어, '공동 작업'을 하여 관절을 움직이는 것이 일반적이다. 예를 들어 팔의 관절을 굽힐 때, 굽히는 쪽에 있는 근육은 수축하고, 그 반대쪽에 있는 근육은 늘어난다. 전자는 굴근(굽힘근), 후자는 신근(폄근)이라 부른다.

시험에 나오는 용어

골격근
관절에 붙어 움직임에 관여하는 근육. 유일한 수의근으로 운동 신경이 관여한다.

심근
심장의 벽을 이루는 두터운 근육. 전체가 동시에 수축 운동을 해야 하기 때문에, 세포끼리 개재판이라는 조직으로 결합되어 있다. 불수의근으로 자율신경계의 지시를 받는다.

평활근
내장이나 혈관 벽 등을 이루는 근육. 불수의근이다. 자율신경계의 지시를 받는다.

키워드

수의근·불수의근
수의근은 의사를 반영할 수 있는, 즉 자신의 생각대로 움직일 수 있는 근육. 불수의근은 의사를 반영할 수 없는, 생각대로 움직이지 않는 근육.

힘줄
골격근과 뼈를 이어주는 조직. 장력과 탄력성이 높다.

메모

골격근과 지렛대
지렛대에 비유하자면, 기시는 힘점, 정지는 작용점이다. (P.14 참조)

골격근의 기본 구조

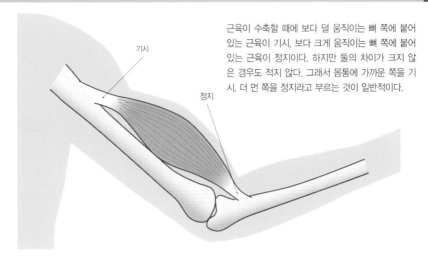

기시

정지

근육이 수축할 때에 보다 덜 움직이는 뼈 쪽에 붙어 있는 근육이 기시, 보다 크게 움직이는 뼈 쪽에 붙어 있는 근육이 정지이다. 하지만 둘의 차이가 크지 않은 경우도 적지 않다. 그래서 몸통에 가까운 쪽을 기시, 더 먼 쪽을 정지라고 부르는 것이 일반적이다.

여러 가지 골격근

방추상근	이두근
양끝이 가늘고, 가운데가 두껍다.	근두가 두 갈래로 나뉘고, 근미가 하나로 합쳐진다.
삼두근	이복근
근두가 세 갈래로 나뉘고, 근미가 하나로 합쳐진다.	2개의 근복이 힘줄로 이어져 있다.
다복근	방형근
여러 개의 근복이 힘줄로 이어져 있다.	사각형 형태를 띤다.

굴근과 신근

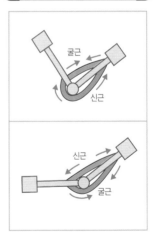

굴근

신근

신근

굴근

관절을 움직일 때 수축하는 근육을 굴근, 신전하는 근육을 신근이라 부르며, 이 2가지 현상은 동시에 이루어진다. 굴근의 대부분이 몸 앞쪽, 신근은 뒤쪽에 분포한다. 기능적인 면에서 보면, 굴근과 신근은 서로 반대의 경우에 쓰인다. 이와 같은 관계의 근육을 '길항근'이라 부른다.

근수축과 근신전

- 운동은 '움직임'을 동반하는 동적 운동과 그렇지 않은 정적 운동으로 나뉜다.
- 근육의 수축은 등장성, 등척성, 등속성으로 나뉜다.
- 근육의 수축은 근세포 내의 근필라멘트가 움직여 이뤄진다.

근육의 수축에는 3가지 형태가 있다

근육은 수축함으로써 부하에 저항하는 힘을 발휘한다. 근육의 수축은 크게 3가지로 나눌 수 있다. 첫 번째는 움직임을 동반하는 운동(동적 운동)으로 힘을 발휘하기 위한 등장성 수축이다. 이는 또 2가지로 나뉜다. 그중 하나는 일정한 힘을 발휘하며 근육이 짧아지는 단축성 수축(구심성 수축)이다. 부하 이상의 힘을 발휘할 때의 수축, 예를 들어 덤벨을 사용한 암컬로 덤벨을 들어올릴 때의 상완이두근 수축이 이에 해당한다. 나머지 하나는 힘을 발휘하며 근육이 길어지는 신장성 수축(원심성 수축)이다. 근육이 발휘하는 힘보다 부하가 클 때 일어나는 수축으로, 암컬을 예로 들면, 조심스레 내릴 때의 상완이두근 수축이 이에 해당한다.

두 번째는 힘을 발휘하면서도 근육의 길이는 변하지 않는 등척성 수축이다. 바벨을 들어올려 유지하는 상태가 이에 해당한다. 이때 바벨은 정지해 있지만 팔의 근육은 수축한 상태이므로 운동을 하고 있는 중이다. 이것을 정적 운동이라 부른다.

마지막 세 번째는 일정한 리듬으로 근육이 수축·신전을 반복해 힘을 발휘하는 것으로, 등속성 수축이라 부른다. 트레드밀에서 러닝을 할 때처럼 등속도로 움직이는 것에 힘을 발휘한다. 등장성 수축의 한 종류로 분류하기도 한다.

근수축의 구조는 활주설이 넓게 지지받고 있다. 근세포의 내부에는 근필라멘트가 얽혀 있는데, 이들이 서로 미끄러지듯 움직이며 근수축이 일어난다는 가설이다.

키워드

근필라멘트
근세포 안에 있는 근원섬유의 구성 요소. 두꺼운 미오신 필라멘트와 가는 액틴필라멘트로 나뉘며, 서로 층을 이루며 겹쳐져 있다. 이 두 종류의 필라멘트가 상대적으로 움직임으로써 근수축이 실현된다.

메모

근육의 수축과 팔씨름
3가지 근수축의 차이점은 팔씨름을 상상하면 이해하기 쉽다. 이기고 있는 쪽의 근육은 상대보다 큰 힘을 발휘하면서 점점 짧아진다(단축성 수축). 한편 지고 있는 쪽의 근육은 힘을 발휘하고는 있지만, 근육 전체의 길이는 길어진다(신장성 수축). 양쪽의 실력이 비등해 승부가 나지 않는 상태에서는 두 사람의 근육에 길이 차이가 나지 않는다(등척성 수축).

등장성 수축

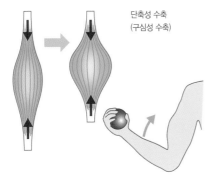

단축성 수축
(구심성 수축)

근육이 짧아진다.

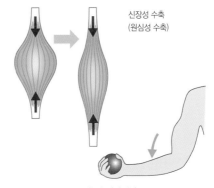

신장성 수축
(원심성 수축)

근육이 길어진다.

등척성 수축

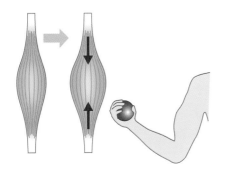

근육의 길이는 변하지 않는다.

등속성 수축

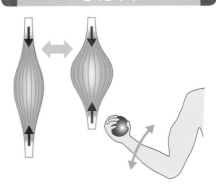

등척성 수축에 해당한다. 같은 힘을 일정 속도로
계속 발휘한다.

활주설

근수축의 메커니즘으로서 널리 지지받는 가설이다. 근조직을 형
성하는 근섬유는 얇은 액틴 필라멘트와 두꺼운 미오신 플라멘트
가 서로 겹쳐서 층을 이루고 있다. 근섬유의 줄무늬는 2종류의 필
라멘트가 겹친 모양을 반영하는 것이다. 이 층들이 서로 미끌어지
며 근육 전체가 수축하게 된다. 이때 이러한 현상을 일으키는 에
너지원이 바로 ATP(아데노신 3인산, adenosine triphosphate)
이다.(P.56 참조)

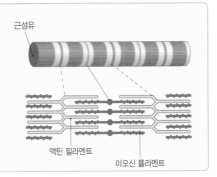

근섬유

액틴 필라멘트

미오신 플라멘트

팔·손의 근육

POINT

- 위팔에는 팔꿈치 관절을 움직이는 근육군이 있다.
- 아래팔에는 손목 관절을 움직이는 근육군이 있다.
- 손에는 많은 근육이 있지만, 크게 외재근과 내재근으로 나뉜다.

팔 관절, 손목 관절, 손가락 관절을 움직이는 근육군

　팔(위팔과 아래팔)에는 많은 근육이 있지만, 특히 중요한 것은 팔꿈치 관절의 움직임과 관계가 있는 위팔의 근육군이다. 세부적으로는 표층에 있는 상완이두근(위팔 두 갈래근)과 상완삼두근(위팔 세 갈래근), 심층에 있는 상완근이 있고, 상완삼두근은 팔꿈치 관절을 신전할 때, 그 이외의 근육은 구부릴 때 수축한다. 상완이두근과 상완삼두근은 어깨 관절의 움직임에도 관여한다.

　아래팔에는 안쪽으로 비트는(회내) 원회내근(원엎침근)과 방형회내근(네모엎침근), 바깥쪽으로 비트는(회외) 회외근(뒤침근)이 있고, 손목 관절(요골수근관절)을 움직이는 많은 근육군이 있다. 세부적으로는 요측수근굴근(노쪽 손목 굽힘근), 척측수근굴근(자쪽 손목 굽힘근), 장장근(장수장근, 긴 손바닥근)이 있고(여기까지는 손목을 안쪽으로 구부리는 장굴 동작에 관여함), 장요측수근신근(긴 노쪽 손목 폄근), 단요측수근신근(짧은 노쪽 손목 폄근), 척측수근신근(자쪽 손목 폄근)이 있는데(여기까지는 손목을 바깥쪽으로 구부리는 배굴 동작에 관여함), 이들은 위팔뼈에 기시, 손등뼈(중지골 등)에 정지한다. 손은 복잡하게 움직이기 때문에 손가락 관절을 움직이는 작은 근육이 다수 있으며, 크게 2그룹으로 나눌 수 있다. 요골이나 척골에 기시하고, 손뼈에서 정지하는 외재근, 기시와 정지가 동시에 손뼈에서 일어나는 내재근이 바로 그것이다.

키워드

원회내근
아래팔의 회내에 쓰인다. 표층과 심층에 1개씩 근두가 있다.

방형회내근
아래팔의 회내에 쓰인다.

회외근
아래팔의 회외(바깥쪽으로 뒤틀림)에 쓰인다.

메모

회내와 회의
팔 또는 다리를 몸통이 있는 방향으로 뒤트는 것이 회내. 반대 방향으로 뒤트는 것이 회외.

Athletics Column

'손가락 접질림'을 얕보지 말 것

　팔과 손은 운동을 할 때 많이 쓰는 만큼 부상을 당하기 쉬운 부위이다. 심각한 상황으로 이어질 수 있는 팔꿈치 관절의 부상에 관한 내용은 P.194에서 설명하겠지만, 똑같은 관절 부상이라 하더라도 손가락 접질림은 아무래도 가볍게 생각하기 쉽다. 손가락 접질림은 손가락 관절에 외적 부하가 걸릴 때 일어나는 일종의 염좌인데, 인대나 힘줄의 염증을 가리키지만, 관절이 어긋나거나 골절되는 경우도 있기 때문에 방심은 금물이다. '잡아당기면 낫는다'라고 말하는 사람도 있는데 잘못된 정보이다. 손가락 접질림 역시 다른 부상과 마찬가지로 적절한 의료 처치가 필수이다.

팔의 근육

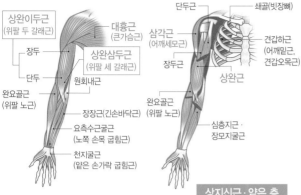

상지굴근·얕은 층

- 상완이두근 (위팔 두 갈래근)
- 대흉근 (큰가슴근)
- 장두
- 상완삼두근 (위팔 세 갈래근)
- 단두
- 원회내근
- 완요골근 (위팔 노근)
- 장장근(긴손바닥근)
- 요측수근굴근 (노쪽 손목 굽힘근)
- 천지굴근 (얕은 손가락 굽힘근)

상지굴근·깊은 층

- 단두근
- 쇄골(빗장뼈)
- 삼각근 (어깨세모근)
- 견갑하근 (어깨밑근, 견갑오목근)
- 장두근
- 상완근
- 완요골근 (위팔 노근)
- 심층지근·장모지굴근

팔꿈치 관절은 완척관절[상완골(위팔뼈)과 척골(뒤팔뼈, 자뼈)의 관절], 완요관절[상완골과 요골(노뼈)의 관절], 상요척관절(척골과 요골의 관절)의 3관절로 이루어지는 복관절(복합관절)인데, 같은 관절낭에 싸여 실질적으로 1개의 관절처럼 기능한다. 굴곡에 관여하는 근육은 다수 존재하지만, 주체가 되는 것은 얕은 층에 있는 상완이두근(굴근)이고, 깊은 층에 있는 상완근도 굴근으로 작용한다. 신전은 주로 상완삼두근(신근)에 의해 이루어진다.

손목 관절의 주체는 손 쪽에 있는 3개의 수근골과 아래팔의 요골을 연결하는 요골수근관절이다. 척골과 수근골(완골, 손목뼈)은 사이에 관절원판이 자리해 직접 이어져 있지는 않다. 손목의 동작은 장굴과 배굴 외에 엄지손가락 쪽으로 구부리는 요굴, 새끼손가락 쪽으로 구부리는 척굴이 있다. 다양한 움직임이 가능한 만큼 아래팔에 있는 다양한 근육이 움직임에 관여한다.

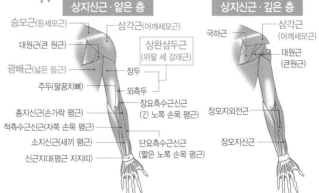

상지신근·얕은 층

- 승모근(등세모근)
- 삼각근(어깨세모근)
- 대원근(큰 원근)
- 상완삼두근 (위팔 세 갈래근)
- 광배근(넓은 등근)
- 장두
- 주두(팔꿈치뼈)
- 외측두
- 총지신근(손가락 폄근)
- 장요측수근신근 (긴 노쪽 손목 폄근)
- 척측수근신근(자쪽 손목 폄근)
- 소지신근(새끼 폄근)
- 단요측수근신근 (짧은 노쪽 손목 폄근)
- 신근지대(폄근 지지띠)

상지신근·깊은 층

- 극하근
- 삼각근 (어깨세모근)
- 대원근 (큰원근)
- 장모지외전근
- 장모지신근

손의 근육

외재근

기시가 요골이나 척골, 정지가 손안에 있는 근육.
주요 외재근: 심지굴근, 천지굴근, 장모지굴근, 총지신근, 시지신근, 소지신근, 장모지신근, 단모지신근, 장모지외전근

내재근

기시·정지 모두 손안에 있는 근육.
주요 내재근: 단모지외전근, 단모지굴근, 모지대립근, 단소지굴근, 소지외전근, 소지대립근, 모지내전근, 장측골간근, 배측골간근, 벌레근

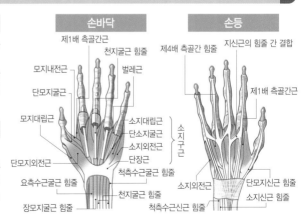

손바닥

- 제1배 측골간근
- 천지굴근 힘줄
- 모지내전근
- 벌레근
- 단모지굴근
- 모지대립근
- 소지대립근
- 단소지굴근
- 소지외전근
- 단장근
- 단모지외전근
- 척측수근굴근 힘줄
- 요측수근굴근 힘줄
- 천지굴근 힘줄
- 장모지굴근 힘줄
- 소지구근

손등

- 제4배 측골간 힘줄
- 지신근의 힘줄 간 결합
- 제1배 측골간근
- 소지외전근
- 단모지신근 힘줄
- 소지신근 힘줄
- 척측수근신근 힘줄

어깨의 근육

- 대흉근, 광배근, 삼각근 등이 어깨 관절을 움직인다.
- 견갑골을 움직이는 것은 승모근, 전거근, 소흉근 등이다.
- 팔의 가동 범위는 어깨 관절의 가동 범위와 견갑골의 가동 범위의 합이다.

견갑골이 팔의 가동 범위를 넓힌다

어깨 관절은 보통 견갑상완관절을 가리킨다. 이는 견갑골과 상완골을 잇는 관절인데, 구관절(절구관절, P.16 참조)의 대표적인 예로 널리 알려져 있다. 그 외에는 견쇄관절이나 흉쇄관절, 견갑흉곽 연결, 제2 어깨 관절 등이 있고, 견갑상완관절과 통틀어 견복합체라 총칭되며, 팔 동작에 크게 관여한다. 견갑골로 인해 팔의 가동 범위는 확대된다.

어깨 관절(견갑상완관절)의 움직임에 관여하는 근육은 대흉근(큰가슴근), 광배근(넓은등근), 삼각근(어깨세모근), 대원근(큰원근), 소원근(작은원근), 극상근(가시위근), 극하근(가시아래근), 견갑하근(어깨밑근), 오훼완근(부리 위팔근)이다. 이 가운데 힘줄이 판 형태로 어깨 관절을 감싸고 있는 소원근, 극상근, 극하근, 견갑하근을 회전근개(로테이터 커프, rotator cuff)라 부른다. 어깨 관절은 홈이 얕기 때문에 회전근개가 상완골두를 고정하고, 간단하게 탈구를 방지한다.

팔의 가동 범위는 어깨 관절과 견갑골 가동 범위의 합

견갑골은 견쇄관절이나 견갑흉곽 연결 등에 의해 움직이지만, 여기에는 승모근(등세모근), 전거근(앞톱니근), 소흉근(작은가슴근), 견갑거근(어깨 올림근), 능형근(마름근), 쇄골하근(빗장밑근)이 관여한다. 이들은 견갑골을 움직일 뿐만 아니라, 팔이 움직일 때에는 거꾸로 견갑골을 고정하고, 어깨 관절의 위치를 안정시킨다. 승모근, 견갑거근, 능형근은 어깨를 들어올리거나(견갑골의 거상), 내리는 데에도 관여한다.

팔의 가동 범위는 어깨 관절과 견갑골의 가동 범위를 합친 것이며, 그 비율을 견갑상완 리듬이라 부른다. 팔을 위로 올리는 동작(180° 움직임)에서는 견갑골의 움직임(60°) + 어깨 관절의 움직임(120°)의 합이 된다.

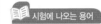

시험에 나오는 용어

견갑상완관절
이른바 어깨 관절. 위팔뼈와 견갑골을 연결(구관절, 절구관절). 가동 범위가 크지만, 상완골두(위팔뼈 머리)가 크기 때문에 견갑골의 관절와(관절 오목)에는 홈이 얕고, 다른 관절과 비교해 탈구 위험이 크다.

견갑흉곽 연결
견갑골과 흉곽의 접합 부분. 관절은 아니지만, 관절과 비슷한 기능을 하는 가동 연결이다. 이러한 뼈의 연결을 기능적 관절이라 한다.

제2 어깨 관절
견봉과 상완골두 사이의 부위. '관절'이라 불리지만, 해부학에서 정의하는 관절은 아니고, 기능적 관절이다.

승모근
경부에서 등까지 넓게 감싸고 있는 근육으로, 수도사들의 옷에 달린 후드 모양과 비슷한 형태에서 명칭이 유래됐다.

메모

내전과 외전
팔이나 다리를 옆이나 위로 들어올리는 등, 몸에서 바깥쪽 방향으로 멀어지는 동작을 외전, 이와 반대로 들어올린 팔이나 다리를 몸을 향해 내리는 동작을 내전이라 부른다.

어깨의 근육

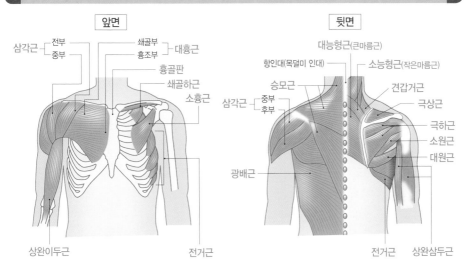

앞면

삼각근 — 전부, 중부
쇄골부, 흉조부 — 대흉근
흉골판
쇄골하근
소흉근
상완이두근
전거근

뒷면

대능형근(큰마름근)
항인대(목덜미 인대)
소능형근(작은마름근)
승모근
견갑거근
삼각근 — 중부, 후부
극상근
극하근
소원근
대원근
광배근
전거근
상완삼두근

어깨 관절은 가동 범위가 크지만, 관절고가 얕아서 다른 관절에 비해 탈구가 되기 쉽다. 그 때문에 로테이터 커프라 불리는 근육군이 어깨 관절의 안정과 유지를 도모한다.

팔을 올리거나 내리는 동작은 어깨 관절(견갑상완관절)의 움직임과 견갑골의 움직임(견갑흉관 연결의 움직임) 2가지이며 그 움직임의 배분은 대개 정해져 있다. 이것을 견갑상완 리듬이라 부른다.

로테이터 커프

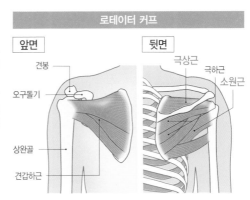

앞면

견봉
오구돌기
상완골
견갑하근

뒷면

극상근
극하근
소원근

견갑상완 리듬

팔을 30° 이상 들어올리는 동작(외전)에서는 어깨 관절(견갑상완관절)의 움직임과 견갑골의 움직임(견갑흉관 연결의 움직임)의 비율은 2:1이다. 예를 들어 180° 외전시킬 경우(내리고 있던 팔을 쭉 뻗어 위로 올리는 동작)에 어깨 관절의 움직임은 120° + 견갑골의 움직임 60°가 된다.

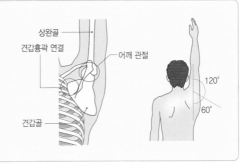

상완골
견갑흉관 연결
어깨 관절
견갑골
120°
60°

가슴 · 배의 근육

POINT
- 흉부와 복부 근육의 가장 중요한 역할은 장기 보호이다.
- 흉벽(가슴벽)을 구성하는 심층근은 호흡 운동에도 관련이 있다.
- 복벽(배벽)을 구성하는 근육은 복압을 조절하기도 한다.

약한 내장을 지키는 튼튼한 보호벽

흉부와 복부에 위치한 근육 가운데 표층에 있는 커다란 근육군은 근력 트레이닝의 결과가 확연히 드러나는, 시각적 효과가 가장 큰 부위이다. 단련할수록 두터운 흉판의 대흉근(큰가슴근)이 발달하고, 일반적으로 갈라진 복근, 식스 팩으로 우리에게 익숙한 복직근(전복근, 배곧은근), 흉배의 전거근 (앞톱니근), 복사근(외복사근(배 바깥 빗근) · 내복사근(배 안 빗근)) 등이 있다. 대흉근처럼 위팔뼈 굴곡, 내전, 내회전 동작에 관여하는 근육도 있지만, 대개의 근육은 체벽을 이루는 것을 주요 목적이다. 다시 말해 외부에서 가해지는 충격으로부터 신체 내부를 지키는 '보호벽'의 역할을 담당하고 있는 셈이다.

부드러운 장기들이 위치한 우리 몸 중심부를 체강이라 부르고, 주위를 두꺼운 근육층이 감싸고 있다. 이것이 바로 체벽이다. 체강은 흉강과 복강으로 나뉘고, 흉강을 감싼 근육층을 흉벽, 복강을 감싼 근육층을 복벽이라 부른다. 체벽이란 흉벽과 복벽을 통틀어 일컫는 표현이다.

표층에 있는 대흉근이나 전거근 등도 흉벽의 일부로 볼 수 있지만, 특히 중요한 것은 흉벽의 안쪽을 구성하는 늑간근(갈빗대 힘살), 흉횡근(가슴가로근), 늑골거근(갈비 올림근)이다. 모두 흉곽에 붙어 움직이며 호흡 운동에 관여한다.

복벽을 구성하는 근육은 표층의 복직근이나 외복사근 등이 있고, 심층에 복횡근(배가로근)이나 내복사근이 있어 복강 내의 압력(복압)을 조절하고, 호흡이나 배변, 분만을 촉진하는 데 쓰인다. 배 쪽에 있는 대요근(큰허리근)이나 고유배근, 요방형근(허리 네모근)도 복벽의 일부로 볼 수 있다. 이 근육들은 동작에 관여하는 근육으로, 대요근은 넓적다리 관절(고관절), 고유배근(고유 등 근육)은 척주 운동에 관여한다.

 키워드

대흉근
흉부 전면에 퍼진 커다란 근육. 체벽으로서의 역할을 하며, 동작에도 관여한다.

복직근(전복근)
늑골 등에 좌우대칭을 이루며 위치하는 다복근. 이른바 식스 팩.

복사근
흉부 쪽을 사선으로 가로지르는 근육으로, 천층의 외복사근과 심층의 내복사근으로 나뉜다. 호흡 운동에도 관여한다.

복횡근
복부의 늑골에서 협복을 둘러싸며 전복부로 향하는 근육. 호흡 운동에 관여한다.

늑간근
늑골 사이에 위치한 근육. 외늑간근과 내늑간근으로 나뉘며, 각각 외늑간근은 늑골을 들어올리며, 내늑간근은 늑골을 누르며 호흡 운동에 관여한다.

흉곽
흉골, 늑골, 흉추로 이루어진 상자 형태의 구조. 안에 들어 있는 심장과 폐를 보호하며, 확대 · 축소하며 호흡 운동을 보조한다.

가슴과 배의 근육

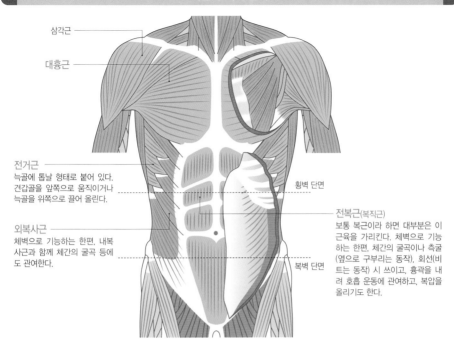

삼각근

대흉근

전거근
늑골에 톱날 형태로 붙어 있다.
견갑골을 앞쪽으로 움직이거나
늑골을 위쪽으로 끌어 올린다.

외복사근
체벽으로 기능하는 한편, 내복
사근과 함께 체간의 굴곡 등에
도 관여한다.

횡벽 단면

전복근(복직근)
보통 복근이라 하면 대부분은 이
근육을 가리킨다. 체벽으로 기능
하는 한편, 체간의 굴곡이나 측굴
(옆으로 구부리는 동작), 회선(비
트는 동작) 시 쓰이고, 흉곽을 내
려 호흡 운동에 관여하고, 복압을
올리기도 한다.

복벽 단면

흉곽 단면

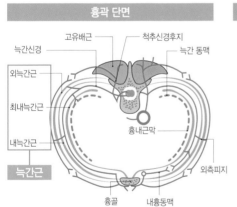

고유배근   척추신경후지
늑간신경   늑간 동맥
외늑간근
최내늑간근
내늑간근   흉내근막
늑간근   외측피지
흉골   내흉동맥

복벽 단면

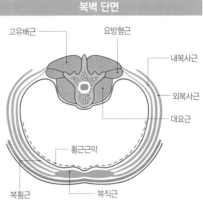

고유배근   요방형근
                   내복사근
                   외복사근
                   대요근
횡근근막
복횡근   복직근

흉강은 흉벽 근육과 흉곽에 의해 이중으로 보호받는 것이
특징이다. 그림에서 보이는 늑간근과 함께 흉골의 안쪽에
붙어 있는 흉횡근, 늑골 사이에 있는 늑골거근(장늑골거
근·단늑골거근) 등이 흉곽을 움직여 호흡 운동에 관여하
는 중요한 근육이다. 고유배근처럼 등에 있는 근육도 흉
벽의 일부를 구성한다.

복강에는 흉곽처럼 뼈가 없기 때문에, 내부를 보호하는
것은 복벽을 형성하는 근육군뿐이다. 등에 있는 고유배근
이나 대요근 등을 포함해 체간의 동작에 관여하는 근육들
은 흉부 근육보다 많다. 굴곡·신전 외에 복직근은 수축함
으로써 복강 내의 압력을 높이기 때문에 배변, 호흡, 출산
등을 할 때 호흡 운동에 관여한다.

등의 근육

POINT

- ●복부에 있는 근육은 팔의 운동, 호흡 운동, 척주 운동에 관여한다.
- ●척주의 운동과 지탱을 담당하는 것은 고유배근이다.
- ●고유배근에서 가장 중요한 것은 장배근인 척주기립근이다.

등 근육은 팔과 몸통의 운동에 관여한다

  등에 있는 근육군은 체벽의 일부라고 볼 수도 있지만, 체강의 보호뿐만 아니라 동작(운동)에도 크게 관여한다는 특징을 가진다. 3가지 운동(팔 운동, 호흡 운동, 척주 운동)을 모두 담당하는 근육은 표층, 중층, 심층으로 세분된다. 팔 운동은 광배근(넓은등근)과 승모근(등세모근), 견갑거근(어깨올림근), 전거근(앞톱니근), 능형근(마름근)으로 상완골(위팔뼈)이나 견갑골(어깨뼈)에 붙어 있는 표층의 근육이 쓰인다. 호흡 운동은 흉곽을 넓히거나 좁히는 늑골에 붙어 있는 상후거근(위 뒤 톱니근), 하후거근(아래 뒤 톱니근)이란 중층의 근육이 쓰이고, 척주 운동에는 고유배근이라 불리는 심층에 위치한 근육군이 쓰인다.

등뼈 운동에 중요한 척주세움근

  고유배근(고유 등 근육)은 척주 운동에서 중요하게 쓰이는 근육군인데, 대부분 좌우 대칭으로 이뤄져 있는 것이 특징이다. 크게 장배근과 단배근 2그룹으로 나뉘는데 장배근은 천층, 단배근은 심층에 분포되어 있다. 장배근은 판상근(널판근)과 척주기립근(척주세움근) 등으로, 단배근은 횡돌기극근(가로돌기 가시 근육), 극간근(가시 사이근), 횡돌기간근, 후두하근 등으로 세분된다.

  일반적으로 배 근육 트레이닝의 목표가 되는 것은 장배근인데, 특히 척주 기립근은 척주를 구부리고 늘리는 데 직접적으로 관여하고 배골을 따라 가로로 늘어나는 모습이 신체 외부에서도 보이기 때문에 트레이닝의 효과를 실감하기 쉬운 근육으로 알려져 있다.

  단배근은 척주 운동보다 몸통의 지지에 쓰이는 경우가 많은 근육근으로, 몸 안 가장 깊은 곳에 위치하고 있기 때문에 이른바 이너 머슬(inner muscle) 중 하나로서 중요하게 여겨진다.

키워드

고유배근(고유 등 근육)
배부 심층에 있는 근육근. '고유(固有)'라는 명칭은 배에 있는 근육 본래의 역할인 척주 운동과 지지에 전문적으로 관여한다는 의미이다.

메모

척주와 전신운동
척주는 '추골'이라 불리는 짧은 뼈 26개가 연결된 구조로, 경추, 흉추, 요추, 선골, 미골로 구분된다. 몸통을 지지함과 동시에 각 추골의 관절(추간관절)의 작은 움직임이 통합되어 전체가 몸을 구부리고 늘리는 운동을 실현시킨다.

장배근

장배근 가운데 척주기립근은 중력에 대항해 척주를 지탱하고, 서 있는 자세를 유지하는 역할을 하는 근육군이다. 이처럼 중력을 거슬러 자세를 유지하는 기능을 가진 근육을 '항중력근'이라 부른다. 몸이 중심 변화에 관계없이 자세를 유지할 수 있는 것은 바로 이 항중력근 때문이다. 복횡근이나 대둔근, 또는 허벅지의 대퇴사두근도 항중력근으로 분류된다.

■ 고유배근

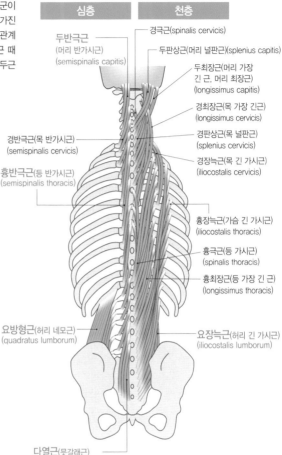

심층	천층

두반극근
(머리 반가시근)
(semispinalis capitis)

경극근(spinalis cervicis)

두판상근(머리 널판근)(splenius capitis)

두최장근(머리 가장 긴 근, 머리 최장근)
(longissimus capitis)

경최장근(목 가장 긴근)
(longissimus cervicis)

경반극근(목 반가시근)
(semispinalis cervicis)

흉반극근(등 반가시근)
(semispinalis thoracis)

경판상근(목 널판근)
(splenius cervicis)

경장늑근(목 긴 가시근)
(iliocostalis cervicis)

흉장늑근(가슴 긴 가시근)
(iliocostalis thoracis)

흉극근(등 가시근)
(spinalis thoracis)

흉최장근(등 가장 긴 근)
(longissimus thoracis)

요방형근(허리 네모근)
(quadratus lumborum)

요장늑근(허리 긴 가시근)
(iliocostalis lumborum)

다열근(뭇갈래근)

■ 척주세움근

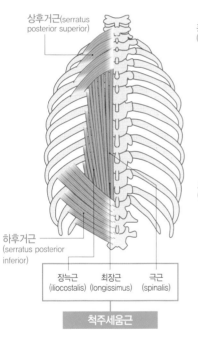

상후거근(serratus posterior superior)

하후거근
(serratus posterior inferior)

장늑근
(iliocostalis)

최장근
(longissimus)

극근
(spinalis)

척주세움근

 Athletics Column

운동이 원인이 되기도 하는 추간판 탈출증

척주를 구성하는 추골과 추골 사이에는 쿠션 역할을 하는 추간판이란 조직이 있다. 나이가 들면 척주를 지탱하던 근육이 노쇠해, 추골에 가해지는 부하가 커져 추간판이 눌려 정상적인 위치에서 빠져나와 척추나 신경을 입박해 허리나 다리에 통증이나 저림을 유발한다. 이것이 추간판 탈출증인데, 요추에서 빈번히 발생한다. 골프 등 허리를 강하게 비트는 운동이 발병 원인이 되는 경우도 많으므로 주의해야 한다. 고유배근을 강화하면 추간판 탈출증을 예방할 수 있다.

몸통의 근육

POINT

- 이너 머슬이란 단어에 해부학적인 정의는 없다.
- 척주를 지탱하는 다열근, 넓적다리 관절의 움직임에 관여하는 장요근이 중요하다.
- 배설 제어라는 중요한 역할을 담당하는 것은 골반기저근이다.

이너 머슬이란?

이너 머슬이란 심층에 있는 근육이란 뜻인데, 심층근 전부를 가리키지는 않다. 일반적인 심층근과 구별해 보다 중요성을 강조한 코어 머슬이란 단어도 쓰이고 있는데, 모두 다 애매한 개념으로 해부학적 정의가 있는 것은 아니다. 학자에 따라 분류를 다르게 하는 경우도 있다. 다만 기본적인 개념은 대개 공통적이다. 몸통 운동이나 자세 유지에 쓰이는 주요 근육의 보조 등 중요한 역할을 담당하는 한편 심층에 있기 때문에 단련하기 어려운, 비교적 작은 근육군을 가리킨다.

스포츠에서 중시하는 장요근

횡돌기극근(가로 돌기 가시 근육) 중 하나인 다열근(뭇갈래근)이 이너 머슬의 대표 격이다. 척주를 좌우 뒤쪽에서 지탱함으로써 우리 몸이 안정성을 높여준다.

복벽의 가장 안쪽을 구성하는 복횡근(배가로근)도 중요한 이너 머슬이다. 이 근육은 아래쪽 늑골을 끌어 올리고, 복강 내의 압력(복압)을 높인다.

추골끼리 지탱하는 극간근(가시 사이근)이나 횡돌기간근, 또는 흔히 장요근(엉덩 허리근)이라 불리는 대요근(큰허리근)과 소요근(작은허리근), 장골근(엉덩근)도 이너 머슬로서 알려져 있다. 특히 장요근은 척주나 넓적다리 관절(고관절)의 굴곡, 자세 안정에 기여하기 때문에 스포츠에서 중시한다.

골반기저근이라 불리는 소근육군은 배설 제어라는 중요한 역할을 담당한다. 요즘은 고령자의 실금증을 예방하는 차원에서 골반기저근 트레이닝이 추천되고 있다.

키워드

다열근
횡돌기극근의 하나로, 경부, 흉부, 요부에 각각 분포한다. 척주를 직접 고정하고, 몸통의 자세를 유지시킨다.

장요근
대요근과 소요근, 장골근의 총칭. 척주와 대퇴골을 연결하고 척주나 넓적다리 관절의 굴곡. 요추의 안정을 유지시키기 때문에, 운동을 할 때 중시되는 경우가 많다.

골반기저근
골반 아래에 위치하며 체강 내의 내장을 아래에서 지탱하는 역할을 하는 근육군. 심횡회음근(깊은 샅가로근), 요도괄약근(요도 조임근), 항문거근(항문 올림근), 미골근(꼬리뼈근)으로 나뉜다. 배설 운동을 제어하는 데에도 관여한다.

메모

골반기저근 트레이닝
골반 아래에 있는 근육군을 단련하는 것으로, 항문과 요도, 질을 수축시킨다. 실금증 예방과 개선에 효과가 있기 때문에 간호 현장 등에서 장려되고 있다.

다열근

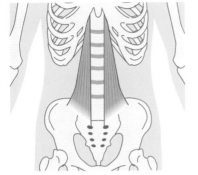

다열근은 경부, 흉부, 요부의 근육으로 3가지로 세분된다. 관절의 움직임보다도 안정에 기여하는 근육이다.

복횡근

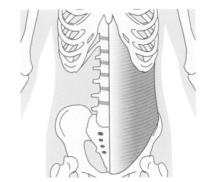

복횡근은 등에서 배를 감싸듯 분포하는 근육으로, 가장 심층에 있는 대표적인 이너 머슬이다.

극간근 · 횡돌기간근

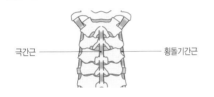

극간근   횡돌기간근

장요근

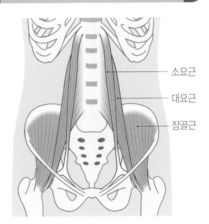

소요근

대요근

장골근

골반기저근

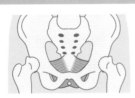

극간근과 횡돌기간근은 추골들을 서로 연결한다. 허리에 있는 횡돌기간근은 내측과 외측 2가지로 나뉜다. 골반기저근이라 일컬어지는 근육군은 골반 아래에 해먹처럼 분포한다. 장요근은 대요근과 소요근, 장골근을 통틀어 일컫는 명칭이다.

Athletics Column

어깨에 있는 이너 머슬

이너 머슬은 몸통뿐 아니라 어깨에도 있다. 어깨에 있는 이너 머슬은 대부분의 경우에 회전근개를 가리키는데, 이는 바로 로테이터 커프이다. 구체적으로 살펴보면 어깨 관절을 감싸듯 분포하는 소원근, 극상근, 극하근, 견갑하근인데, 견갑골과 상완골을 잇는 심층근이다. 가동 범위를 크게 유지하면서 구조적으로 불안정한 어깨 관절을 보호하고, 움직임을 안정되게 돕는다. (P.26 참조)

다리·발의 근육

- 넓적다리 관절을 움직이는 근육은 장요근이나 대둔근 등이다.
- 무릎 관절을 움직이는 근육은 대퇴사두근이나 햄스트링 등이다.
- 발 관절을 움직이는 근육은 전경골근이나 하지삼두근 등이다.

다리의 3대 관절

다리에는 커다란 관절이 3개 있다. 바로 넓적다리 관절(고관절), 무릎 관절, 발목 관절인 거퇴관절로, 스포츠 트레이닝에서는 이들 관절을 움직이는 근육을 단련하는 것을 중요시한다. 넓적다리 관절은 관골(볼기뼈)과 대퇴골(넓적다리뼈)을 잇는 관절로, 구관절의 대표 사례이다. 상체를 지탱하기 위해 연결이 깊고, 가동 범위는 약간 작아져, 수많은 인대로 탈구(P.189 참조)를 예방한다.

트레이닝에서 중시하는 근육군

넓적다리 관절의 근육에서 특히 중요한 것은 장요근(엉덩 허리근)과 대둔근(대퇴부 근육)이다. 장요근은 굴곡, 대둔근은 신전한다. 중둔근(중간 볼기근)과 소둔근(작은볼기근)은 넓적다리 관절의 움직임에도 관여하고, 상체를 지탱하는 역할도 한다. 무릎 관절은 대퇴경골관절과 슬개대퇴관절로 나뉘고, 둘 다 연결이 얕기 때문에 반월판이나 수많은 인대로 보강되어 있는 것이 특징이다. 동작에 관여하는 것은 이른바 '허벅지 근육'으로, 다리에서 이루어지는 여러 동작에 관여하기 때문에 스포츠 트레이닝에서는 특히 중시되는 근육이다. 신전할 때 쓰이는 대퇴사두근(넙다리 네 갈래근)이나 봉공근(넙다리 빗근), 굴곡할 때 쓰이는 햄스트링이 대표적이며, 햄스트링 및 대퇴사두근의 일부인 대퇴직근(넙다리 곧은근)은 넓적다리 관절의 움직임에도 관여한다.

발 관절이라 불리는 발목거퇴관절은 하퇴의 경골(정강뼈)과 비골(종아리뼈) 사이에서 발의 거골(목말뼈)이 연결된 대표적인 경첩관절이다. 발가락을 들어 올리는 움직임(배굴)에는 정강이에 있는 전경골근(앞 정강근)이나 장지신근(긴 발가락 폄근), 장모지신근(긴 엄지 폄근) 등이 쓰이고, 발가락을 내리는 움직임(저굴)에는 종아리에 있는 하퇴삼두근(장딴지 세 갈래근)이나 후경골근(뒤 정강근), 장모지굴근(긴 엄지 굽힘근) 등이 쓰인다.

 키워드

대둔근
쉽게 말해 엉덩이 근육. 넓적다리 관절의 신전 외에 바깥쪽으로 열리는 동작(외회전)을 할 때에도 쓰인다.

무릎 관절
대퇴골과 경골을 잇는 대퇴경골관절과, 대퇴골과 슬개골(무릎의 홈)을 잇는 슬개대퇴관절로 이루어지며, 하나의 관절낭으로 싸여 있다. 슬개골은 독립된 뼈(종자뼈라 불림)로, 무릎 관절을 부드럽게 구부렸다가 펴는 것을 돕는다.

 메모

이관절근
대퇴직근이나 햄스트링은 넓적다리 관절과 무릎 관절에 걸쳐 붙어 있기 때문에 양쪽의 관절을 움직일 때 쓰인다. 이런 근육을 이관절근이라 부른다.

무릎 관절의 인대
무릎 관절은 수많은 인대로 강하게 이어져 있다. 전십자인대, 후십자인대, 내측측부인대, 외측측부인대, 슬개인대, 슬횡인대는 특히나 더 중요한데, 여기에 부상을 입으면 경우에 따라 선수 생명이 끝나기도 한다. 그렇기 때문에 외과 수술 등의 치료를 선택하는 선수도 적지 않다.

넓적다리 관절을 움직이는 근육

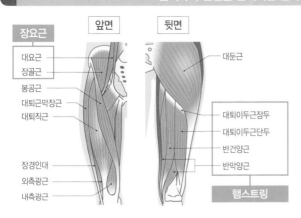

장요근
- 대요근
- 장골근

- 봉공근
- 대퇴근막장근
- 대퇴직근

- 장경인대
- 외측광근
- 내측광근

앞면

뒷면
- 대둔근
- 대퇴이두근장두
- 대퇴이두근단두
- 반건양근
- 반막양근

햄스트링

앞면의 근육군은 굴곡, 뒷면의 근육군은 신전할 때 쓰인다. 특히 장요근과 대둔근이 넓적다리 관절을 움직일 때 중요한 역할을 담당한다.

굴곡할 때 쓰이는 장요근(P.32 참조)은 이너 머슬 중 하나로, 대요근, 소요근, 장골근으로 이루어진다. (소요근은 그림에 표시되어 있지 않지만, 대요근 안쪽에 붙어 있는 소근육이다.)

대둔근은 엉덩이 근육이다. 넓적다리 관절의 신전 외에 바깥쪽으로 벌리는 동작(외회전)을 할 때에도 쓰인다.

무릎 관절을 움직이는 근육

구부릴 때 쓰이는 대퇴사두근과 봉공근, 늘어날 때 쓰이는 햄스트링이 특히 중요하다. 대퇴사두근과 햄스트링은 복수의 근육의 총칭이다. 대퇴사두근을 구성하는 근육 중에 대퇴직근은 넓적다리 관절을 구부릴 때에도 쓰인다. 굴곡과 내회전(안쪽으로 비트는 동작)을 할 때, 무릎 관절을 고정 해제할 때에도 쓰이는 슬와근도 중요하다.

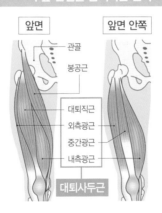

앞면
- 관골
- 봉공근

앞면 안쪽
- 대퇴직근
- 외측광근
- 중간광근
- 내측광근

대퇴사두근

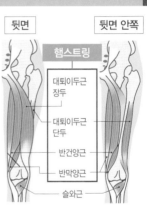

햄스트링

뒷면
- 대퇴이두근 장두
- 대퇴이두근 단두
- 반건양근
- 반막양근
- 슬와근

뒷면 안쪽

발 관절을 움직이는 근육

발 관절이 구부러지는 동작(발가락을 들어 올리는 동작)을 배굴, 늘어나는 동작(발가락을 내리는 동작)을 저굴이라 부른다. 저굴을 할 때 쓰이는 하퇴삼두근은 배복근(외측두·내측두)와 넙치근을 통틀어 가리키는 이름이다. 발뒤꿈치 쪽에 있는 힘줄은 합류하여 아킬레스건을 이루고, 종골에 붙어 있다.

발에는 발가락을 움직이는 근육이 많이 있는데, 엄지발가락을 쓸 때 움직이는 근육군과 그 밖의 발가락을 움직일 때 쓰는 근육군으로 나뉜다.

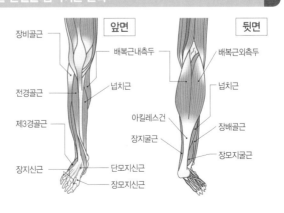

앞면
- 장비골근
- 전경골근
- 제3경골근
- 장지신근
- 배복근내측두
- 넙치근
- 단모지신근
- 장모지신근

뒷면
- 배복근외측두
- 넙치근
- 아킬레스건
- 장배골근
- 장지굴근
- 장모지굴근

뇌 · 신경계 ①

- 신경계는 중추 신경계와 말초 신경계로 나뉜다.
- 중추 신경계는 뇌와 척수로 구성된다.
- 말초 신경은 감각 신경과 운동 신경 등으로 분류된다.

신경계는 온몸을 순환하는 정보 통신 네트워크

인체는 다양한 부분으로 구성되어 있는데, 각각이 단독으로 움직이지 않고 신경계에 의해 제어된다. 신경계는 이른바 전신에 두루 통하는 정보 통신 네트워크로, 중추 신경계와 말초 신경계의 2가지 계통으로 나뉜다.

중추 신경계는 바깥에서 들어온 정보를 정리해 '담당 부서'로 처리를 지시하는 사령부 역할을 담당한다. 말초 신경계는 외부 정보를 중추 신경계에서 전달하거나 중추 신경계의 지령을 담당 부서에 전달하는 통신 회선으로서 기능한다.

뇌는 부위별로 다루는 정보가 정해져 있다

중추 신경계는 뇌와 척수로 구성된다. 뇌는 문자 그대로 '사령 중추'를 담당하는 기관으로, 복수의 부위와 영역으로 나뉘어 각각 담당하는 정보가 정해져 있다. 주로 사고나 감정, 기억, 감각, 본능 등에 관여하는 대뇌, 운동이나 평형 유지에 관여하는 소뇌, 감각의 중계 등을 행하는 간뇌(사이뇌), 시각·청각의 반사와 운동 기능을 제어하는 중뇌(중간뇌), 호흡이나 순환 등 생명 유지 기능에 관여하는 연수(숨뇌) 등이 있다.

말초 신경계는 크게 피부나 근육에 있는 체성 신경과 내장에 있는 장성 신경으로 나뉜다. 체성 신경은 다시 감각 등의 정보를 뇌에 전달하는 감각 신경, 뇌의 지령을 근육으로 전달하는 운동 신경으로 나뉘고, 장성 신경 가운데 내장 제어 등 불수의적 지령을 전달하는 것을 자율 신경이라 부른다.

연수에서 척주 내부로 뻗은 척수는 말초 신경과 중추 신경 사이로 정보를 중계하는 등 중대한 자극에 대한 긴급 반응인 척수 반사의 중핵으로 기능한다.

대뇌
좌우 대뇌 반구로 구성되어 있다. 사고, 감정, 기억, 감각 등 바깥에서 들어온 자극을 판단하고 식욕, 성욕 등을 담당한다.

소뇌
좌우 소뇌 반구, 충부, 편엽 소절엽. 운동 기능의 조정, 밸런스 조정 등을 행한다.

간뇌
시상, 시상 상부, 시상 하부로 구성된다. 후각을 제외한 감각의 중계, 자율 신경 제어를 담당한다.

메모

뇌간(뇌줄기)
중뇌와 연수 사이에 줄기처럼 연결된 3개 부위의 총칭. 중뇌는 시청각에 관한 반사나 운동 기능의 제어 등을 담당한다. 교뇌는 뇌 안의 정보 중계, 호흡 조정 등에 관여한다. 연수는 호흡이나 순환, 연하(음식물 삼킴) 등 생명 유지 활동을 제어한다.

척수 반사
예를 들어 눈앞으로 공이 날아와 신속한 대응이 필요한 경우, 이 정보가 대뇌에 보내지기 전에 긴급하게 척수에서 운동 신경으로 직접 지령이 내려진다. 이러한 반응을 척수 반사라 부른다.

◆ 소방 분야

강좌명	수강료	학습일	강사
소방기술사 1차 대비반	620,000원	365일	유창범
[쌍기사 평생연장반] 소방설비기사 전기 x 기계 동시 대비	549,000원	합격할 때까지	공하성
소방설비기사 필기+실기+기출문제풀이	370,000원	170일	공하성
소방설비기사 필기	180,000원	100일	공하성
소방설비기사 실기 이론+기출문제풀이	280,000원	180일	공하성
소방설비산업기사 필기+실기	280,000원	130일	공하성
소방설비산업기사 필기	130,000원	100일	공하성
소방설비산업기사 실기+기출문제풀이	200,000원	100일	공하성
소방시설관리사 1차+2차 대비 평생연장반	850,000원	합격할 때까지	공하성
소방공무원 소방관계법규 문제풀이	89,000원	60일	공하성
화재감식평가기사·산업기사	240,000원	120일	김인범

◆ 위험물 · 화학 분야

강좌명	수강료	학습일	강사
위험물기능장 필기+실기	280,000원	180일	현성호,박병호
위험물산업기사 필기+실기	245,000원	150일	박수경
위험물산업기사 필기+실기[대학생 패스]	270,000원	최대4년	현성호
위험물산업기사 필기+실기+과년도	350,000원	180일	현성호
위험물기능사 필기+실기[프리패스]	270,000원	365일	현성호
화학분석기사 필기+실기 1트 완성반	310,000원	240일	박수경
화학분석기사 실기(필답형+작업형)	200,000원	60일	박수경
화학분석기능사 실기(필답형+작업형)	80,000원	60일	박수경

중추 신경계

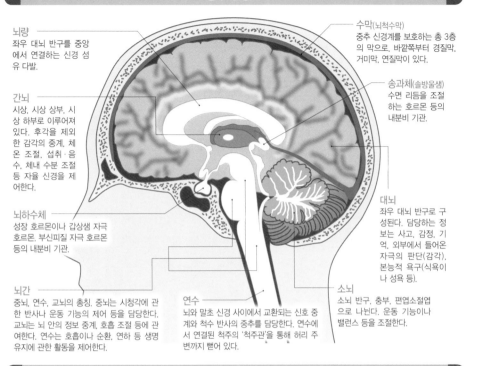

뇌량
좌우 대뇌 반구를 중앙에서 연결하는 신경 섬유 다발.

간뇌
시상, 시상 상부, 시상 하부로 이루어져 있다. 후각을 제외한 감각의 중계. 체온 조절, 섭취·음수, 체내 수분 조절 등 자율 신경을 제어한다.

뇌하수체
성장 호르몬이나 갑상샘 자극 호르몬, 부신피질 자극 호르몬 등의 내분비 기관.

뇌간
중뇌, 연수, 교뇌의 총칭. 중뇌는 시청각에 관한 반사나 운동 기능의 제어 등을 담당한다. 교뇌는 뇌 안의 정보 중계, 호흡 조절 등에 관여한다. 연수는 호흡이나 순환, 연하 등 생명 유지에 관한 활동을 제어한다.

수막(뇌척수막)
중추 신경계를 보호하는 총 3층의 막으로, 바깥쪽부터 경질막, 거미막, 연질막이 있다.

송과체(솔방울샘)
수면 리듬을 조절하는 호르몬 등의 내분비 기관.

대뇌
좌우 대뇌 반구로 구성된다. 담당하는 정보는 사고, 감정, 기억, 외부에서 들어온 자극의 판단(감각), 본능적 욕구(식욕이나 성욕 등).

소뇌
소뇌 반구, 충부, 편도소절엽으로 나뉜다. 운동 기능이나 밸런스 등을 조절한다.

연수
뇌와 말초 신경 사이에서 교환되는 신호 중계와 척수 반사의 중추를 담당한다. 연수에서 연결된 척주의 '척주관'을 통해 허리 주변까지 뻗어 있다.

말초 신경계

감각 신경과 운동 신경

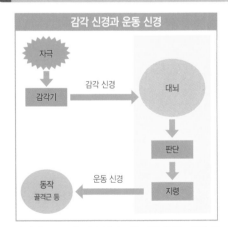

자율 신경

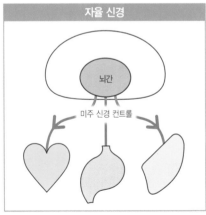

감각기(눈, 코, 혀, 피부 등)가 받은 자극 신호는 감각 신경을 통해 대뇌에 전해진다. 대뇌는 그 자극이 무엇인지를 판단하고, 어떤 대응을 할지 결정한 뒤, 운동 신경을 통해 근육 등으로 지령을 보낸다.

자율 신경은 신체의 모든 기관과 기능을 자율 제어하는 일종의 지령망이다. 예를 들어 심장이나 위, 폐 등은 뇌간으로부터 자율 신경의 하나인 미주 신경을 통해 내려진 지령에 따라 활동을 한다.

뇌·신경계 ②

- 말초 신경은 연결된 위치에 따라 뇌 신경과 척수 신경으로 나뉜다.
- 내장 등은 자율 신경을 통해 무의식적으로 제어된다.
- 자율 신경에는 교감 신경과 부교감 신경이 있다.

말초 신경의 다양한 분류법

　말초 신경은 외부에서의 자극을 중추 신경계에 전달하거나(감각 신경), 뇌의 지령을 근육이나 장기에 전달하거나(운동 신경) 등의 통신 회선 역할을 하는데, 회선이 중추 신경계의 어디에 연락하는지에 따라 2종류로 나눌 수 있다. 뇌에 직접 연결되어 있는 뇌 신경과 척수에 연결되어 있는 척수 신경이다. 뇌 신경은 머리에 좌우 12쌍, 척수 신경은 좌우 31쌍이 있다. 척수의 위쪽에 연결된 신경은 머리와 목, 상체를, 아래쪽에 연결된 신경은 하복부나 하체를 각각 지배한다.

교감 신경과 부교감 신경

　내장이나 혈관 등이 자동적으로 기능하는 것은, 뇌가 지령을 발신하고 자율 신경을 통해 통제하기 때문이다. 자율 신경에는 교감 신경과 부교감 신경이 있는데, 하나의 기관은 기본적으로 양쪽의 신경이 지배한다. 이는 2가지 신경의 기능이 다르기 때문으로, 교감 신경은 활동을 명령하고, 부교감 신경은 그 반대의 명령을 전달한다.

 키워드

감각기
외부에서의 자극을 수용하는 기관. 눈, 코, 귀, 혀, 피부 등. 신호가 감각 신경을 통해 뇌에 전달된다.

 메모

미주 신경
뇌 신경은 기본적으로 안면을 포함한 머리와 목에 있는 감각기, 골격근을 지배하지만, 유일하게 미주 신경이라 불리는 신경만은 흉부나 복부에 있는 장기를 제어한다. 일부는 복부까지 갔다가 되돌아와 인두(식도와 후두에 붙어 있는 깔대기 모양의 부분)를 지배한다.

교감 신경과 부교감 신경은 어디까지 연결되어 있을까?
교감 신경은 척수의 중간 정도까지 연결되어 있다. 구체적으로는 가슴 근처에서 허리 약간 위까지의 범위에 해당한다. 한편 부교감 신경은 뇌간과 척수 하부(대략 선골 주변)에서 시작한다.

---

column　　**운동치와 운동 신경**

　운동 능력이 뛰어난 사람을 가리켜 '운동 신경이 좋다'라는 말을 한다. 운동 신경에 좋고 나쁨이 있을까? 결론부터 말하자면, 운동 신경은 없다. 운동 신경은 뇌의 명령 신호를 근육으로 전달하는 체계인데, 송신 속도에 개인차는 거의 없다. 운동 신경의 재료가 똑같으니 당연한 말일 것이다. 그렇지만 지령 신호를 받은 뒤의 반응에는 개인차가 있는 것이 사실이다. 이는 경험에 따르는 경우가 많기 때문에 연습을 반복하면 개선할 수 있다.

말초 신경

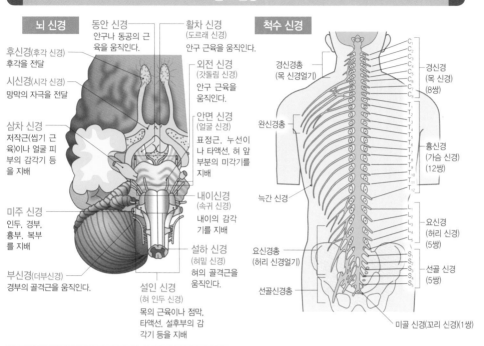

뇌 신경

후신경(후각 신경) 후각을 전달

시신경(시각 신경) 망막의 자극을 전달

삼차 신경 저작근(씹기 근육)이나 얼굴 피부의 감각기 등을 지배

미주 신경 인두, 경부, 흉부, 복부를 지배

부신경(더부신경) 경부의 골격근을 움직인다.

동안 신경 안구나 동공의 근육을 움직인다.

활차 신경(도르래 신경) 안구 근육을 움직인다.

외전 신경(갓돌림 신경) 안구 근육을 움직인다.

안면 신경(얼굴 신경) 표정근, 누선이나 타액선, 혀 앞부분의 미각기를 지배

내이신경(속귀 신경) 내이의 감각기를 지배

설하 신경(혀밑 신경) 혀의 골격근을 움직인다.

설인 신경(혀 인두 신경) 목의 근육이나 점막, 타액선, 설후부의 감각기 등을 지배

척수 신경

경신경총(목 신경얼기)

완신경총

늑간 신경

요신경총(허리 신경얼기)

선골신경총

경신경(목 신경)(8쌍)

흉신경(가슴 신경)(12쌍)

요신경(허리 신경)(5쌍)

선골 신경(5쌍)

미골 신경(꼬리 신경)(1쌍)

뇌 신경

좌우 12쌍. 운동 신경, 감각 신경, 자율 신경이 혼재되어 있다. 대부분은 머리에 있는 기관을 지배하지만, 미주 신경을 제외하고 흉부와 복부의 기관에도 관여한다.

척수 신경

좌우 31쌍. 운동 신경, 감각 신경, 자율 신경이 혼재되어 있으며, 크게 경신경, 흉신경, 요신경, 선골 신경의 4그룹으로 나뉜다. 척수 말단은 신경이 다발을 이루고, 그 다발은 '마미(馬尾) 신경'이라 불린다. 흉신경 이외는 합쳐지거나 갈라지며 서로 섞여 그물 구조를 띤다. 이것을 '신경총(신경얼기)'이라 부른다.

자율 신경

교감 신경은 척수 가운데부터, 부교감 신경은 뇌간과 척수 하부(선골)부터 뻗어 나간다. 따라서 뇌간에서 나온 부교감 신경은 뇌 신경으로 분류된다. 교감 신경이나 부교감 신경 모두 타깃이 된 기관에 이르는 도중에 반드시 뉴런(신경 세포)들을 통해 전달된다. 뉴런들의 집합체는 신경절이라 부른다. 교감 신경의 일부는 척수의 양쪽에 있는 교감 신경간(교감 신경 줄기)이란 줄기 형태의 구조에서도 뉴런들을 통해 전달된다.

자율 신경(교감 신경과 부교감 신경)

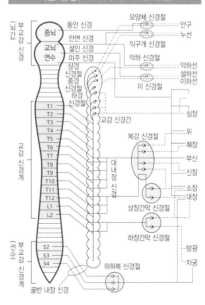

호흡기계 · 순환계 ①

POINT

- 호흡은 산소를 들이마시고, 이산화탄소를 배출하는 생리 활동이다.
- 들이마신 산소는 세포에서 에너지 합성에 쓰인다.
- 호흡과 혈액의 순환은 연동되어 있다.

산소를 마시고 이산화탄소를 내뱉는 이유

호흡은 외부 공기를 폐로 들이마셔 산소를 흡수하고, 이산화탄소를 내뱉는 생리 활동이다. 그 목적은 생명 활동에 필요한 에너지를 얻기 위함이다. 음식물 등을 통해 섭취한 영양소를 에너지로 바꾸려면 산소와 화학 반응을 시켜야 한다. 이때 필요한 산소를 얻는 활동이 바로 호흡이다.

폐는 폐포라 불리는 미세한 주머니 형태를 띠는 구조의 집합체로, 표면은 모세 혈관으로 덮여 있다. 들이마신 산소는 폐포벽을 통해 혈액에 흡수되지만, 이때 혈액에 포함되어 있는 이산화탄소가 폐포 안으로 방출된다. 이것을 가스 교환이라 부른다. 이산화탄소는 내쉰 숨과 함께 몸 밖으로 배출된다.

호흡과 혈액 순환은 한 세트로 기능한다

호흡은 폐의 가스 교환으로 끝나지 않는다. 호흡 과정에서 혈액을 타고 온몸으로 이동한 산소는 근육이나 장기 세포에 전해져 에너지 합성에 이용된다. 이때 이산화탄소가 발생하고, 이것은 세포가 혈액으로부터 산소를 받아들일 때 다시 혈액으로 흡수된다. 다시 말해, 이때에도 가스 교환이 이뤄지는 것이다. 이산화탄소를 포함한 혈액은 폐로 돌아가 가스 교환이 된 뒤 다시 온몸으로 퍼진다. 이러한 일련의 혈액 흐름을 혈액 순환이라 부른다. 산소와 이산화탄소의 운반은 혈액이 담당하는 가장 중요한 임무라고 할 수 있다.

호흡과 혈액 순환은 수레의 두 바퀴와 같은 관계라서 만약 한쪽에 이상이 있으면 다른 한쪽도 정상적으로 기능할 수 없다. 폐나 호흡에 관여하는 다른 장기군을 호흡기계, 혈액 순환에 관여하는 기관군을 순환계라고 부른다. 순환계의 중심은 심장이다.

시험에 나오는 용어

모세 혈관
조직 내부에 그물망처럼 퍼져 있는 극도로 가는(5~10 μm) 혈관.

키워드

가스 교환
폐포와 세포에서 행해지는 산소와 이산화탄소의 교환. 세포에서의 가스 교환을, 폐호흡에 견주어 내호흡이라 부른다. 이에 대응해 폐포에서 이뤄지는 가스 교환을 외호흡이라 부를 때도 있다.

메모

혈액의 성분과 역할
혈액의 가장 중요한 역할은 산소와 이산화탄소를 운반하는 것이다. 산소는 혈액의 세포 성분의 하나인 적혈구가 적혈구 속의 철분을 포함한 색소를 헤모글로빈과 결합시켜 운반한다. 이산화탄소는 혈액 성분인 혈장에 녹아 운반된다. 그 외에 혈액은 포도당 등 영양 운반, 세포 성분인 백혈구에 따른 면역 기능, 마지막으로 체온 조절에도 관여하는 등, 생명을 유지하는 여러 가지 역할을 맡고 있다.

폐포의 구조

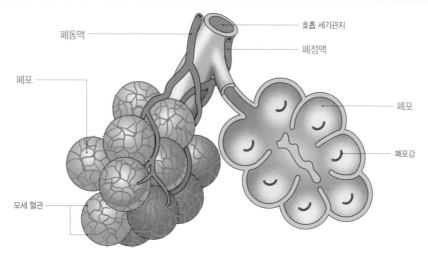

폐포는 기관지의 말단(호흡 세기관지)에 포도송이처럼 붙어 있다. 폐포 하나의 직경은 0.1mm 정도인데, 폐포강이라 불리는 작은 구멍을 통해 여러 개의 폐포가 서로 연결되어 있다. 폐포의 총 표면적은 70~80㎡로, 대략 테니스 경기장 절반 정도의 면적이다.

가스 교환

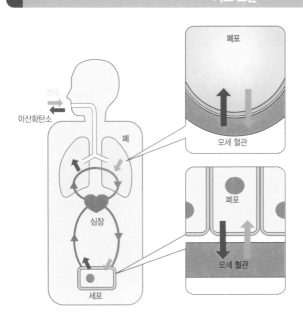

폐포에서의 가스 교환
(외호흡)

기체는 압력이 높은 쪽에서 낮은 쪽으로, 즉 농도가 높은 쪽에서 낮은 쪽으로 이동한다. 기체별로 압력(분압)을 살펴보면, 산소는 폐포가 모세 혈관보다 분압이 높고, 이산화탄소는 모세 혈관이 폐포보다 분압이 높기 때문에, 산소는 폐포→모세 혈관, 이산화탄소는 모세 혈관→폐포로 이동한다.

세포에서의 가스 교환
(내호흡)

산소의 분압은 모세 혈관이 세포보다 높고, 이산화탄소의 분압은 세포가 모세 혈관보다 높기 때문에, 산소는 모세 혈관→세포, 이산화탄소는 세포→모세 혈관으로 이동한다.

호흡기계 · 순환계 ②

POINT

- ●호흡기계는 폐와 기관, 기관지 등으로 이루어진다.
- ●심장은 혈액을 보냈다가 회수하는 강력한 펌프이다.
- ●혈액은 심장→폐→심장→온몸→심장으로 순환한다.

폐, 기관, 기관지 등으로 이루어진 호흡기계

호흡에 관여하는 기관군을 호흡기계라고 부른다. 가스 교환이 이루어지는 폐를 중심으로, 바깥 공기를 들이마셔서 숨을 배출하는 환기에 쓰이는 기관과 기관지도 모두 호흡기계에 포함된다. 비강과 인두, 후두도 호흡기계라 보는 경우도 있다.

폐는 좌우 1쌍을 이루는 장기인데, 오른쪽은 상엽(우상엽), 중엽(우중엽), 하엽(우하엽)의 3부분으로 나뉘며, 왼쪽은 상엽(좌상엽)과 하엽(좌하엽) 2부분으로 나뉜다. 왼쪽 폐가 1부분 적은 이유는 그쪽에 심장이 있기 때문이다.

구성 단위는 미세한 주머니 형태의 폐포로, 그 수는 좌우 모두 합쳐 약 6억 개, 총 표면적은 70~80㎡나 된다.

심장은 강력한 펌프

혈액 순환을 담당하는 기관군은 순환계이다. 심장과 심장을 기점으로 온몸에 퍼져 있는 혈관으로 구성되어 있다. 심장은 혈액을 온몸으로 보내는 강력한 펌프이다. 심장을 형성하는 강력한 근육을 심근이라 부르는데, 이 가운데 특수심근이라는, 이름 그대로 특수한 심근은 자율적으로 일정한 박자로 확장했다가 수축하며(박동), 반복하여 혈액을 내보낸다.

혈액을 내보내는 곳은 심실, 회수하는 곳은 심방이라 불리는 가운데 빈 공간으로, 좌우 1쌍씩 있다. 혈액은 우심실에서 폐로 보내졌다가 가스 교환 후에 좌심방으로 돌아오며, 좌심실로 이동해 다시 온몸으로 보내진다. 세포와 가스 교환을 마친 혈액은 우심방으로 돌아왔다가 다시 우심실에서 폐로 이동하는 과정을 반복한다.

혈관은 심장에서 혈액을 내보내는 동맥과, 심장으로 혈액을 돌려보내는 정맥으로 나뉘며, 이 둘은 구조적으로 크게 다르다.

메모

흡식 호흡과 복식 호흡
호흡은 폐가 들어 있는 흉강 내압의 변화로 인해 이루어진다. 원동력은 흉강과 복강 사이에 위치한 횡격막과 폐를 감싸고 있는 흉곽의 운동이다. 횡격막이 아래쪽으로 수축하면 흉강의 내압이 내려가 폐에 공기가 흘러든다. 횡격막이 위쪽으로 올라가 다시 내압이 복원되면 들숨이 바깥으로 빠져나간다. 이것을 복식 호흡이라 부른다. 그에 비해 외늑간근의 수축으로 인해 흉곽이 넓어지면 흉강의 내압이 내려가 숨이, 흉곽이 원래대로 돌아가면 날숨이 빠져나간다. 복식 호흡과 흉식 호흡은 동시에 이뤄지지만, 보통은 복식 호흡의 비율이 약 90%로 압도적으로 높다.

폐의 구조

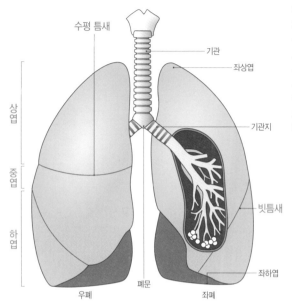

수평 틈새
기관
좌상엽
상엽
중엽
하엽
기관지
빗틈새
좌하엽
우폐
폐문
좌폐

폐는 폐포의 집합체이다. 우폐는 3개, 좌폐는 2개의 블록으로 나뉜다. 좌폐가 1블록 적은 이유는 그쪽에 심장이 있기 때문이다. 기관은 주기관지라 불리는 2개의 기관지로 나뉜 후, 가지처럼 잘게 갈라지며 뻗어나간다. 첫 번째 분지로부터 폐포에 이르기까지 대략 20번 갈라진다.

심장의 구조

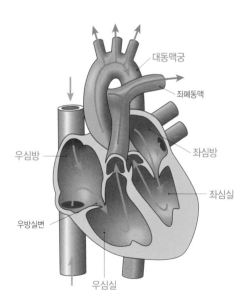

대동맥궁
좌폐동맥
우심방
좌심방
좌심실
우방실변
우심실

관혈관

심장도 일종의 근육으로 이루어져 있기 때문에 산소나 영양소를 공급받고 이산화탄소나 노폐물을 회수해야 한다. 그 때문에 심장 전용의 혈관이 있는데, 이것을 관혈관(관상 혈관)이라 부른다.

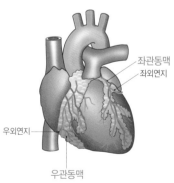

좌관동맥
좌외연지
우외연지
우관동맥

해부생리학

동맥·정맥과 혈액 순환 ①

POINT

- 혈액 순환은 체순환과 폐순환으로 나뉜다.
- 심장에서 나온 혈관은 동맥, 심장으로 돌아가는 혈관은 정맥이다.
- 동맥의 내벽이 받는 혈액의 압력을 혈압이라고 한다.

혈액 순환은 체순환과 폐순환으로 나뉜다

심장을 기점으로 삼는 혈액의 흐름은 심장(우심실) → 폐 → 심장(좌심방 → 좌심실) → 온몸 → 심장(우심방)이라고 앞서 설명했다. 그렇다면 폐를 경유하는 순환 과정과 온몸을 경유하는 순환 과정으로 나뉜다는 사실을 알 수 있다. 전자를 폐순환, 후자를 체순환이라 부른다. 폐순환은 이산화탄소로 더러워진 혈액을 산소로 정화시키는, 이른바 서브 시스템이다.

산소를 풍부하게 머금은 혈액을 동맥혈, 이산화탄소를 많이 포함한 혈액을 정맥혈이라 부르는데, 체순환에서 동맥과 정맥을 흐르기 때문에 붙여진 이름이다. 심장에서 혈액을 방출하는 혈관을 동맥, 심장에 혈액을 환류하는 혈관을 정맥이라 부른다는 정의가 있기 때문에, 폐순환에서는 심장에서 폐로 향하는 동맥(폐동맥)에 정맥혈이 흐르고, 폐에서 심장으로 돌아가는 정맥(폐정맥)에는 동맥혈이 흐르는, 이름과 반대인 현상이 일어난다.

혈액은 심실의 수축으로 인해 심장에서 나오고, 이때 동맥의 내벽은 커다란 압력을 받게 된다. 이것이 바로 혈압인데, 심장의 수축·확장에 따라 연속적으로 변화한다. 수축기, 즉 혈액을 방출할 때가 가장 높은데, 이것을 수축기 혈압 또는 최고 혈압이라 부른다. 한편 심장의 확장기에는 동맥으로 혈액이 방출되지 않기 때문에 혈압이 현저하게 저하한다(확장기 혈압 또는 최저 혈압). 그러나 동맥벽은 두껍고 탄력이 있기 때문에 플러스 압력이 유지되어 혈액이 역류하는 일은 생기지 않는다.

운동을 하면 혈류가 좋아지기 때문에 혈압은 상승하지만, 운동 후에는 평상시로 돌아감과 동시에 혈압이 떨어진다. 동맥 경화 등으로 동맥벽의 탄력이 저하하면 높은 혈압에 유연하게 대응할 수 없어 다양한 질환이 발생한다.

키워드

혈압
평상시 동맥벽이 받는 혈액의 압력을 '혈압'이라 부르고, 대략 120~80mmHg가 수축기 혈압(최고 혈압)과 확장기 혈압(최저 혈압)의 정상 범위로 여겨진다. 광의로는 심장벽이나 정맥벽이 받는 혈액의 압력도 혈압이지만, 심장 내벽의 확장기 혈압은 심근이 이완하기 때문에 0에 가깝다. 정맥벽의 혈압 역시 수축기·확장기를 따지지 않고 극히 낮다.

메모

체순환의 혈액 배분
체순환하는 혈액은 임의로 보내지는 것이 아니다. 부위별로 대강 배분되는데, 다음과 같다.
- 뇌: 13~15%
- 간·소화관: 20~25%
- 골격근: 15~20%
- 신장: 20%
- 관동맥: 4~5%
- 기타: 10~15%
골격근으로 향하는 혈액의 비율이 비교적 큰 것을 알 수 있는데, 그만큼 산소와 에너지를 필요로 하기 때문이다.

혈액 순환

혈액 순환은 크게 폐순환과 체순환으로 나뉜다. 체순환에서 각 부위, 기관에 따라 배분되는 혈액량은 다르지만, 운동 시에는 골격근으로의 배분량이 약 80%까지 큰 폭으로 증가하고, 거꾸로 소화기 등으로의 배분은 3~5% 감소한다.

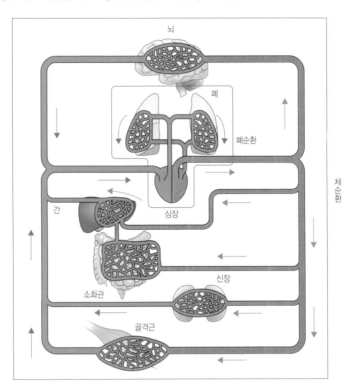

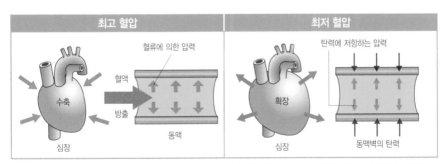

흔히 말하는 '고혈압'은 최고 혈압이 140mmHg 이상, 또는 최저 혈압이 90mmHg 이상인 상태를 가리킨다. 혈류는 심장이 혈액을 방출할 때의 압력과 동맥벽의 탄력에 의해 촉진되지만, 동맥 경화 등이 원인으로 동맥벽의 탄력이 줄어들면 그만큼 커진 압력으로 혈액을 방출해야 하기 때문에 심장에 부담이 더해진다.

동맥·정맥과 혈액 순환 ②

- 대동맥은 여러 번 갈라져 모세 혈관이 되고, 다시 대정맥으로 합쳐진다.
- 동맥벽은 두껍고 탄성이 있다.
- 정맥벽은 얇고, 곳곳에 역류를 막기 위한 판이 있다.

동맥은 모세 혈관을 거쳐 정맥으로 다시 모인다

심장에서 방출된 혈액이 동맥을 거쳐 전신으로 보내진 뒤 정맥을 지나 심장으로 돌아오는 일련의 사이클을 체순환이라 부른다. 가장 큰 동맥은 대동맥이다. 좌심실에서 출발한 뒤 관동맥이나 완두동맥, 좌총경동맥, 좌쇄골하동맥 등으로 갈라지면서 아래로 연결되다가 마지막에는 골반 위에서 좌우의 총장골동맥으로 나뉜다. 갈라진 각 동맥은 더더욱 분지를 거듭해 마지막으로 미세한 모세 혈관이 되어 세포 조직에 그물 형태로 퍼져, 가스 교환(P.40 참조)을 한다.

세포에서 산소를 건네고 이산화탄소를 받은 모세 혈관은 조금씩 합류를 거듭해, 마침내 상대정맥과 하대정맥이라는 2줄기가 되고, 마지막에는 우심방으로 돌아온다. 이것을 정맥환류라 부른다. 또한 상대정맥은 횡격막보다 위, 하대정맥은 횡격막보다 아래의 정맥혈을 모으는데, 두 대정맥들은 기정맥이라 부르는 좁은 정맥으로 간접적으로 연락한다.

동맥벽은 두껍고, 정맥벽에는 판이 있다

혈관벽은 내막, 중막, 외막으로 총 3개 층으로 구성되어 있는데, 동맥벽은 특히 중막이 발달해 두껍고 탄력이 뛰어난 구조이다. 이 탄력은 심장의 수축으로 인한 혈압과 함께 동맥 내의 혈류를 촉진하는 역할을 한다.

한편, 정맥벽은 동맥보다 얇고, 곳곳에 판이 있는 것이 특징이다. 이것을 정맥변이라 부른다. 정맥 안의 혈압은 극히 낮아, 혈류가 우심방으로 가기 힘들고 흉곽의 확장에 동반하는 음압이 걸리기 때문에, 혈액이 역류할 위험이 높다. 정맥벽은 이것을 방지하는 구조이다.

 키워드

관동맥
대동맥에서 처음으로 갈라져 심장에 혈액을 공급하는 동맥. 우관동맥과 좌관동맥이 있다.

완두동맥
대동맥에서 두 번째로 갈라져 뻗어 나가는 동맥으로 오른쪽 목덜미에서 머리로 향하는 우총경동맥. 오른팔로 향하는 우쇄골하동맥으로 나뉜다.

좌총경동맥·좌쇄골하동맥
좌총경동맥은 목 왼쪽에서 머리로 향하는 동맥이고, 좌쇄골하동맥은 왼팔로 향하는 동맥이다. 완두동맥에서 나뉜 우총경동맥이나 우쇄골하동맥과 달리 대동맥에서 직접 갈라져 나뉜다.

📝 메모

정맥의 종류
상대정맥과 하대정맥은 둘 다 독립적으로 뻗어 나가지만, 대부분의 정맥은 동맥과 평행하게 흐른다. 이런 정맥을 반행정맥이라 부른다. 그 중에서도 몸 안쪽(심부)에 흐르는 반행정맥은 심재성 정맥이라 부른다. 또한 피하에 그물망 형태로 퍼진 정맥은 피정맥이라 하고, 신체 표면에 퍼져 있는 표재정맥으로 분류한다.

동맥계와 정맥계

'동맥계', '정맥계'라는 호칭은 통상적으로 순환계(혈관계)를 이르는 것으로, 폐순환을 제외하지만, 동맥·정맥의 정의에 따르면 폐동맥·폐정맥도 넓은 의미로 동맥계와 정맥계의 일부라 할 수 있다.

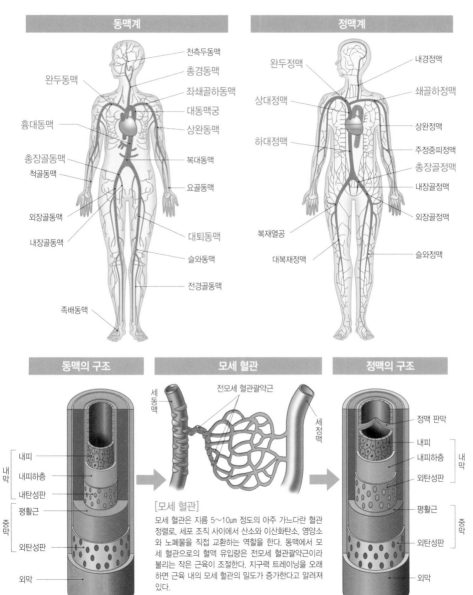

동맥계

천측두동맥
총경동맥
완두동맥
좌쇄골하동맥
대동맥궁
흉대동맥
상완동맥
복대동맥
총장골동맥
척골동맥
요골동맥
외장골동맥
내장골동맥
대퇴동맥
슬와동맥
전경골동맥
족배동맥

정맥계

완두정맥
내경정맥
상대정맥
쇄골하정맥
하대정맥
상완정맥
주정중피정맥
총장골정맥
내장골정맥
복재열공
외장골정맥
대복재정맥
슬와정맥

동맥의 구조

내피
내피하층
내탄성판
평활근
외탄성판
외막

내막
중막

모세 혈관

세동맥
전모세 혈관괄약근
세정맥

[모세 혈관]
모세 혈관은 지름 5〜10㎛ 정도의 아주 가느다란 혈관 정렬로, 세포 조직 사이에서 산소와 이산화탄소, 영양소와 노폐물을 직접 교환하는 역할을 한다. 동맥에서 모세 혈관으로의 혈액 유입량은 전모세 혈관괄약근이라 불리는 작은 근육이 조절한다. 지구력 트레이닝을 오래 하면 근육 내의 모세 혈관의 밀도가 증가한다고 알려져 있다.

정맥의 구조

정맥 판막
내피
내피하층
외탄성판
평활근
외탄성판
외막

내막
중막

림프계

POINT

- 림프계는 림프관과 림프샘(림프절)으로 구성된다.
- 지방 등 혈액이 나를 수 없는 영양소의 운반이나 병원체의 방어를 담당한다.
- 림프계는 우상반신과 좌상반신+하반신 2계통으로 나뉜다.

혈액 순환을 보완하는, 또 하나의 순환계

보통 순환계라 하면 심혈관계를 가리키는 경우가 대부분이지만, 혈액 순환을 보완하는 림프계의 기능도 중요하다. 림프계는 온몸으로 퍼지는 림프관과 곳곳에 있는 림프샘(림프절)으로 나뉘며, 림프라고 불리는 액체가 림프관을 흐른다.

림프는 액체 성분의 림프액과 세포 성분인 림프구로 구성되어 있다. 림프액은 혈액이나 세포 조직의 간질액과 성분적으로는 거의 비슷하기 때문에, 혈장이 혈관에서 세포 조직으로 삼출되어 림프관으로 들어간다고 여겨진다. 림프구는 백혈구의 일종으로 림프샘에 특히 많이 존재하며, 체내에 침입한 병원체가 혈액 순환에 혼입되지 않도록 방어한다.

림프는 지방 등 혈액으로 나를 수 없는 영양소를 운반한다. 림프계는 우상반신으로 퍼지는 계통과 좌상반신 및 하반신으로 퍼지는 계통으로 나뉜다. 우상반신에서는 말단의 모세 림프관이 조금씩 합류해 우림프체간에 합쳐지고, 우경부(목 오른쪽)의 림프관과 함께 우정맥각이란 부위에서 쇄골하정맥으로 합류한다. 좌상반신과 하반신의 모세 림프관 역시 말단에서 조금씩 합류한 뒤, 유미조라 불리는 기관에 모였다가 흉관(좌림프체간)이란 두꺼운 관이 위쪽으로 뻗어 나가 좌상지와 좌경부에 있는 림프관과 합류해 좌정맥각에서 쇄골하정맥으로 합류한다.

림프계에는 심장처럼 중심 기관이 없다. 림프는 주로 주위 근육의 수축을 통해 흐른다. 림프샘 펌프라 불리며 일방통행으로 흐르지만, 역류할 위험도 있기 때문에 정맥과 동일하게 내벽에 근펌프 구조의 역류 방지 판막이 존재한다. 이것을 림프관 판막이라 부른다.

 키워드

림프구
백혈구의 일종으로 B세포와 T세포 2종류가 있다. T세포는 킬러 세포나 헬퍼 T세포 등으로 다시 구분된다. 항체의 생성이나 병원체의 배제 등을 담당한다.

정맥각
내경정맥과 쇄골하정맥이 합류하는 부위로, 몸의 좌우에 모두 있다. 좌우의 림프체간도 여기에 접속하여 림프가 정맥에 유입된다.

유미조
하반신에 있는 림프관이 합류하는 부위에 있는 자루 형태의 기관. 소장(작은창자)이 흡수한 지방을 포함한다. 모유처럼 백탁의 림프를 저축한다 해서 이런 이름이 붙었다.

 메모

림프는 느리게 흐른다
림프계는 심장에 해당하는 기관이 없어서, 주로 림프샘 펌프로 흐름을 일으키기 때문에 림프의 흐름은 아주 느리다. 혈액이 심장을 나와 약 40초 만에 다시 심장으로 돌아오는 것에 비해, 림프는 말단에서 정맥으로 유입되기까지 8~12시간, 사람에 따라 하루 가까이 걸리기도 한다.

림프계와 심혈관계의 다른 점

- 심장에 해당하는 기관이 없어, 주로 근육의 수축을 통해 흐른다.
- 림프관의 계통은 우상반신과 그 외의 것으로 나뉜다.

[림프샘]

림프계의 곳곳에 위치한 림프절은, 우리 몸의 보안 게이트나 다름없다. 들림프관(수입 림프관)에서 림프절로 들어온 림프는 림프관 속을 흐르는 동안 림프소절에서 대기하고 있는 림프구에 의해 체크당한 뒤, 병원체 등이 혼입되어 있으면 배제된다. 체크가 완료된 림프는 날림프관(수출 림프관)으로 보내져 림프절 밖으로 나간다.

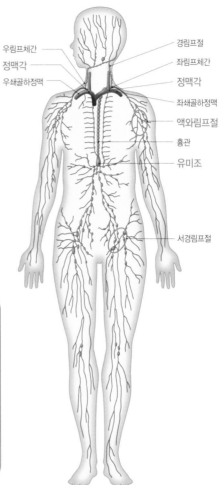

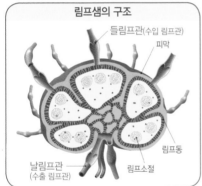

림프샘의 구조

들림프관(수입 림프관)
피막
날림프관
(수출 림프관)
림프소절
림프동

Athletics Column

림프 마사지는 정말 미용 효과가 있을까

림프라는 단어를 들으면, 주로 피부 관리실이나 에스테틱에서 시행하는 림프 마사지를 연상하는 사람이 많을지도 모른다. 마사지가 림프의 흐름과 대사를 촉진시키고, 노폐물을 배출해 부종을 없앨 뿐만 아니라 다이어트 효과도 있다고 주장하지만, 현재 의학적으로 신뢰할 수 있는 관련 논문은 없는 상태다. 수술을 받은 후에 일어나는 림프 부종 등에는 마사지의 효과가 있는 게 확실하지만 어디까지나 의료 행위로 시술 받기까지 여러 조건이 충족되어야 하며, 미용을 목적으로 행할 만한 방법은 아니다.

소화계

POINT

- 음식물의 소화와 영양분의 흡수에 관여하는 기관들을 통틀어 소화계라 부른다.
- 소화계는 크게 위 등의 위창자관과 간 등의 부속 기관으로 나눌 수 있다.
- 음식물 속 영양분은 소화액에 포함된 소화 효소의 작용으로 분해된다.

음식물을 소화시키고, 영양분을 흡수하기 위해 일하는 기관들

음식물 등을 소화하고 영양분을 흡수한 뒤 나머지 불필요한 것들을 대소변으로 배출하는 일련의 과정에 관여하는 기관 무리를 소화계라 부른다. 입(구강)에서 시작해 식도, 위, 소장(작은창자), 대장(큰창자), 항문까지 이어지는 구조로, 이것을 한 줄기의 관으로 보고 위창자관이라 부른다. 음식물은 이 기관들을 통과하는 과정에서 소화되고, 소장에서는 영양분, 대장에서는 수분이 흡수된다.

소화관에 부수적으로 기능을 보조하는 기관들도 소화계에 포함된다. 이것을 부속 기관이라 부르고, 간, 담낭(쓸개), 췌장(이자), 침샘이라 부르는 소화샘 등이나 입과 혀도 포함된다.

음식물의 영양분은 소화관으로 분비되는 소화액에 의해 분해된다. 소화액은 몇 가지 종류로 나뉘는데, 분비되는 기관이 각각 다르다. 소화액을 만드는 기관을 소화샘이라 부르고, 위창자관 내벽의 미소 기관과 간처럼 독립된 기관으로 나뉜다. 예를 들어 위액을 분비하는 위샘은 위의 내벽에 있지만, 타액(침), 담즙(쓸개즙), 췌액(이자액)은 각각 침샘, 간, 췌장(이자)이란 독립 기관에서 만들어진다. 또 담액과 췌액은 소장 위에 있는 십이지장(샘창자)으로 운반되어, 같은 구멍에서 혼합되어 분비된다.

소화액은 종류에 따라 분해되는 영양소가 다르다. 이것은 소화액이 포함하고 있는 소화 효소가 다르기 때문이다. 예를 들어 타액에는 아밀라아제라는 소화 효소가 들어 있어 녹말 등의 당질을 맥아당으로 분해한다. 또 위액에 포함된 펩신은 단백질, 췌액에 포함된 리파아제는 지방을 분해한다. 담즙에는 소화 효소가 포함되어 있지 않지만, 지방을 유화해 췌액의 효과를 촉진하는 작용을 한다.

키워드

침샘
타액을 분비하는 기관. 귀밑샘, 혀밑샘, 턱밑샘으로 3가지 종류가 있다.

간 · 담낭 · 담즙
간은 담즙을 만들고, 영양분의 저장, 해독하는 3가지 기능을 담당한다. 담즙은 담낭에 일시적으로 저장됐다가 십이지장으로 보내져 분비된다. 소화 효소를 포함하지 않지만, 지방을 유화시키고 췌액의 효과를 촉진한다.

췌장
췌액과 혈당치(혈당값)를 내리는 인슐린을 분비한다. 췌액은 지방을 분해하는 리파아제 외에 당질과 단백질의 소화 효소도 포함되어 있다.

메모

영양분을 흡수하는 장소
소화 효소로 분해된 영양소는 소장 내벽에 퍼진 장융모에서 흡수한다. 당질에서 변화한 포도당, 단백질에서 변화한 아미노산은 모세 혈관으로 들어가 운반된다. 지방에서 변화한 지방산과 글리세롤은 흡수된 후, 지방에 재합성되어 림프샘으로 들어간다.

소화계의 구조

소화계는 구강에서 항문까지 하나로 이어진 위창자관과 이에 부수적으로 딸려 소화액을 분비하는 부속 기관으로 구성되어 있다. 소장은 십이지장, 공장(빈창자), 회장(돌창자)의 3가지로 나뉘고, 대장은 맹장(막창자), 결장(잘록창자), 직장(곧창자)의 3가지로 나뉜다.

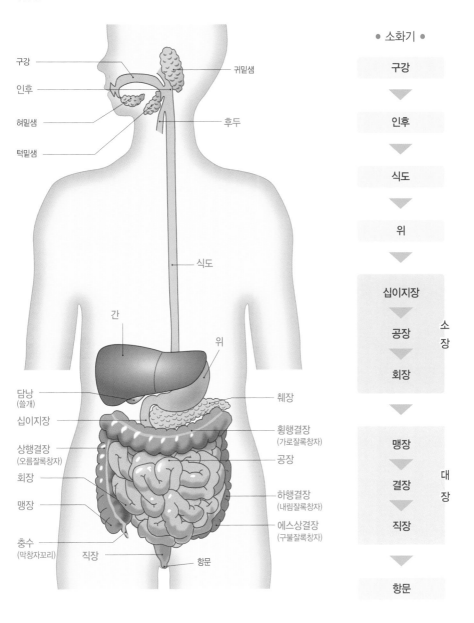

● 소화기 ●

구강
▼
인후
▼
식도
▼
위
▼

십이지장
▼
공장   소
▼   장
회장

▼

맹장
▼   대
결장
▼   장
직장

▼

항문

구강
귀밑샘
인후
혀밑샘
턱밑샘
후두

식도

간
위
담낭
(쓸개)
췌장
십이지장
횡행결장
(가로잘록창자)
상행결장
(오름잘록창자)
공장
회장
하행결장
(내림잘록창자)
맹장
에스상결장
(구불잘록창자)
충수
(막창자꼬리)
직장
항문

비뇨계

- 비뇨계는 혈액에서 불필요한 성분을 분리해 오줌을 만드는 기관이다.
- 신장에서는 혈액을 여과함과 동시에 성분 조절도 행해진다.
- 신장에서 만들어진 오줌은 방광에 저장했다가 배출된다.

비뇨계는 혈액의 정화 시스템

소장(작은창자)에서 흡수된 영양분은 간 등으로 가는 저축분 이외에는 혈액을 통해 온몸으로 보내져 세포에 전달된다. 이때 혈액은 **노폐물**과 영양분을 주고받는다. 이 노폐물은 신체에 불필요할 뿐만 아니라 유해한 물질도 포함하고 있기 때문에 체외로 배출해야 한다. 이를 처리하는 기관이 비뇨계이며, 혈액의 정화 장치라고도 불린다.

비뇨계를 구성하는 주요한 기관은 신장(콩팥)과 방광이다. 신장은 좌우 1개씩 대칭으로 있으며, 신장으로 운반된 혈액을 여과해 노폐물을 분리한다. 이것이 오줌이 되어 방광으로 보내진다.

신장에서는 분리수거와 재활용이 이루어진다

오줌은 단순히 혈액이 여과된 것이 아니다. 여과된 후 버릴 것과 남길 것을 '선별'하는 과정이 이루어지기 때문이다. 혈액에서 신장 안에 있는 신소체(콩팥 소체)로 넘어온 원뇨에는 우리 몸에 필요한 성분도 포함되어 있다. 이것은 신소체에서 세뇨관(요세관)을 감싸고 있는 모세 혈관으로 재흡수된다. 동시에 모세 혈관 안에 남아 있는 불필요한 성분도 세뇨관으로 전달된다. 이것을 분비라 부른다. 분비는 원뇨의 성분을 조절하기도 하고, 혈액의 성분도 조절하는 셈이다.

신장의 최소 단위인 신소체에서 뻗어 나온 세뇨관들은 집합관으로 전부 모인다. 이 과정에서 수분도 재흡수되며, 마지막에는 원뇨의 99%가 재흡수된다. 남은 1%는 오줌이 되고, 최종적으로 신우(콩팥 깔대기)라 불리는 빈 공간에 모인다. 이곳에서 요관을 거쳐 방광으로 보내지고, 저장된 후에 체외로 배출된다. 성인의 배뇨량은 하루 평균 1500ml나 된다.

키워드

노폐물
영양소를 에너지로 변환하는 과정에서 발생한 '찌꺼기'. 예를 들어 단백질 대사에서 발생하는 암모니아는 유해하기 때문에 간에서 무해한 요소로 바꿔 오줌으로 배출한다.

신소체
혈액 여과를 담당하는 신장의 미세 기관. 모세 혈관이 공 모양으로 뭉쳐 있는 사구체(토리)와 이것을 감싼 보우만 주머니라는 구조로 이루어져 있다. 신소체에서는 원뇨를 보내는 세뇨관이 뻗어져 나와, 이것들이 합쳐진 것을 신단위(네프론)라 부른다.

메모

신장은 혈액의 자동 조절 장치
혈액은 일정 성분을 유지할 필요가 있는데, 섭취하는 음식물이나 체외 환경 등에 반응해 변화한다. 이에 더해 신장은 과부족을 판단해 재흡수하는 성분량을 조절한다. 산소 농도가 낮을 경우에는 골수에서의 적혈구 생성을 촉진하는 에리스로포이에틴(erythropoietin)이란 당단백 호르몬을 분비한다.

비뇨기와 신장의 구조

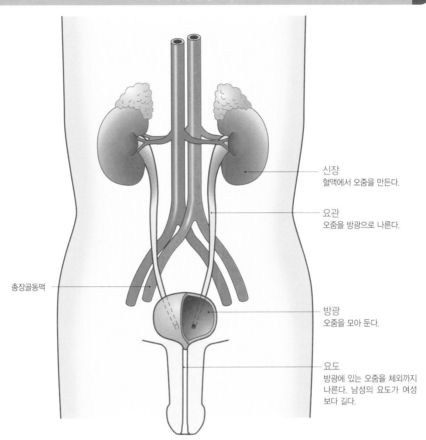

신장
혈액에서 오줌을 만든다.

요관
오줌을 방광으로 나른다.

총장골동맥

방광
오줌을 모아 둔다.

요도
방광에 있는 오줌을 체외까지
나른다. 남성의 요도가 여성
보다 길다.

신장에서 오줌이 만들어지고,
방광으로 보내져 축적된 후, 요
도를 통해 체외로 배출된다. 여
성은 음경이 없기 때문에 남성
보다 요도가 짧아서 세균이 요
도나 방광으로 침입하거나 나
이가 들수록 요실금이 발생하
기 쉬운 경향이 있다.

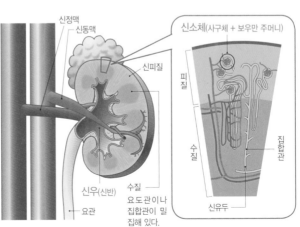

신정맥

신동맥

신소체(사구체 + 보우만 주머니)

신피질

피질

수질

집합관

신우(신반)

요관

수질
요도관이나
집합관이 밀
집해 있다.

신유두

스포츠 트레이닝과 생리학

POINT

- 생리학은 인체를 기능적으로 고찰하는 학문이다.
- 스포츠 생리학은 스포츠 도중 발생하는 생리 현상에 특화된 생리학이다.
- 인체의 생리학적 이해는 효과적인 트레이닝으로 이어진다.

인체를 기능적으로 고찰하는 생리학

해부학이 인체를 구조적으로 고찰하는 것에 비해 생리학은 기능적으로 고찰한다. 구체적으로, 인체를 구성하고 있는 부위와 기관이 각각 어떤 구조로 어떻게 움직이고 작동하는지, 또 그 작동이 생명 활동에 어떤 영향을 미치는지 분석한다.

생리학은 연구 대상에 따라 더욱 세분화된다. 신체 활동에 관련된 생리 현상을 주제로 삼는 생리학은 운동 생리학이라 부르고, 그중에서도 특히 스포츠 활동 중의 생리 현상을 다루는 것을 스포츠 생리학이라 구분해 부르는 경우가 있다.

예전의 상식도 생리학적으로 보면 비상식

스포츠에 있어 생리 현상의 이해는 경기 성과 향상에 큰 역할을 한다. 어떤 동작을 할 때 몸의 어느 부위가 관계하고, 어떻게 기능하는지를 알면 그 부분을 집중적으로 트레이닝해 효과를 얻을 가능성이 크기 때문이다.

스포츠로의 과학적 접근 자체는 역사가 길고, 일본에서도 20세기 초부터 의학 관계자들을 중심으로 연구가 진행되어 왔다. 그렇다고는 해도 그 중요성이 일반, 특히 학교 체육에서 활용되는 데 시간이 필요했다. 오늘날의 상식으로 생각하면 극히 위험한 행동이지만, 대략 1980년까지는 트레이닝 중에 물을 마시지 않는 것이 상식이었던 것이 대표적인 예다.

현재는 생리학적인 이론에 기반한 트레이닝이 상식으로 여겨지고 있으며, 새로운 방법론이 등장하고 있다. 신이론이 등장할 때마다 휘둘리지 않기 위해서라도 기초적인 생리학 지식을 갖춰야 한다.

키워드

생리학
이 책에서는 인체에 한정하지만, 광의에서는 인간에 한정하지 않고 생물 일반을 대상으로 하는 학문이다. 또한 이 학문에서 다루는 것은 건강체가 원칙이다. 질병을 앓고 있는 생체의 생리 현상은 병리학의 범주에 속한다. 게다가 연구 대상에 따라 대뇌 생리학처럼 특정 기관을 대상으로 하는 것, 내분비 생리학처럼 체내 물질에 주목한 것 등으로 세분화할 수 있다.

메모

항상성과 생리학
항상성(homeostasis)이란 체내를 안정시킨 상태를 유지하려는 체내 성질을 가리킨다. 예를 들어 혈액 등 체액의 양이나 수소 이온 농도(pH), 체온, 혈압, 혈당값 등은 일정 혹은 작은 변동 폭을 유지하고, 격한 운동 등으로 인해 일시적으로 크게 변화하더라도 정상 값으로 돌아가려는 방향으로 작용한다. 이 시스템이 기능한다는 것은 생리학이 성립하는 대전제가 된다.

스포츠 생리학의 접근법

생리학은 원칙적으로 건강체의 안정 시 신체 기능을 다루는 학문이지만, 스포츠 생리학은 운동 시의 기능을 큰 주제로 삼는 것이 특징이다. 특히 스포츠 생리학에서 경기 동작과 직결되는 골격근에 주목하는 것도 자연스러운 결과이다. 이를 시발점으로 삼아 심장이나 폐 등 관련한 기관의 기능, 보다 나은 성과를 발현시키기 위한 트레이닝 이론이나 영양학적 고찰 등 다양한 관점에서 접근법을 발전시켜 가고 있다. 아래의 표는 그 예이다.

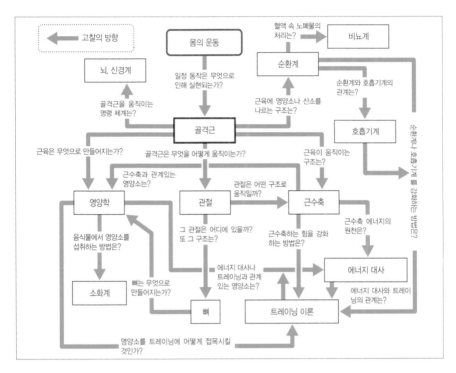

column 일본에서의 스포츠 과학의 여명

일본에서 과학적 관점으로 스포츠를 바라보기 시작한 것은 1910년대이다. 1917년, 오늘날 일본에서 '체육 측정의 선구자'로 알려진 의학자 요시다 유키노부(吉田章信, 육군 군의관 출신으로 후에 도쿄체육전문학교 교수를 지냄)가 《운동생리학(運動生理学)》을 출간했다. 이것이 일본 스포츠 교과서의 시작이라 일컬어진다. 제1차 세계대전 후에는 체육의 과학적 연구가 세계적인 흐름이 되기도 하여, 1924년 일본에서 '체육연구소'가 창설되어 해부학이나 생리학, 심리학 등 다양한 관점에서 연구를 시작했다. 이것이 일본 최초의 공적인 스포츠 과학 연구 기관이다. 그러나 1941년 2차 세계 대전 등으로 인해 시국이 악화되면서 폐지되었다.

트레이닝과 영양소

POINT

- 생명 활동에 필요한 에너지의 원천은 당질, 지질, 단백질이다.
- 신체 기능에 관여하는 비타민과 미네랄도 필요한 영양소이다.
- 영양소의 역할을 알고 섭취하면 트레이닝 효과가 커진다.

생명 활동의 원천이 되는 열원 영양소

생명 활동의 에너지를 얻기 위해서는 '원료'가 필요하다. 바로 3대 영양소라 불리는 당질(탄수화물), 지질(지방), 단백질인데, 이것들을 열원 영양소라고도 부른다. 그중 단백질은 신체를 만드는 재료로서 이용되는 비율이 커서, 일반적으로 당질과 지질이 주요한 에너지원이 된다.

당질과 지질을 바탕으로 아데노신 3인산(ATP, adenosine triphosphate)이란 물질이 만들어져, 이로부터 근수축의 에너지가 추출된다. 이 과정을 에너지 대사라 부르며, 당질이나 지질이 부족한 경우에는 단백질도 ATP 합성에 쓰인다.

한편 에너지원이 되지는 않지만, 대사 활동에 보조적으로 작용하는 비타민이나 단백질과 함께 신체 형성의 재료가 되고, 신체 기능 조절에 관여하는 무기질(미네랄)도 없어서는 안 될 영양소이다. 열원 영양소에 이 2가지를 더해 5대 영양소(P.214 참조)를 꼽기도 하고, 식이 섬유까지 더해 6대 영양소를 꼽는 경우도 있다.

트레이닝 효과를 높이는 영양 섭취

스포츠 트레이닝 시 영양소의 계획적 섭취를 잘 조합하면 트레이닝 효과 향상을 기대할 수 있다. 그를 위해 각 영양소의 특성과 역할을 확실히 이해하는 것이 무엇보다 중요하다.

예를 들어 근력 트레이닝 시 단백질을 적극적으로 섭취하면 근육이 비대해지고 근력을 올릴 수 있다. 거꾸로 아무리 효과적인 방법으로 근력 트레이닝을 시행하더라도 당질 위주의 식사를 하면 트레이닝 효과를 기대하기 어렵다. 당질로는 근육을 비대하게 키울 수 없기 때문이다.

키워드

당질(탄수화물)
당을 결합 단위로 삼는 물질의 총칭으로, 포도당 등의 단당류. 단당류가 2개 결합한 이당류(맥아당 등), 다수 결합한 다당류(녹말 등)로 분류할 수 있다. 탄소와 수소의 화합물이라서 예전에는 탄수화물이라는 명칭이 일반적이었지만, 현재는 결합 단위에 주목하여 당질이라 부르는 경우가 많다.

메모

지방·지질
좁은 의미에서는 체내 비수용성 물질 전반을 지질이라 부르고, 그중 지방산과 글리세롤로 분해되는 것을 지방이라 부르지만, 일반적으로는 이 둘을 구별하지 않는 경우가 더 많다.

아데노신 3인산(ATP)
염기와 당의 결합체인 아데노신의 리보오스(당)에 인산 분자 3개가 결합한 물질로, 당질이나 지방을 바탕으로 체내에서 합성된다. 인산 분자 1개가 떨어지는 화학 반응을 할 때 고에너지가 방출된다. 에너지의 방출·저장·물질 대사·합성 등 생체 안에서 중요한 역할을 맡는다.

주요 영양소와 식품

지질(지방)

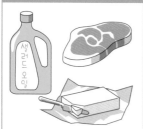

개요
지방산과 글리세롤의 결합체. 근육 수축의 에너지원이지만, 대부분은 피하나 내장 지방 조직에 저장되고, 필요할 때에만 대사에 동원된다.

효과
신체 에너지원

주요 식품
식용유, 버터, 마가린, 육류의 지방 부분 등

당질(탄수화물)

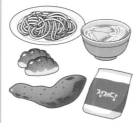

개요
탄소와 수소의 화합물. 단당류, 이당류, 다당류로 나뉘며, 소화 후에는 대사로 인해 ATP가 생성되어 근육 수축의 에너지가 추출된다.

효과
신체의 에너지원

주요 식품
쌀밥, 빵, 우동, 파스타, 감자, 설탕 등

단백질

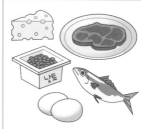

개요
아미노산의 결합체. 소화 후에는 신체 조직을 형성하는 외에도 당질이나 지질의 고갈 시에는 에너지 대사에 동원된다.

효과
근육이나 혈액 등 신체 조직의 재료. 신체의 에너지원

주요 식품
육류, 어류, 달걀, 치즈 등 유제품, 콩 등

비타민

개요
대사 활동 보조 등에 관여하는 유기 화합물의 총칭. 인간에게는 13종류가 유효하다고 알려져 있다. 체내에서 합성되지 않기 때문에 외부에서 섭취할 필요가 있다.

효과
신체 컨디션을 조절한다.

주요 식품
채소, 해조류, 과일, 육류, 어류 등

무기질(미네랄)

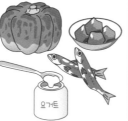
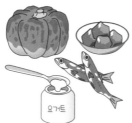

개요
유기물(탄소화합물) 이외의 물질 전반. 뼈나 치아를 형성하는 칼슘, 적혈구의 헤모글로빈에 포함되어 산소를 운반하는 철분 등이 있다.

효과
신체의 컨디션을 조절한다.

주요 식품
유제품, 소형 어류, 간, 녹황색 채소, 해조류 등

식이 섬유

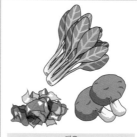

개요
다당류 중에서 소화되지 않는 물질 전반.

효과
정장 작용을 촉진시켜 당질이나 지방의 흡수를 돕는다.

주요 식품
채소, 해조류, 버섯류 등

식사와 운동

- 트레이닝의 목적과 일치하는 영양소가 포함된 음식물을 적극적으로 섭취한다.
- 단, 트레이닝 목적에 일치하는 영양소만 섭취하는 것은 좋지 않다.
- 트레이닝 효과를 높이기 위해서는 식사 타이밍을 고려해야 한다.

계획적인 식사는 트레이닝의 일부

흔한 말로 '식사도 트레이닝'이라고 한다. 몸을 만들거나 근력의 원천이 되는 영양소는 음식물에서 섭취하는 것이 기본이기 때문에, 이는 확실한 정론이기도 하다. 그렇다고는 해도 무엇이든 배부를 때까지 먹으면 된다는 뜻은 아니다. 앞서 언급했듯이, 트레이닝의 목적과 일치하는 영양소가 들어 있는 음식물을 계획적으로 먹어야 한다.

근육량을 늘리기 위해서는 근육의 근본이 되는 단백질이 포함된 음식물, 예를 들어 육류와 어류, 달걀 등을 중심으로 짠 메뉴가 유효하다. 하지만 단백질만 먹으란 뜻은 아니다. 근육을 수축시키는 에너지원인 ATP(P.56 참조)를 생성하는 당질을 포함한 음식물, 즉 쌀밥과 빵, 면류 등을 함께 먹지 않으면 충분한 근력을 발휘할 수 없게 된다. 그러나 당질을 필요 이상 먹으면 잉여분이 지방으로 전환되어 내장이나 피하 조직에 저장되는 문제가 발생한다. 지방 자체인 버터나 식용유 등도 동일하다.

식사 타이밍도 고려한다

트레이닝으로 최대의 효과를 얻기 위해서는 식사 타이밍도 중요하다. 물론 언제 먹어도 소화·흡수는 이뤄지지만, 트레이닝과 연관이 있는 경우에는 영양소의 흡수 효율이 높은 타이밍에 먹는 것이 좋다고 알려져 있다. 예를 들어 근력 트레이닝을 행하면 손상된 근육을 회복시키기 위해 단백질의 동화에 작용하는 호르몬이 분비되는 점으로 미루어 보아 트레이닝 종료 후에 신속히 단백질이 많은 음식물을 섭취하는 것이 바람직하다.

메모

단백 동화 기간(아나볼릭 윈도, anabolic window)과 골든 타임
근력 트레이닝 종료 후로부터 30분까지는 단백질 섭취의 골든 타임이라 여겨진다. 단백질의 근육 동화를 촉진하는 테스토스테론의 분비가 증가하는 '단백 동화 기간' 시간대이기 때문이다. 이 시간대에 섭취한 단백질이 바로 근대비에 쓰인다는 것을 시사하는 논문은 없지만, 근력 트레이닝 후에 단백질이 부족해지는 것은 확실하기 때문에, 단백질을 섭취하는 것이 무의미한 것은 아니다. 프로틴 파우더 등의 건강 보조 식품을 잘 활용하면 좋다. (P.68 참조)

운동선수의 기본적인 식단

일본 후생노동성 등이 권장하는 '영양 풀코스 메뉴'를 소개한다. 주식, 메인 요리와 곁들임 채소에 유제품과 과일을 더한 구성이 특징으로, 3대 영양소(열원 영양소)와 비타민, 미네랄, 식이 섬유를 균형 있게 섭취할 수 있다. 운동선수들은 이 메뉴를 기본으로 필요한 영양소를 포함한 식품을 적당하게 더해 식단을 짜는 것이 좋다.

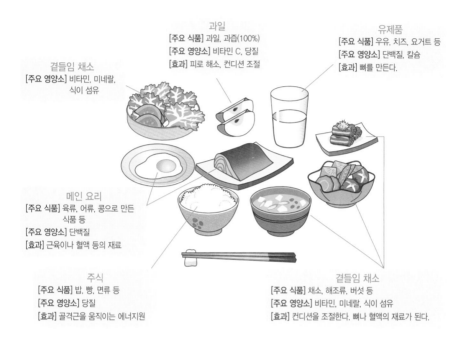

과일
[주요 식품] 과일, 과즙(100%)
[주요 영양소] 비타민 C, 당질
[효과] 피로 해소, 컨디션 조절

유제품
[주요 식품] 우유, 치즈, 요거트 등
[주요 영양소] 단백질, 칼슘
[효과] 뼈를 만든다.

곁들임 채소
[주요 영양소] 비타민, 미네랄, 식이 섬유

메인 요리
[주요 식품] 육류, 어류, 콩으로 만든 식품 등
[주요 영양소] 단백질
[효과] 근육이나 혈액 등의 재료

주식
[주요 식품] 밥, 빵, 면류 등
[주요 영양소] 당질
[효과] 골격근을 움직이는 에너지원

곁들임 채소
[주요 식품] 채소, 해조류, 버섯 등
[주요 영양소] 비타민, 미네랄, 식이 섬유
[효과] 컨디션을 조절한다. 뼈나 혈액의 재료가 된다.

근육 트레이닝에 적합한 식사

[포인트]
단백질 위주의 식품을 메인으로 하면서, 당질 식품도 반드시 포함시킨다.

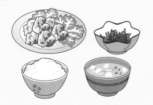

트레이닝으로 손상된 근육을 수복하고, '초회복'(P.112 참조)을 유도하기 위해 단백질을 다량 섭취한다. 피로 해소를 위해 당질도 반드시 섭취한다. 당질이 부족하면 단백질이 에너지 대사에 사용된다. 아미노산의 단백질 합성을 촉진하는 비타민 B_6를 더하면 좋다. 식사는 트레이닝 후, 가능한 한 빨리 섭취하는 것이 바람직하다.

지구력 트레이닝에 적합한 식사

[포인트]
당질 식품을 중심으로 비타민 B_1 · B_2 섭취에 신경을 쓰면 좋다.

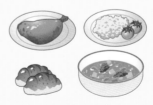

지구력 트레이닝 시 글리코겐을 소비하기 때문에, 부족한 분량을 보충하기 위해 당질 식품을 많이 섭취해야 한다. 당질 대사의 과정에서 잃게 되는 비타민 B_1, 지질 대사에 쓰이는 비타민 B_2, 헤모글로빈에 관여하는 철분도 함께 섭취하는 것이 좋다. 식사는 다음 트레이닝까지 적절하게 먹고, 보급식을 추가해도 좋다.

에너지 대사

POINT

- 에너지 대사란 열원 영양소로부터 ATP를 합성하는 과정이다.
- ATP 합성은 크게 무산소계와 유산소계로 구분한다.
- 무산소계는 해당계와 ATP-CP계, 유산소계는 TCA 회로계가 있다.

영양소에서 ATP를 합성해 에너지를 얻는다

열원 영양소를 에너지로 변환하는 과정을 에너지 대사라고 한다. 생명 활동의 에너지는 아데노신 3인산(ATP)을 분해함으로써 얻어지기 때문에, 당질과 지방에서 ATP를 합성하는 반응인 것이다.

ATP를 합성하는 화학 반응은 크게 산소를 쓰지 않는 무산소계와 산소를 사용하는 유산소계로 나눌 수 있고, 무산소계는 해당계(解糖界)와 ATP-CP계 2종류의 반응계로 나뉜다.

해당계는 근육에 저장된 글리코겐과 혈중 포도당(글루코스)을 바탕으로 중간 대사물을 만들면서 피르빈산으로 변환하는 화학 반응으로, 이 과정에서 ATP가 합성된다. ATP-CP계는 근육에 저장된 크레아틴 인산(CP), 근육 안에 남은 아데노신 2인산(ADP)과 반응시킴으로써 ATP를 합성한다.

무산소계는 단시간, 유산소계는 장시간 계속된다

무산소계 반응은 신속하게 진행되는 것이 특징이지만, 원료는 한정되어 있기 때문에 극히 단시간 지속된다. 해당계에 ATP-CP계를 합쳐도 채 1분이 지속되지 않는다. 그렇기 때문에 이 반응으로 얻은 에너지는 순발력을 동반하는 운동에 쓰인다.

유산소계는 TCA 회로계(Tricarboxylic Acid Cycle, Krebs's cycle)라 불리는 반응계이다. 당질이나 지방에서 만들어진 아세틸 코엔자임 A(아세틸 CoA, 아세틸 보조 효소 A)란 물질이 TCA 회로(구연산 회로)라 불리는 화학 반응 회로에 투입되면 생성 물질이 산소와 반응해 ATP가 합성된다. 반응은 늦지만 장시간 지속되기 때문에 지구력 에너지가 된다.

🔒 키워드

글리코겐
포도당에서 다수 결합한 고분자 화합물. 근육이나 간에서 합성·저장된다. 다른 이름으로 '동물 전분'이라 불리기도 한다.

크레아틴 인산(CP)
간에서 아미노산으로 합성된 크레아틴이란 물질이 근육에 운반된 후, 인산과 결합해 만들어진 물질 근육에 저장된다.

아데노신 2인산(ADP)
ATP를 분해해 에너지를 얻은 후 남는 물질로, 이른바 'ATP의 찌꺼기'이다. 하지만 인산과 결합시켜 다시 ATP를 합성하는 원료로도 쓰인다. 이 반응을 로만 반응(Lohmann's reaction)이라 한다.

아세틸 코엔자임 A(아세틸 CoA)
피르빈산이나 지방산에서 생성된 유기 화합물. 반응하지 않은 나머지는 다시 지방산으로 돌아가 중성 지방으로 저장된다.

ATP를 합성하는 과정

해당계

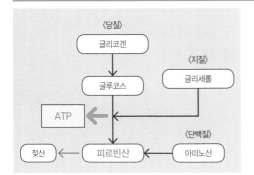

근육 내에 저장된 글리코겐을 분해해 포도당(글루코스)으로 만들고, 피르빈산으로 변환할 때에 ATP를 산출한다. 이 반응으로 동시에 발생하는 젖산은 장기간 근육 피로의 원인으로 여겨져 왔지만, 근래 그 '정설'에 의문을 제기하는 연구 결과가 나오고 있다.

ATP-CP계

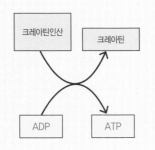

ATP에서 에너지를 추출한 후에 남은 물질이 ADP인데, 크레아틴 인산에서 분리한 인산을 이것과 반응시켜 다시 ATP를 합성한다. 다시 말해 재활용 에너지 대사이다.

TCA 회로(트리카복실산 회로)

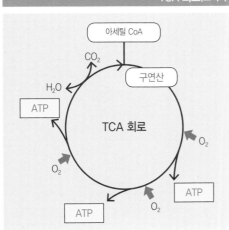

TCA 회로는 아세틸 코엔자임 A에서 변화한 구연산에서 시작해, 산소를 써서 ATP를 만들면서 숙신산, 능금산 등으로 순차적으로 변화해 다시 구연산으로 돌아가는 고리 형태 반응이다. 아세틸 코엔자임 A는 해당계에서 만들어진 피르빈산 외에 지방이 분해한 지방산에서도 생산된다. 피르빈산이나 지방산이 고갈되면 단백질이 분해한 아미노산에서도 만들어지기 때문에, 모든 열원 영양소의 대사와 관련된 반응이다.

단백질과 아미노산

POINT

- 단백질은 아미노산이 결합해 만들어진 물질이다.
- 인체에 필요한 아미노산 중에 중요한 9종류를 필수 아미노산이라 부른다.
- 당질이나 지방이 부족하면 단백질은 TCA 회로계에 투입된다.

단백질은 아미노산으로 이뤄져 있다

단백질은 열원 영양소 중 하나이지만, 통상 에너지원이라기보다 신체를 형성하는 재료로 쓰이는 것이 우선된다. 따라서 근육을 증강하는 것이 목표라면 트레이닝과 병행해 단백질을 적극적으로 섭취할 필요가 있다.

단백질은 아미노산이라 통칭되는 물질의 결합체이다. 체내에 들어간 단백질은 위액에 포함된 펩신 등의 소화 효소에 의해 아미노산으로 분해되고, 소장에서 흡수된다. 아미노산에는 많은 종류가 있는데, 인간은 약 20종류를 이용한다. 체내에서 합성되는 것도 있지만, 9종류는 합성할 수 없어서 반드시 외부로부터 섭취해야 한다. 이것들을 필수 아미노산이라 부른다. 식품에 필수 아미노산이 어느 정도 포함되어 있는지를 나타내는 수치를 아미노산 스코어(아미노산 평점 패턴, amino acid score)라고 부르는데, 이는 트레이닝과 관련된 식사 계획을 세우는 기준이 된다.

단백질은 에너지원이 되기도

단백질은 동물성 단백질과 식물성 단백질로 나뉘는데, 분해 후에 만들어지는 아미노산 자체에는 차이가 없으므로 어떤 종류를 먹어도 상관없다. 다만 동물성 단백질은 아미노산 스코어가 높아서 트레이닝과의 상성이 좋은 편이다. 그러나 동물성 단백질을 포함한 식품은 지방의 함유율도 높기 때문에 섭취 시 주의가 필요하다.

단백질은 평소 신체를 구성하는 작용을 하지만, ATP 합성에 쓰일 때도 있다. 주요한 에너지원인 당질이나 지방이 고갈되었을 때에 아미노산이 아세틸 코엔자임 A로 변환되어 TCA 회로(P.60 참조)에 투입된다.

 키워드

필수 아미노산
류신, 트립토판, 발린, 이소류신, 페닐알라닌, 메티오닌, 트레오닌, 리신, 히스티딘까지 모두 9종류이다. 성장기에 필요한 아르기닌을 추가할 때도 있다. 필수 아미노산은 모든 종류를 적절히 섭취하지 않으면 충분한 효력을 발휘할 수 없다고 알려져 있다.

 메모

TCA 회로와 단백질
TCA 회로에 단백질이 투입되는 것은 당질과 지방이 부족할 때로 한정된다. 아미노산이 아세틸 코엔자임 A로 바뀔 때에 질소를 분리하는데, 이것이 암모니아로 변한다. 암모니아는 유해 물질이기 때문에 간에서 무해한 요소로 바꿔 오줌으로 만들어 체외로 배출된다.

단백질의 이용

동물성 단백질 · 식물성 단백질

위액이나 췌액 등으로 인한 소화

※ 위액에 포함된 펩신, 췌액에 포함된 트립신 등이 아미노산을 분해

소장에서 흡수

- 단백질로 재합성된 근육이나 혈액, 효소 등의 재료가 된다.
- 잉여분은 글리코겐이나 지방으로 변환되어 저장된다.
  ※글리코겐은 간과 근육, 지방은 피하나 내장 세포 조직에 저장
- TCA 회로에 투입되어 ATP를 합성

아미노산 스코어

식품 속 단백질의 필수 아미노산 함유율을 나타내는 지표로, FAO(국제연합식량농업기구), WHO(세계보건기구), UNU(유엔대학)가 설정한 평가 패턴을 근거로 삼는다. 필수 아미노산은 9종류가 있는데, 그중 평가 패턴과 비교해 가장 적은 필수 아미노산의 함유량을 기반으로 산출한다. 최고값은 100이고, 100에 가까울수록 '양질의 단백질'이라 할 수 있다.

동물성 단백질		식물성 단백질	
달걀	100	백미	61
우유	100	빵	44
소고기	100	감자	73
닭고기	100	옥수수	31
돼지고기	100		
전갱이	100		
청어	100		
연어	100		
참치	100		

〈식생활 개선 지도 담당자 교재〉 일본 후생노동성

트레이닝과 당질

POINT

- 극단적인 당질 제한을 하면 건강을 잃을 우려가 있다.
- 당질을 과잉 섭취하면 지방으로 변해 체내에 저장된다.
- 지구력이 필요한 경기에서는 계획적으로 당질을 제한해야 한다.

트레이닝 시 당질 섭취는 불필요한 것일까

근래 당질이 눈앞에서 해치워야 할 적처럼 취급당하며, 섭취를 거부하는 풍조가 생겨나고 있다. 체내의 당질은 남으면 지방으로 변하고, 피하나 내장의 지방 조직에 축적된다는 것이 그 이유인데, 극단적인 당질 제한은 위험하다. 건강을 현저하게 해칠 우려가 있기 때문이다. 당질은 **열원 영양소**라는 사실을 잊어서는 안 된다.

에너지 대사, 특히 무산소계 해당계, ATP-CP계 대사(P.60 참조)에서 당질은 속효성이나 효율성을 갖춘 최고의 에너지원이다. 단백질로 근육을 비대하게 만들어도, 그것을 움직일 에너지가 부족하다면 본말전도라 할 수 있다.

당질을 제한해야 할 때도 있다

그렇다고 당질을 제한할 필요가 없느냐고 물으면 꼭 그렇지만도 않다. 에너지 대사에 쓰이지 않은 당질은 기본적으로 글리코겐이 되어 간이나 근육에 축적되지만, 그래도 남을 경우에는 지방으로 축적되기 때문이다. 다시 말해 당질이 남지 않도록 적정량을 섭취할 필요가 있는 것이다.

한편 마라톤처럼 유산소 운동을 할 때에는 경기 전에 계획적인 당질 제한을 행하기도 한다. 아슬아슬하게 당질을 고갈시킨 후, 경기 직전에 대량 섭취하는 방법을 카보 로딩(carbo-loading)이라 한다. 이것은 근육 속 글리코겐의 대사 시간이 운동 강도에 좌우되는 것을 이용한 방법이다. 무산소 운동보다도 유산소 운동이 시간당 운동 강도는 낮고, 대사는 지속된다. 그 때문에 당질을 경기 직전에 대량으로 섭취하면 글리코겐을 근육에 최대한 많이 축적할 수 있어, 힘을 최대로 쓸 수 있다.

 키워드

카보 로딩
Carbohydrate Loading의 준말로, 탄수화물을 축적한다는 뜻이다. 탄수화물 로딩, 글리코겐 로딩이라고도 한다. 당질을 제한해 근육 속 글리코겐을 일단 '텅 빈' 상태로 만들었다가 대량으로 섭취하면 글리코겐을 최대한 저장할 수 있다. (P.218 참조)

 메모

워터 로딩
'갈증'을 느끼기 전부터 의식적으로 수분을 보충하는 것을 워터 로딩이라고 한다. 카보 로딩에서 파생된 표현이지만, 물은 글리코겐과는 다르게 축적될 수 없다. (P.218 참조)

지구계 경기와 순발력
지구력이 필요한 운동이라도 경기 중에는 순발력이 필요한 경우가 있다. 예를 들어 마라톤에서는 자신을 추월한 선수를 따라잡을 때, 승부처에서 스퍼트를 내야 할 때 등에는 순간적으로 큰 힘을 써야 한다.

당질의 이용

당질을 포함한 식품

타액이나 췌액, 소장벽 등에 의한 소화

※ 타액과 췌액에 포함된 아밀라아제가 당질을 맥아당(엿당, 말토오스)으로 분해한 뒤,
소장벽의 말타아제가 포도당(글루코스)으로 분해한다.

소장에서 흡수

● 간으로 운반되어 글리코겐으로 저장
 ※ 필요에 의해 포도당으로 분해되어 혈액 속으로 방출
● 근육으로 운반되어 글리코겐으로 저장
 ※ 무산소계 대사에 동원되어 ATP를 생산
● 뇌세포의 활성 에너지로 이용
 ※ 뇌세포는 포도당밖에 쓰지 않는다.
● 지방으로 변환되어 피하나 내장 지방 조직에 저장

카보 로딩의 원리

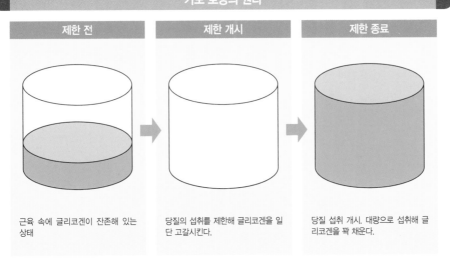

제한 전	제한 개시	제한 종료
근육 속에 글리코겐이 잔존해 있는 상태	당질의 섭취를 제한해 글리코겐을 일단 고갈시킨다.	당질 섭취 개시. 대량으로 섭취해 글리코겐을 꽉 채운다.

근래에는 몸에 가해지는 부담을 고려해 굳이 당질을 제한하지 않고, 본 경기 직전의 대량 섭취만을 행하는 방법도 채택되고 있다.

체지방

- 지방은 비만의 원인이 되기도 하지만, 중요한 에너지원이다.
- 지방은 리포 단백질로 운반되고, 피하나 내장에 저장된다.
- 당질, 지방, 단백질의 잉여분은 모두 지방으로 변한다.

경원시되기 쉬운 중요한 영양소

지방은 자칫 미움받기 쉽다. 신체에 축적된 지방, 즉 우리 몸에서 체지방이 차지하는 비율을 체지방률이라 하는데, 너무 높으면 겉보기는 물론이고 건강에도 좋지 않다.

단, 지방은 열원 영양소이기 때문에 신체에 불가결하다는 점을 잊어서는 안 된다. 에너지 효율은 당보다 높아서, 당질이 4cal/g인데 비해 지방은 9cal/g이나 된다. 다만 지방의 제1 대사계인 해당계(P.60 참조)는 당질을 우선 이용하고, 또 다른 대사계인 TCA 회로계(P.60 참조)는 반응 속도가 느리기 때문에 좀처럼 에너지로 전환되기 힘든 면이 있다.

남은 지방은 피하나 세포에 축적된다

한편 식품 속 지방은 중성 지방이 대부분이다. 중성 지방은 소화관에서 지방산과 글리세롤로 분해되는데, 소장에서 흡수되면 바로 재결합해 지방으로 돌아간다. 그리고 지방은 물에 녹지 않기 때문에 림프관을 거쳐 정맥으로 들어가면, 림프나 혈액과의 친화성이 좋지 않다. 그때 단백질 등과 결합해 리포단백질(lipoprotein)이란 입자가 되어 운반된다.

식품에 포함된 지방뿐만 아니라 남은 당질이나 단백질에서 변환된 지방까지, 모든 지방은 피하나 내장의 지방 조직에 저장된다. 다시 말해, 너무 많이 먹으면 체지방이 늘어난다. 축적된 지방이 에너지 대사에 이용될 때에는 다시 분해되어 글리세롤은 해당계, 지방산은 TCA 회로계에 투입된다.

지방의 이용

지방을 직접 섭취한 경우뿐만 아니라, 당질이나 단백질도 모두 남으면 지방이 되어 축적된다. 몸에 쌓인 지방을 나쁘게 보는 경우가 많지만, 피하지방은 체온을 유지하는 단열재 역할을 하고, 내장 지방은 체내의 움직임의 윤활제 역할도 하는 등 일정 역할을 맡고 있다.

지방을 포함한 식품

위액이나 췌액 등으로 소화

※ 위액이나 췌액에 포함된 리파아제로 지방산과 글리세롤로 분해된다. 담즙은 리파아제에 의한 소화를 보조하기 위해 지방을 유화시킨다.

소장에서 흡수

지방으로 재합성되어 카일로마이크론을 구성하는 림프관에 들어간다

림프관에서 혈액으로 들어가 온몸에 보내진다

※ 무산소계 대사에 동원되어 ATP를 생산

- 피하나 내장에 있는 지방 조직에 축적된다.
- 분해해서 에너지 대사에 이용된다.
  ※ 분해 후 글리세롤은 해당계, 지방산은 TCA 회로계에 투입

성인의 체지방률

남성		여성	
30% 이상	과다	35% 이상	과다
25% 이상~30% 미만	많음	30% 이상~35% 미만	많음
20% 이상~25% 미만	다소 많음	25% 이상~30% 미만	다소 많음
10% 이상~20% 미만	표준	20% 이상~25% 미만	표준
10% 미만	적음	20% 미만	적음

체지방률에 관한 통일된 기준은 없다. 연구자에 따라 차이가 있으나 남성은 10~20%, 여성은 20~25%를 표준으로 삼는 것은 대체로 공통적이다. 운동선수의 체지방률은 일반적으로 낮고, 남성은 10%보다 낮은 경우도 있다. 체지방률을 측정하는 방법은 몇 가지가 있지만, 현재는 근육과 지방 조직의 전기 저항 차이를 이용한 '임피던스법'을 사용하는 체지방계가 보급되어 널리 쓰이고 있다. 단, 측정값은 제조 회사마다 약간의 오차가 있다.

 Athletics Column

체조성계

체중이나 체지방률뿐만 아니라 신체를 구성하는 근육이나 뼈, 지방 조직의 비율을 측정하는 체조성계가 시판되고 있다. 전기 저항의 차이로부터 체지방률을 측정하는 임피던스법을 응용한 것인데, 기초대사나 내장 지방률, 또 '신체 나이'라 불리는 수치까지 산출해 주는 제품도 있다. 단, 제조 회사가 관리하는 데이터에 기반한 수치일 뿐, 딱히 통일된 기준이 없는 실정이다. 체지방률 측정과 비슷한 이유로 오차가 있기 때문에 측정 결과는 참고만 하는 편이 좋다.

영양 섭취량과 건강 보조 식품

POINT
- 인체에 필요한 영양소는 각각 표준 섭취량이 정해져 있다.
- 건강 보조 식품은 부족한 영양소의 섭취 보조가 그 목적이다.
- 운동선수는 자신이 이용하는 건강 보조 식품에 금지 물질이 포함되어 있는지 주의해야 한다.

운동선수에게 필요한 단백질의 양은?

당질은 주식인 밥이나 빵에 많이 포함되어 있기 때문에 과잉 섭취하기 쉽다. 그에 비해 단백질 섭취는 부족하기 쉽다. 일본 후생노동성은 일본인의 식사 섭취 기준, 일상생활을 하는 성인 남자를 기준으로 하루 60g의 단백질 섭취를 권장하고 있다.

운동선수는 그보다 더 많은 단백질을 필요로 하는데 근력계 선수들에게는 체중 1kg당 약 1.7g, 지구력계 선수들에게는 약 1.4g이다. 체중 70kg의 근력계 선수일 경우에는 119g인 셈이다. 100g당 16.5g의 단백질을 포함한 소고기 서로인 스테이크를 먹는다면 720g이나 되는 양이다. 이를 먹어치울 수 있는 사람도 있겠지만, 그 경우 지질도 동시에 과잉 섭취하게 돼 문제가 된다.

건강 보조 식품으로 부족한 영양소를 보충한다

식사만으로 필요한 영양소를 필요한 양만큼, 게다가 균형적으로 섭취하는 것은 쉽지 않다. 이때 도움이 되는 것이 바로 영양 보조 식품, 이른바 보조제이다. 운동선수들이 가장 많이 애용하는 보조제는 단백질 보급에 쓰이는 프로틴 파우더일 것이다. 목적은 어디까지나 섭취를 보조하는 것이다. 체중 1kg당 1일 2g까지다.

그 외에 뼈를 만드는 칼슘, 적혈구를 구성하는 철분, 각종 비타민 보조제도 자주 이용되고 있다. 그렇지만 시판되는 보조제를 이용할 때에는, 세계도핑방지기구가 금지한 물질이 성분 속에 포함되어 있지 않은지 사전에 충분히 확인해야 한다.

키워드

프로틴 파우더
단백질을 분말화한 것으로, 우유의 유청으로 만든 웨이 프로틴. 대두로 만든 소이 프로틴 등이 널리 알려져 있다. 웨이 프로틴은 흡수가 빠르고, 근육을 증강시키는 데 효과적이다. 그 밖에 우유를 원료로 하는 카제인 프로틴, 달걀을 원료로 하는 에그 프로틴 등도 있다.

세계도핑방지기구
약칭은 WADA. 1999년에 설립된 도핑 검사, 감시를 행하는 독립적인 국제 기관이다. 본부는 캐나다 몬트리올에 있다.

메모

프로틴 섭취 타이밍
트레이닝 후 30분 동안은 '골든 타임'이라 불리며, 단백질 섭취의 적기라 여겨진다. 그 외에 섭취 목적에 따라 조금씩 달라지지만, 에너지 확보를 위해서는 트레이닝 1~2시간 전, 근육 회복을 꾀할 때에는 취침 2시간 전에 섭취하는 것이 좋다고 알려져 있다.

일반적인 영양 섭취량 기준

일본 후생노동성은 '일본인의 식사 섭취 기준'을 5년마다 개정·발표하고 있다. 개인의 건강한 생활을 영위하기 위해 기준이 되는 영양 섭취량의 기준값을 고지한다.

단백질 식사 섭취 기준 (g/일)

	남성	여성
	권장량	권장량
18세~29세	60	50
30세~49세	60	50
50세~69세	60	50
70세 이상	60	50

탄수화물 식사 섭취 기준 (% 에너지)

	남성	여성
	목표량	목표량
18세~29세	50~65	50~65
30세~49세	50~65	50~65
50세~69세	50~65	50~65
70세 이상	50~65	50~65

지질 식사 섭취 기준 (% 에너지)

	남성	여성
	목표량	목표량
18세~29세	20~30	20~30
30세~49세	20~30	20~30
50세~69세	20~30	20~30
70세 이상	20~30	20~30

칼슘 식사 섭취 기준 (mg/일)

	남성	여성
	권장량	권장량
18세~29세	800	650
30세~49세	650	650
50세~69세	700	650
70세 이상	700	650

% 에너지: 총 에너지 섭취량에 각 영양소에서 유래한 에너지 비율을 나타낸다.

〈일본인의 식사 섭취 기준〉(2015년판), 일본 후생노동성

[참고] 체육 활동에 따른 체중 1kg당 단백질 필요 섭취량

종목	체중 1kg당 단백질 필요량(g)
활발하게 활동하지 않는 사람	0.8
스포츠 애호자(주 4~5회 30분 트레이닝)	0.8~1.1
근력 트레이닝(유지기)	1.2~1.4
근력 트레이닝(증강기)	1.6~1.7
지구력 트레이닝	1.2~1.4
레지스턴스 트레이닝	1.2~1.7
트레이닝을 처음 시작한 시기	1.5~1.7
상태 유지를 위한 트레이닝	1.0~1.2
단속적인 고강도 트레이닝	1.4~1.7
웨이트 트레이닝	1.4~1.8

〈헬시 레시피〉(2012년 6월 호), 요코하마스포츠의과학센터

건강 보조 식품의 종류

종류	특색
드링크	스포츠 드링크, 에너지 드링크, 경구 보수액 등. 성분은 수분, 당분, 전해질, 프로틴, 구연산, 아미노산 등을 강화한 제품도 있다.
프로틴 바	쿠키나 웨이퍼, 초콜릿 등 고체 형태. 주로 지질과 당질로 구성되어 있다. 소량이라도 효율적으로 에너지가 보충된다. 단백질이나 비타민, 미네랄을 강화한 제품도 있다.
에너지 젤리·젤	점성을 띤 젤 형태. 당질에서 에너지를 보충한다. 단백질이나 아미노산 등 일부 영양소를 강화한 제품도 있다.
비타민·미네랄	형태는 정제, 액체, 분말 등 다양하다. 복수의 성분을 포함한 것과 단일 성분에 다른 성분을 더한 제품 등이 있다.
프로틴 파우더	분말 형태. 웨이 프로틴(우유/흡수가 빠르다), 카제인 프로틴(우유/흡수가 느리다), 소이 프로틴(대두/흡수가 빠르다), 혼합형(웨이, 카제인, 소이 등을 혼합)이 있다.

〈스포츠 영양〉 일본 국립스포츠과학센터 웹사이트

수분 보충과 스포츠 드링크

POINT
- 수분 보충을 게을리하면 온열 질환을 발생시키는 원인이 된다.
- 수분과 함께 나트륨 등의 미네랄도 보충하면 좋다.
- 아이소토닉 음료와 하이포토닉 음료를 구분해 마신다.

수분 보충을 게을리하면 열사병에 걸린다

약 30년 전까지 스포츠 트레이닝 도중에 물을 마시지 않는 것이 상식이었다. 지금은 믿기지 않는 일이다. 수분 부족이 위험하다는 것은 현대 사회에서는 주지의 사실이다.

인체는 다양한 물질로 구성되어 있는데, 약 60%는 수분이다. 외부에서 수분을 적절히 섭취하지만 그와 더불어 배설이나 발한, 호흡으로도 배출이 함께 이뤄져, 체내 수분량이 일정량을 유지하도록 관리된다.

운동을 하면 체내에서 수분이 사라진다. 혈류가 증가하면서 상승한 체온을 내리기 위해 발한이 촉진되기 때문이다. 이때 나트륨 등의 미네랄도 땀과 함께 체외로 빠져나간다. 하지만 정도를 넘어서면 체내 환경의 밸런스가 무너져 체내 온도도 상승하고, 조절 기능이 부전 상태에 빠진다. 이것이 바로 온열 질환(P.210 참조)으로, 두통, 구토, 근육 경련, 의식 장애 등의 증상이 나타나고, 심할 경우 죽음에 이르기도 한다.

수분 보충을 할 때에는 미네랄도 반드시 보충한다

온열 질환을 예방하려면 부지런히 수분을 보충하는 방법밖에 없다. 그때에는 물 외에도 미네랄, 특히 염분을 구성하는 나트륨을 더한 보급액을 마시면 훨씬 좋다.

시중에 유통되는 스포츠 드링크도 나쁘지 않다. 나트륨 이외의 미네랄도 포함되어 있기 때문에 보다 효과적이다. 단, 당질이 많이 포함된 제품은 과잉 섭취하지 않도록 주의해야 한다. 마시는 타이밍이나 스포츠 드링크의 종류에도 유의해야 하는데, 운동 전에는 아이소토닉 음료, 운동 중에는 하이포토닉 음료를 마시는 것이 이상적이다.

 시험에 나오는 용어

온열 질환
고온 환경뿐만 아니라 고습한 환경 역시 발한을 방해하기 때문에 열사병의 원인이 된다. 열사병이 발병하면 신속히 체온을 내려야 한다. 경부(목), 겨드랑이 밑, 고관절 부근 안쪽 등, 동맥과 가까운 곳을 냉각하는 것이 효과적이다.

 키워드

땀
피부에 있는 에크린샘이 혈액을 여과해 생성된다. 구성 성분이 99%가 수분이고, 남은 1%가 나트륨, 칼륨, 요소 등의 전해질이다.

운동별 수분 보충 기준

운동 종류	운동 강도 (최대 강도의 %)	지속 시간	경기 전	경기 중
	운동 강도		**수분 섭취량 기준**	
트랙 경기, 농구, 축구 등	75~100%	1시간	250~500ml	500~1000ml
마라톤, 야구 등	50~90%	1~3시간	250~500ml	500~1000ml/매 시간
울트라 마라톤, 철인 3종경기 등	50~70%	3시간 이상	250~500ml	500~1000ml/매 시간 반드시 염분을 보충

〈스포츠 활동 중 열사병 예방 가이드북〉(2006년), 일본체육협회

스포츠 드링크 마시는 법

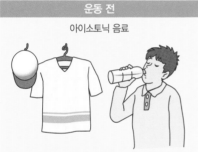

운동 전

아이소토닉 음료

침투압이 체액과 동일하기 때문에 신체에 천천히 흡수된다. 운동이나 트레이닝을 시작하기 전에 충분히 마셔 두면 좋다.

운동 중

하이포토닉 음료

침투압이 체액보다 낮기 때문에 신체에 신속히 흡수된다. 운동이나 트레이닝 도중에 조금씩 자주 마시는 것을 권장한다.

아이소토닉 음료와 하이포토닉 음료의 침투압 차이가 발생하는 까닭은 주로 당질의 함유량이 많고 적음에 따른 것이다. 따라서 아이소토닉 음료를 물로 희석해 당질 농도를 낮추면 하이포토닉 음료를 대신할 수 있다.

Athletics Column

가볍게 볼 수 없는 저나트륨 혈증

스포츠나 트레이닝 도중에 물을 빈번하게 마셔도 구토나 근육 경련, 더 나아가 의식 장애라는 열사병과 비슷한 증상이 일어나는 경우도 있다. 이 증상은 저나트륨 혈증으로, 혈액의 수분량이 증가해 나트륨의 함유율이 현저히 낮아져 발생한다. 즉, 피가 너무 옅어지는 증상인데, 나트륨 등이 들어 있지 않은 일반 식수를 대량으로 계속 마실 때 발병하기 쉽다. 물을 너무 많이 마셔서 발생하기 때문에 '물중독'이라 불리기도 하는데, 심할 경우 생명이 위태로워질 수도 있으므로 무시해선 안 된다. 실제로 미국의 마라톤 대회에서 선수가 저나트륨 혈증으로 사망한 사례가 있다. 따라서 보급수는 반드시 나트륨(구체적으로 염분)이 들어 있는 것을 사용하도록 한다.

기초대사

- 기초대사는 생명 활동에 필요한 기본적인 에너지를 얻기 위한 것이다.
- 전신의 기초대사량 중에서 근육의 기초대사량이 차지하는 비율은 약 20%이다.
- 근육량을 늘리면 기초대사량도 증가한다.

살아가려면 기본적인 에너지를 얻어야 한다

몸을 움직이면 영양소가 대사(代謝)된다. 움직이는 에너지를 얻기 위해서다. 운동이나 트레이닝을 행할 때, 그 강도가 커지면 커질수록 대사량은 증가한다.

그러나 가만히 있는다고 해서 에너지 대사가 일어나지 않는 것은 아니다. 안정된 상태라도 체내에서는 생명 활동이 일어나기 때문에, 그를 위한 에너지 대사가 계속된다. 살아가기 위해 필요한 최소한의 기본적인 대사를 기초대사라고 부른다.

신체 기관별로 기초대사량을 살펴보면 근육, 뇌, 간이 특히 에너지 대사가 많고, 그다음으로 심장과 신장을 더해 5가지 기관의 대사만으로 전체 기초대사량의 약 80%에 이른다. 다시 말해 이 5개 기관은 생명 활동에 꼭 '필요한 것'이라는 뜻이다.

기초대사량을 늘리려면 근육 트레이닝이 효과적이다

이때 주목해야 할 것은, 전신의 기초대사량 중 약 20%를 웃도는 근육의 기초대사량이다. 전체에서 차지하는 비율이 높기 때문에 전신의 기초대사량은 근육량이 좌우한다고 추측할 수 있다. 실제로 근육량이 많은 남성은 여성보다 기초대사량이 크고, 또 체중이 같아도 체지방률이 높고 근육량이 적은 사람은 근육량이 많은 사람보다 기초대사량이 작은 경향이 있다.

결국 기초대사량은 근육량으로 변화시킬 수 있는 셈이다. 기초대사량을 올리고 싶으면 근력 트레이닝을 시행하여 근육량을 늘리는 것이 지름길이다. 기초대사량이 늘어나면 열원 영양소의 소비량도 늘어나기 때문에 비만의 원인이 되는 여분의 지방 축적을 억제할 수 있다.

 키워드

기초대사와 간
간의 기초대사량은 자신의 기초대사량 중 1/4 이상을 차지한다. 그 때문에 간 기능이 저하되면 기초대사 전체에 미치는 영향이 크다. 근육처럼 간을 건강하게 관리하는 건 어려운 일이지만, 기능이 저하되지 않도록 과음을 피하는 등 간으로 가는 부담을 줄이고, 정상적인 기능을 유지하도록 노력해야 한다.

기초대사량과 수명
"여성이 남성보다 장수하는 까닭은 기초대사량이 적기 때문이다."라는 말이 있다. 에너지 대사가 많을수록 세포에 부담이 더해지고, 활성산소가 늘어나고, 심지어 장수하려면 기초대사량을 적게 유지해야 한다는 극단적인 주장까지 나돌지만, 기초대사량과 수명의 연관성은 확인되지 않은 속설에 불과하다.

신체 각 기관의 기초대사

기관	체중(kg)	1일 소비 칼로리(kcal)	전신에서 차지하는 비율(%)
간	1.60	482	27
뇌	1.40	338	19
심장	0.32	122	7
신장	0.29	187	10
근육	30.00	324	18
기타	–	–	19

※ 체중이 70kg인 성인 남성 기준
※ 〈FAO/WHO/UNU 합동 특별전문위원회 보고서〉(1989년)

기초대사량

기초대사량은 몸의 표면적에 비례한다고 해도 과언이 아니다. 하지만 몸의 표면적을 측정하기란 어렵기 때문에 체중으로 산출한 근사값을 '기준값'으로 삼았다.

성별 나이(세)	남성			여성		
	기초대사 기준값 (kcal/kg 체중/1일)	참고 체중 (kg)	기초대사량 (kcal/1일)	기초대사 기준값 (kcal/kg 체중/1일)	참고 체중 (kg)	기초대사량 (kcal/1일)
1~2	61.0	11.5	700	59.7	11.0	660
3~5	54.8	16.5	900	52.2	16.1	840
6~7	44.3	22.2	980	41.9	21.9	920
8~9	40.8	28.0	1140	38.3	27.4	1050
10~11	37.4	35.6	1330	34.8	36.3	1260
12~14	31.0	49.0	1520	29.6	47.5	1410
15~17	27.0	59.7	1610	25.3	51.9	1310
18~29	24.0	63.2	1520	22.1	50.0	1110
30~49	22.3	68.5	1530	21.7	53.1	1150
50~69	21.5	65.3	1400	20.7	53.0	1100
70 이상	21.5	60.0	1290	20.7	49.5	1020

기초대사량(kcal/1일) = 기초대사 기준값(kcal/kg 체중/1일) × 참고 체중(kg) 〈일본인의 식사 섭취 기준〉(2015년판), 일본 후생노동성

체온

- 체온은 근육 수축에 동반된 발열이다.
- 신체 내부의 핵심 온도는 항상 안정된 수치를 유지한다.
- 체온 변화를 막기 위해 체온 조절 구조가 기능한다.

근육 수축에 동반된 발열이 체온의 원천

열원 영양소의 대사로 만들어진 에너지로 인해 신체의 근육은 수축한다. 이때 열이 발생하는데, 운동을 해서 몸을 움직이면 근수축이 활발해져 발열량이 증가한다. 안정된 상태여도 기초대사에 의해 발열이 일어난다.

이 열은 혈액을 따라 온몸으로 퍼져서, 체온으로써 우리에게 감지된다. 체온은 신체의 모든 곳에서 동일하지 않고, 부위별로 다르다. 뇌, 장기들이 안정된 상태인 신체 내부에서는 거의 일정한 체온을 유지한다. 이를 핵심 온도라고 부른다. 한편 체표면에 가까운 곳은 외부 온도의 영향으로 부위에 따라 온도가 다양해진다. 이것을 외층 온도라고 부른다. 원래 체온 측정은 핵심 온도를 재야 하지만, 신체 내부에 체온계를 넣는 것은 현실적으로 참 힘들다. 그래서 그 대신 겨드랑이 밑, 입안, 직장, (유아의 경우) 귀 등의 온도를 측정하고 있다.

신체 활동을 계속하기 위해서는 외부 환경에 영향 받지 않고, 체온을 안정 시켜야 한다. 그 때문에 체내의 발열과 외부로의 열방산이 평행되도록 간뇌가 땀을 흘리거나 근육의 떨림 등을 이용해 체온을 제어한다.

키워드

핵심 온도
정확하게는 심장 대동맥구 동맥혈의 온도를 뜻한다. 대략 37℃인데, 지적 온도(optimum temperature)라고도 부른다. 생화학 반응이 가장 잘 일어나는 온도를 가리킨다.

겨드랑이 밑·입안·직장 온도
일본은 겨드랑이 밑, 유럽과 미국은 구강의 온도로 체온을 측정하는 것이 일반적이지만, 핵심 온도와 가장 유사한 것은 직장 온도이다. 성인의 평균 체온은 36.4~37.0℃인데, 개인차가 크므로 겨드랑이 밑 온도는 36.9±0.34℃이면 정상이다(30분간 검온 시). 입안 온도는 겨드랑이 밑보다 0.2℃, 직장의 온도는 0.5℃ 정도 높다.

메모

식후에 일어나는 체온 상승
식사를 한 직후에도 체온이 올라간다. 식후에 에너지 대사가 이뤄지는 식사 유발성 열생산은, 특히 단백질을 섭취한 후에 현저하게 상승한다.

---

column **전자 체온계로 빨리 측정할 수 있는 이유**

수은 체온계를 많이 사용했던 옛날에는 입이나 겨드랑이에 체온계를 넣은 채 5~10분 정도 가만히 있어야 온도를 잴 수 있었다. 그 이유는 이 방법이 심부 온도(중심 체온)에 가깝게 측정할 수 있었고, 체온이 급격히 상승했다가 안정되는 온도를 기다려야 했기 때문이다. 하지만 현재 판매 중인 전자 체온계는 측정 속도가 빨라서 10초 만에 체온이 측정되는 것도 있다. 하지만 전자 체온계의 온도는 실제 온도가 아니다. 센서의 온도 상향 곡선에서 계산한 예상 평균치가 나타나기 때문에 실제 체온(실측치)과는 오차가 있다. 실측치를 측정하기 위해서는 역시 10분 정도가 필요하다.

핵심 온도와 외층 온도

신체 내부의 핵심 온도는 거의 일정하지만, 신체 표면의 외층 온도는 외부 기온에 영향을 크게 받는다. 게다가 추운 날씨에는 신체 표면 가까이에 있는 혈관을 수축시키는 등 체온 방사를 억제하기 위해 외층 온도는 더욱 낮아진다. 그 때문에 핵심 온도와 외층 온도가 10℃ 가까이 차이 나는 경우도 흔하다.

간뇌 시상하부에서 아래의 수단을 사용해 체온을 조절한다.
● 발한: 더울 때 땀의 증발을 수반한 기화열로 피부를 식히고, 외층 온도를 내린다.
● 근육 떨림: 추울 때 근육이 잘게 수축해 발열을 촉진시킨다.
● 피부 혈관의 확장과 수축: 추울 때에는 혈관을 수축시켜 열방산을 촉진한다.
● 호르몬 분비로 인한 대사 촉진: 아드레날린이나 갑상샘 호르몬을 증가시켜 대사를 촉진한다.
● 간 글리코겐의 분해: 혈액 속으로 포도당을 방출해 대사를 촉진한다.

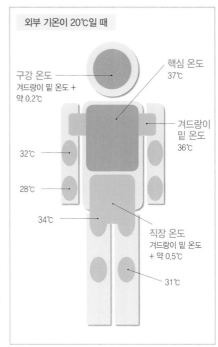

외부 기온이 20℃일 때

구강 온도
겨드랑이 밑 온도 +
약 0.2℃

핵심 온도
37℃

겨드랑이
밑 온도
36℃

32℃

28℃

34℃

직장 온도
겨드랑이 밑 온도
+ 약 0.5℃

31℃

체온의 방산과 열전도

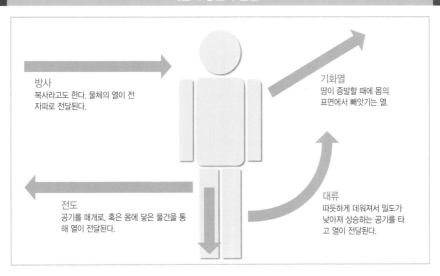

방사
복사라고도 한다. 물체의 열이 전자파로 전달된다.

기화열
땀이 증발할 때에 몸의 표면에서 빼앗기는 열.

전도
공기를 매개로, 혹은 몸에 닿은 물건을 통해 열이 전달된다.

대류
따듯하게 데워져서 밀도가 낮아져 상승하는 공기를 타고 열이 전달된다.

체중과 BMI

해부생리학

- ●체중의 경중만으로는 비만도를 측정할 수 없다.
- ●비만도의 지표로서 BMI가 보급되어 있다.
- ●BMI와 체지방률을 조합해 판단하는 것이 좋다.

신장과 체중으로 비만도를 재는 BMI

남녀노소, 운동선수와 비운동선수 모두에게 체중은 신경 쓰이는 법이다. 비만 방지를 목적으로 운동을 시작한 사람은 물론이고 경기를 뛰는 선수라면 더더욱 체중에 신경을 쓴다. 체중 조절은 스포츠 트레이닝의 중요한 프로그램이기도 하다. (P.216 참조)

단, 단순하게 체중을 재서는 비만인지 아닌지 판별할 수 없다. 똑같은 70kg의 몸무게를 가졌더라도 신장이 180cm인 사람과 160cm인 사람은 '겉보기'만으로도 차이가 뚜렷하다. 비만의 정도는 신장을 포함해 전체적으로 판단할 필요가 있다.

그때 쓰이는 지표가 바로 BMI(Body Mass Index, 체질량 지수)이다. BMI는 체중(kg)을 신장(m)의 제곱한 값으로 나눈 수치로, 25 이상을 비만, 18.5 이상 25 미만을 보통, 18.5 이하를 저체중으로 분류하고, 22가 되는 체중을 표준 체중으로 본다. 표준 체중일 때의 신체는 가장 병에 걸리기 힘든 상태라고 여긴다.

비만도는 BMI＋체지방률로 판단하는 것이 좋다

그러나 BMI도 완벽하진 않다. 체중과 신장만으로 산출하는 값이므로, 체지방의 상태를 알기 힘들기 때문이다. BMI와 체지방률은 높은 상관성을 보이지만, 반드시 적확하게 반영한다고는 할 수 없어 BMI만으로 비만도는 판단하는 것은 속단이다. 특히 운동선수는 근육의 무게가 BMI 수치를 올리는 경우가 많으며, 럭비나 유도, 역도 등의 종목 선수들은 BMI 수치가 30을 넘는 경우도 흔하다. 또한 BMI는 내장 지방이 많은 '마른 비만'을 찾아내기 힘들다는 단점도 있다. 따라서 체지방률도 함께 측정한 뒤, 종합적으로 판단하도록 하자.

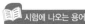

시험에 나오는 용어

BMI(체질량 지수)
Body Mass Index의 준말. 이 개념은 1835년에 고안되었으니 꽤 오래되었다. 1970년대 초반에 체지방률과의 상관관계가 확인되어, 1980년대 중반부터 비만도를 나타내는 지수로서 쓰이게 되었다. 일본에서는 비만학회가 정한 기준을 바탕으로 25 이상을 비만이라 정의하지만, WHO(세계보건기구)에서는 30 이상을 비만이라 정의한다.

메모

지방의 무게
지방 조직은 그 밖의 조직(근육, 뼈 등)보다 가볍다고 여겨진다. 지방 조직의 밀도는 약 0.9g/cm³, 그 밖은 약 1.1g/cm³이다. 같은 무게라도 지방의 부피가 더 크다.

BMI와 표준 체중

같은 체중이라도 신장이 다르면 BMI 수치가 달라지기 때문에 비만도를 객관적으로 판단할 수 있다. BMI 22가 되는 체중은 통계상 당뇨병이나 고혈압 등의 생활습관병에 걸릴 확률이 가장 낮아, 이를 '표준 체중'이라 부른다. 또한 BMI는 성인을 대상으로 한 지표로, 성장기 어린아이들의 발육 상태를 나타내는 지표로서는 로렐 지수(Rohrer index) 등이 쓰인다. 로렐 지수는 체중(kg)을 신장(cm)의 3제곱으로 나눈 뒤, 10을 곱한다.

$$BMI = 체중(kg) \div [신장(m)]^2$$

※ 신장을 미터(m)로 계산하는 것에 주의한다.

$$표준 체중(kg) = 22 \times [신장(m)]^2$$

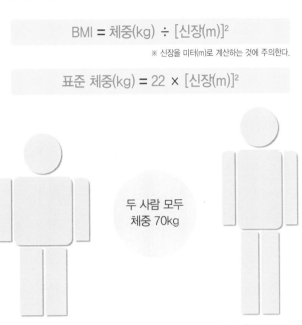

두 사람 모두
체중 70kg

신장: 160cm
BMI = 27.3

신장: 180cm
BMI = 21.6

BMI와 비만도

일본 비만학회에 따르면 판정 기준은 BMI가 25 이상을 '비만'으로 판정하고, 4단계로 세분하기도 한다. 단, 비만도는 BMI만으로 판정할 수 없고, 체지방률도 함께 고려하는 것이 바람직하다.

BMI	비만도
18.5 이하	저체중
18.5 이상~25.0 미만	정상 체중
25.0 이상 ~ 30.0 미만	비만 Ⅰ(과체중)
30.0 이상 ~ 35.0 미만	비만 Ⅱ
35.0 이상 ~ 40.0 미만	비만 Ⅲ
40.0 이상	비만 Ⅳ

〈비만 진단 기준〉 일본 비만학회

해부생리학

체력 측정 ①

POINT

- 트레이닝을 시작하기 전에 체력을 측정해 현 상태를 파악한다.
- 행동 체력의 신체적 요소는 8가지의 체력 요소로 구분지어진다.
- 운동선수는 필요한 체력요소를 트레이닝한다.

체력 측정은 트레이닝의 기초

트레이닝을 시작하려면 우선 체력을 측정해 현시점의 신체 능력을 파악하는 것이 중요하다. 신체적인 장점과 단점을 객관적으로 파악하면 트레이닝의 목적이 명확해지고 체력 수준에 맞는 프로그램을 짤 수 있다. 현재의 몸 상태를 고려하지 않고 트레이닝을 실시하면 효과를 기대할 수 없을 뿐만 아니라, 오버워크나 부상으로 이어질 수도 있으므로 주의해야 한다.

트레이닝 기간 중에도 정기적으로 체력을 측정하면서 효과가 기대한 대로 나타나고 있는지 체크하는 것도 중요하다. 동기 부여도 되고, 측정 결과를 바탕으로 현재 실시하고 있는 트레이닝을 계속할지 수정할지, 아니면 좀 더 레벨업할지도 검토할 수 있다.

오른쪽 페이지에서 기본적인 체력 측정을 실시하는 예를 소개한다. 체력 측정을 할 때에는 행동 체력의 신체적 요소(P.84 참조)를 계측한다. 신체적 요소로는 행동을 일으키는 능력, 행동을 지속하는 능력, 행동을 조절하는 능력으로 다음 8가지 요소가 있다.

- 행동을 일으키는 능력 …… 근력, 파워, 스피드
- 행동을 지속하는 능력 …… 근지구력, 전신 지구력
- 행동을 조절하는 능력 …… 민첩성, 유연성, 밸런스

보통은 이 능력을 균등하게 높이는 것이 이상적이겠지만, 운동선수는 그래선 안 된다. 종목에 따라 필요한 요소가 제각각이기 때문에 오히려 불균형적일 수밖에 없다. 예를 들어 단거리 육상 선수에게 파워, 스피드, 민첩성은 꼭 필요하지만, 전신 지구력은 요구되지 않는다. 따라서 운동선수는 자신의 종목에 필요한 요소를 집어내 트레이닝을 실시해야 한다.

시험에 나오는 용어

파워
순간적으로 힘을 발휘하는 능력. 근파워라고 부르기도 한다. 점프, 던지기, 스타트 대시 등이 해당한다. 근력과 민첩성을 합친 힘이라고도 불린다.

근지구력
근력을 일정 시간 유지하는 능력. 오래매달리기, 동일한 자세 유지하기 등. 테니스나 탁구처럼 같은 동작을 반복하는 힘도 근지구력에 해당한다.

🔒 키워드

전신 지구력
다른 요소들이 골근격에 영향을 받는 점이 많은 데 비해. 전신 지구력은 심폐 기능에 영향을 받는다. 다른 요소와는 확연히 구분지어지는 능력이다.

밸런스
이 책에서 말하는 평형성은 평형 감각을 지칭하기보다 전신에 전후좌우로 균등한 근력을 배분하고 유지하는 능력을 말한다. 근밸런스라고도 불린다.

기본적인 체력 측정

일본 문부과학성의 '새로운 체력 테스트'는 20~64세를 대상으로 한 테스트를 한데 모은 근력계 측정 종목이다. 여기에 지구계 종목으로 빨리 걷기 혹은 20m 왕복 오래달리기(P.80 참조) 중 하나를 추가해 6가지 종목을 실시한다. 악력, 근지구력, 유연성, 민첩성, 파워를 총망라해 기본적인 체력을 측정할 수 있다.

악력

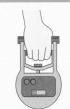

악력이란 손의 근력이다. 똑바로 서서 좌우 모두 실시한다.

제자리멀리뛰기

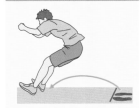

파워 측정. 서 있다가 양발을 모아 앞으로 점프한 뒤 거리를 측정한다.

윗몸일으키기

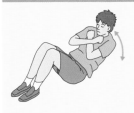

근지구력 측정. 양손을 가슴 앞에서 모은 뒤, 무릎은 90°로 굽힌다. 30초간 반복한다.

좌전굴

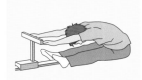

유연성 측정. 바닥에 앉은 자세로 고관절을 앞으로 굽힌다. 무릎이 꺾이지 않도록 주의한다.

반복 옆으로 뛰기

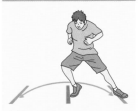

민첩성 측정. 1m 간격으로 그어진 3개의 선을 20초간 뛰어 터치하는 횟수를 계측한다.

기타 측정

기본적인 신체력 테스트만으로는 신체 능력을 전부 알 수 없다. 필요에 따라 측정 종목을 추가하면 신체 능력의 상태를 보다 자세히 파악할 수 있어 트레이닝 계획을 세우는 데 참고가 된다. 아래 종목들은 예시일 뿐이니 다른 종목을 가감해도 된다.

제자리높이뛰기

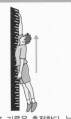

수직 점프 기록을 측정한다. 눈금이 그려진 판을 사용하면 정확하게 측정할 수 있다.

한 발 일어서기

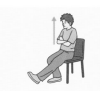

다리 근력 측정. 무릎 높이의 의자에 한쪽 다리를 뻗은 채 앉았다가, 다른 한쪽 다리만으로 일어선다.

10m 달리기

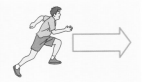

정지 상태에서 얼마나 빨리 최고 속도에 이르는지를 측정한다. 전신의 파워를 알 수 있다.

체력 측정 ②

POINT

- 전신 지구력은 같은 동작을 일정 시간 실시한 뒤 심박수로 판단한다.
- 러닝 머신(트레드밀)이나 에르고미터를 쓰면 정밀하게 측정할 수 있다.
- 간이 요법으로는 발판 승강 테스트나 왕복 오래달리기가 있다.

전신 지구력은 심박수나 산소 섭취량으로 측정한다

바로 측정값이 나오는 근력 측정과 다르게 전신 지구력은 일정 시간을 필요로 한다. 전신 지구력은 심폐 기능을 반영하기 때문에, 같은 운동을 일정 시간 실시한 후 평상시의 심박수로 돌아가기까지 얼마나 시간이 걸리는지를 측정한다. 심박수가 빠르게 회복할수록 전신 지구력이 높다고 말할 수 있다. 또한 운동 중에 들이마시는 산소의 양을 나타내는 최대 산소 섭취량(P.116 참조)도 전신 지구력의 지표가 된다.

전신 지구력의 측정에 가장 적합한 기구는 러닝 머신(트레드밀)이나 에르고미터이다. 심박수를 간단하게 측정할 수 있으며, 운동 강도를 도중에 변경할 수 있기 때문에 추정 최대 산소 섭취량을 산출하는 데도 편리하다. 심박 센서를 손에 쥐는 형태와 센서 클립을 귀에 붙이는 형태가 있는데, 양팔을 자유롭게 쓸 수 있고 동일한 자세를 유지하기 쉬운 귀 센서가 편하다. 그 외에 손목시계식의 심박계도 있으므로 개인별로 사용이 편리한 것을 고르면 된다.

좀 더 간단한 방법도 있다. 대표적으로 발판 오르내리기, 20m 거리를 페이스를 바꿔 가며 왕복으로 달리는 왕복 오래달리기(셔틀 런)가 널리 쓰이고 있다.

 키워드

에르고미터(ergometer)
'작업계'라는 뜻의 그리스어 ergon에서 유래했다. 일반적으로 에르고미터라 하면 자전거 모양을 한 자전거 에르고미터를 가리키는 경우가 많은데, 보트의 노를 젓는 행동을 본뜬 로잉 에르고미터도 있다. 러닝 머신도 에르고미터의 일종이다. 자전거 에르고미터는 일반적으로 '실내 자전거'라고 불린다.

최대 산소 섭취량
산소 섭취량은 1분간 폐가 산소를 들이마시는 양이다. 그 최댓값이 최대 산소 섭취량(VO₂max)으로, 지구력 지표로 쓰인다. 직접 계측하기에는 거추장스러운 기계가 필요하기 때문에 정의된 식을 기반으로 산출하는 추정 최대 산소 섭취량이 널리 쓰이고 있다. 20m 왕복 오래달리기의 왕복 횟수로 추정할 수 있는 추정표가 있다. (P.117 참조)

---

column **러닝 머신은 감옥에서 태어났다?**

현재 널리 쓰이고 있는 러닝 머신은 1954년에 미국 워싱턴 대학교에서 개발되었다. 심폐 기능을 진단하는 의료 기기가 그 기원이라고 여겨진다. 다만 그 원리는 19세기 영국에서 감옥 수감자들의 '교정'에 쓰인 페달 물레방아처럼 생긴 기계에서 차용해 왔다고 알려져 있다. 러닝 머신은 영미권에서 트레드밀(treadmill)이라 불리는데, mill은 원래 제분소란 뜻이고 그 동력으로 쓰였다는 점에서 물레방아를 watermill, 풍차를 windmill이라 부르게 되었다. 트레드밀은 직역하면 '발로 밟아 돌리는 쳇바퀴 기구'란 뜻이다.

지구력 측정에 쓰이는 기구와 측정 방법

러닝 머신

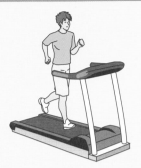

피트니스 클럽에 도입되면서, 우리에게 가장 친숙한 트레이닝 기구이다. 영미권에서는 트레드밀이라 부른다. 모터를 작동시켜 연속으로 회전하는 벨트 위에서 걷거나 달리며 유산소 운동을 할 수 있다. 속도를 높이거나 회전대의 경사를 바꿔 가며 운동 강도를 조절한다.

자전거 에르고미터

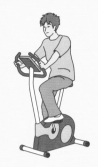

러닝 머신과 함께 가장 보편적인 트레이닝 기구이다. 페달을 밟는 저항과 회전수가 운동 강도가 된다. 무릎, 허리에 부담이 적은 편이어서 체중이 많이 나가는 사람들도 이용하기 쉽다. 운동 강도나 시간 등을 세밀하게 설정할 수 있어서 지구력 트레이닝에 적합하다.

발판 오르내리기

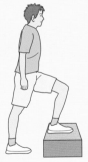

학교 체육에서 체력을 측정하는 방법으로 쓰여 꽤나 친숙한 테스트이다. 높이가 30cm 정도 되는 발판이면 어떤 것이나 쓸 수 있기 때문에 가정에서도 단단한 물건이나 계단을 이용해 테스트를 손쉽게 실시할 수 있다. 1초는 발판에 올라가고, 그다음 1초는 발판을 내려오는 속도(1분 동안 30회 반복)로 3분간 테스트를 실시하고, 종료 후의 심박수를 잰다.

왕복 오래달리기

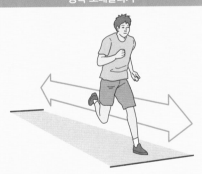

일본 문부과학성이 실시하는 신체력 테스트에서도 쓰이는 방법으로, 20m 거리를 페이스메이커(pacemaker)의 점차 빨라지는 신호에 맞춰 왕복 주행을 한다. 신호를 따라갈 수 있을 때까지 반복하다가, 불가능해졌을 때까지의 왕복 횟수를 규정된 표에서 확인해 최대 산소 섭취량을 추정한다.

멘탈 트레이닝의 중요성

스포츠 트레이닝에서는 근력이나 지구력과 동일하거나 혹은 그 이상으로 심리학에 기반한 정신력을 단련하는 일(멘탈 트레이닝)도 중시한다. 멘탈 트레이닝의 주요한 방법은 이미지 트레이닝, 목표 설정에 따른 동기 부여 및 유지, 긴장이나 스트레스 완화, 주의력 향상을 위한 훈련, 경기에 동반되는 장거리 혹은 빈번한 이동에 대한 내성 등이 있다. 특히 이상적인 자세를 상상하고, 경기의 흐름을 시뮬레이션하는 '이미지 트레이닝'은 사회 체육이나 학교 체육 현장에서도 일반적으로 쓰일 정도로 일반화되어 있다. 일본에서는 스포츠 멘탈 트레이닝 지도사란 전문 지도 자격증도 있다(일본스포츠심리학회 인정 자격증).

모든 멘탈 트레이닝은 선수들이 본 경기에서 최고의 기량을 발휘할 수 있도록 자신의 심리를 통제할 수 있도록 만드는 것을 목표로 한다.

신체 활동과 심리 상태의 관계, 즉 멘탈이 스포츠에 어떤 영향을 미치는지에 관한 연구는 비교적 이른 시기부터 진행되어 왔다. 제2차 세계대전 후 당시 소비에트연방(소련)이나 동유럽에서 시작해 급격한 속도로 각국에 퍼져 나갔다. 일본에서는 1964년 도쿄 올림픽 전에 선수 강화책으로써 '불안 장애'가 연구된 적이 있다. 그렇지만 당시에는 실천적인 성과를 얻을 수는 없었다. 그 후 유럽과 미국 등지에 보급되기 시작한 멘탈 트레이닝 이론이 도입되자, 비로소 일본에서도 1980년대에 멘탈 트레이닝 연구가 본격화하였다.

예전에는 본 경기에 약하다는 소리를 누누이 들어왔던 일본의 운동선수들이 요즘 많은 국제 대회에서 좋은 성적을 거두고 있다. 격세지감을 느낀다. 이는 모두 멘탈 강화책의 성과라 보아도 무방하다. 강한 선수일수록 마음이 안정되어 있고, 약한 선수들은 마음이 이리저리 휘둘리는 법. 멘탈은 근력이나 지구력과 동일하거나 혹은 그 이상으로 경기력에 영향을 끼치는 요소이다.

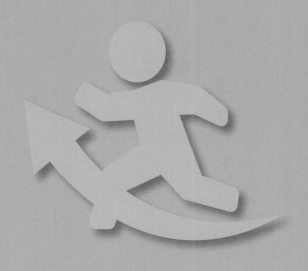

2장

스포츠 트레이닝의
기초 이론

체력의 정의

POINT
- ●체력은 크게 행동 체력과 방위 체력으로 나뉜다.
- ●체력은 신체적 요소와 정신적 요소로 구성된다.
- ●행동 체력과 방위 체력, 신체적 요소와 정신적 요소는 연동한다.

'체력'은 크게 2가지로 나뉜다

일반 용어로서의 체력은 의미가 막연하다. '좀 더 체력을 기르자'라고 일상적으로 말하지만, 구체적으로 어떻게 할 생각이냐 물으면 답이 궁해지고 만다. 그러나 운동 과학에서는 명확히 정의되어 있어, 행동 체력과 방위 체력으로 크게 나뉜다.

행동 체력은 말하자면 몸을 움직이기 위한 힘이다. 신체적 요소와 정신적 요소로 나뉘고, 전자는 근력과 지구력, 순발력, 후자는 '트레이닝에 집중하자'는 의지나 '오늘은 이 정도까지 하자'는 판단 등 이른바 '의욕', '자기 관리'에 해당하는 힘이다.

방위 체력은 문자 그대로 신체를 지키는 힘으로, 이 역시 신체적 요소와 정신적 요소로 나뉜다. 체온이나 수분의 조절 능력, 병원체에 대항하는 면역력 등이 전자, 정신적 스트레스에 맞서는 저항력과 내구력은 후자에 해당한다.

행동 체력과 방위 체력, 또 신체적 요소와 정신적 요소는 말하자면 '자동차의 네 바퀴'와 같다. 한쪽만 높으면 종합적인 체력이 높다고는 할 수 없다. 또 서로서로 연동되어 한쪽을 높이면 다른 한쪽도 필연적으로 높아진다.

 시험에 나오는 용어

근력
근육의 수축·신장에 의해 발현되는 역학적인 힘.

지구력
일정한 부하가 가해진 상태를 장시간 유지하는 능력.

순발력
극히 단시간에 큰 근력을 발현시켜 재빨리 운동 상태로 바꾸는 능력.

🔒 키워드

행동 체력
신체 운동에 관계하는 육체의 능력이다. 근력, 지구력, 순발력, 유연성 등의 신체적 요소와 의지·의욕, 판단력 등의 정신적 요소로 이뤄진다.

방위 체력
신체를 정상적인 상태로 유지하기 위한 능력이다. 체온이나 수분을 조정하는 능력, 병원체에 대항하는 면역력 등의 신체적 요소와 정신적 스트레스에 맞서는 저항력 등의 정신적 요소로 이뤄진다.

 Athletics Column

트레이닝 후에는 체력이 떨어진다?

체력은 트레이닝으로 확실히 향상된다. 그러나 속효성은 없다. 어느 정도 축적이 필요하고, 트레이닝 직후에 피로한 경우도 있으므로 오히려 저하되었다고 말할 수 있다. 특히 방위 체력의 저하는 병원체의 감염이나 체내에 잠복 중인 바이러스의 활성화를 초래할 수도 있다. 트레이닝 후에는 몸이 너무 차가워지지 않도록 유의하고 적절하게 케어를 실시한다. 트레이닝을 하고 곧바로 감기에 걸릴 것 같다면 운동선수로서 실격이다.

체력이란?

체력

├─ 행동 체력
│   ├─ 신체적 요소
│   │   • 근력
│   │   • 지구력
│   │   • 순발력
│   │   • 유연성 등
│   └─ 정신적 요소
│   • 의지
│   • 판단력
│   • 의욕 등
│
└─ 방위 체력
    ├─ 신체적 요소
    │   • 체온 조정 능력
    │   • 수분 조정 능력
    │   • 면역력 등
    └─ 정신적 요소
        • 정신적 스트레스에 맞서는 저항력
        • 내구력 등

행동 체력과 방위 체력의 상관관계

행동 체력이 높아지면 방위 체력도 높아진다

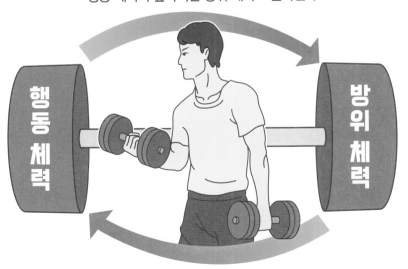

행동 체력

방위 체력

방위 체력이 높아지면 행동 체력도 높아진다

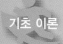

러닝의 구조와 원리

- 러닝은 크게 지지 단계와 비지지 단계의 2가지로 나뉜다.
- 스트라이드를 넓히면 속도가 향상된다.
- 추진력은 하퇴삼두근, 무릎 관절의 안정은 외측광근이 중요하다.

양발이 지면에서 장시간 떨어져 있을 정도로 빠르게

걷기와 러닝에는 다리를 번갈아 움직이고, 발로 지면을 차서 이동하는 등 많은 공통점이 있다. 다만 걷기는 양발이 동시에 지면에 닿는 순간이 있지만 러닝은 그렇지 않고, 더 나아가 양발 모두가 지면에서 떨어지는 순간이 있다. 어느 쪽이든 발이 지면에 닿아 있는 상태를 지지 단계(구동 단계), 양발 모두가 지면에서 떨어져 있는 상태를 비지지 단계(체공 시간)라 하고, 빠르게 달릴수록 비지지 단계 비율이 높아진다. 비지지 단계는 한쪽 발로 지면을 차면서부터 다시 한쪽 발이 착지하기까지를 가리키고, 스트라이드(육상 경기의 보폭)라고 한다. 이것과 피치, 다시 말해 1초당 걸음 수를 곱한 값이 속도다. 피치는 유아기 이후 크게 변할 여지가 거의 없으므로, 스트라이드를 넓히는 것이 트레이닝의 주안점이다.

러닝에 관여하는 근육들

스트라이드를 넓히는 것은 발로 지면을 차내는 동작이 포인트이다. 발 관절에 작용해 추진력을 내는 하퇴삼두근이 활약하지만, 그 전까지 무릎 관절을 안정적으로 유지하는 대퇴사두근과 햄스트링의 역할도 중요하다.

뒤로 찼던 발이 다음 차내기에 대비, 재빠르게 전방으로 되돌아온다. 이때 먼저 대퇴직근, 장요근이 고관절의 굴곡에 작용하고, 이어서 대둔근과 대퇴이두근 등이 고관절의 굴곡, 외측광근 등이 무릎 관절의 신전에 작용해 착지에 대비한다.

착지 순간은 전체 체중과 지면에서 오는 충격이 무릎 관절에 걸린다. 이때 무릎 관절이 충격으로 너무 심하게 휘지 않도록 외측광근이 강하게 작용해 적절한 굴곡을 유지한다.

걷기와 러닝의 차이

걷기와 러닝의 차이는 양발이 지면에 닿아 있는 순간이 걷기에는 있고 러닝에는 없다는 것이다. 러닝에는 양발 모두 지면에서 떨어져 있는 순간이 있지만, 걷기에는 없다. 경보 경기에서는 이 차이를 중요시한다.

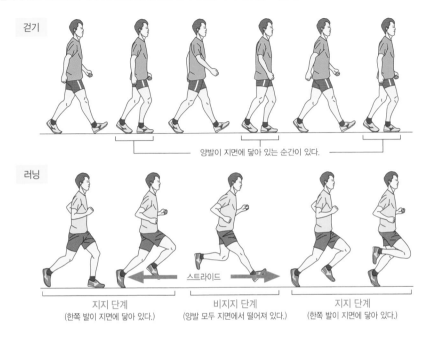

걷기

── 양발이 지면에 닿아 있는 순간이 있다. ──

러닝

스트라이드

지지 단계
(한쪽 발이 지면에 닿아 있다.)

비지지 단계
(양발 모두 지면에서 떨어져 있다.)

지지 단계
(한쪽 발이 지면에 닿아 있다.)

러닝에 작용하는 근육

러닝 동작을 세 부분으로 나눠, 각 시기에 작용하는 주요 근육을 나타낸다. 단거리 러닝은 물론이고 지구력 트레이닝이 중심인 마라톤도 이들 근육의 단련을 빠뜨릴 수 없다.

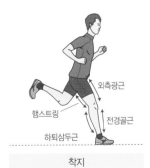

외측광근
햄스트링
전경골근
하퇴삼두근

착지

착지 순간은 무릎 관절의 가벼운 굴곡을 유지하기 위해 외측광근이 강하게 작용한다. 그 외 관절의 굴곡을 유지하기 위해서 근육도 함께 작용한다.

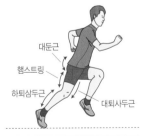

대둔근
햄스트링
하퇴삼두근
대퇴사두근

차내기

착지한 발은 대둔근에 의한 고관절의 신전으로 후방에 보내지고, 하퇴삼두근이 발 관절을 신전시켜 지면을 찬다. 무릎 관절의 가벼운 굴곡은 유지된다.

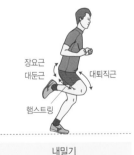

장요근
대둔근
대퇴직근
햄스트링

내밀기

지면을 찬 다리를 전방으로 되돌리기 위해 대퇴직근이나 장요근이 고관절을 굴곡시켜 끌어당겼다가 신전시키면서 전방으로 내민다.

던지기의 구조와 원리

POINT
- 던지기는 팔뿐만 아니라 몸 전체로 실행하는 동작이다.
- 전신의 직선 운동, 팔의 회전 운동, 몸통의 회전 운동 등의 요소가 있다.
- 팔의 회전에는 어깨, 팔꿈치, 팔목, 손가락의 관절과 근육이 작용한다.

몸 전체를 사용해 던진다

던지기의 메커니즘은 던지는 물체나 상황 등에 따라서 각각 다르다. 예를 들어 공던지기와 해머던지기의 자세는 완전히 다르고, 관여하는 근육도 다르다. 그러나 모든 던지기에 공통되는 사항이 있다. 그것은 팔뿐만 아니라 몸 전체를 사용해 던진다는 것이다.

가장 정통적 던지기인, 야구에서 투수의 오버스로를 분석해 보자. 먼저 팔을 휘둘러 올리고, 한쪽 발을 올리고 섰다가 크게 전방으로 내딛는다. 이때 몸은 직선 운동을 하고 있다. 다음으로 공을 잡은 팔이 크게 회전하지만, 동시에 상반신도 회전 동작에 들어가고, 최적의 위치에서 공을 놓는다. 요컨대 공은 전신의 직선 운동, 팔의 회전 운동, 몸통의 회전 운동이라는 3가지 운동으로 운동 에너지를 얻는 것이다.

던지기에 관여하는 근육군

던지기 동작은 어깨 관절, 팔꿈치 관절, 손목 관절, 손가락 관절 등 네 부분의 움직임으로 분류할 수 있다. 어깨 관절은 대흉근이나 삼각근, 팔꿈치 관절은 상완삼두근이 움직인다. 손목 관절도 공을 놓는 순간에 회전한다. 척측수근굴근이나 요측수근굴근과 동시에 천지굴근이나 심지굴근, 손가락의 관절이 움직인다.

몸통은 내복사근과 외복사근이 작용해서 회전이 더해지면 동시에 복직근에 의해 전향 자세가 유지된다. 자세의 유지에는 전방으로 내딛은 하지의 무릎 관절의 안정도 중요하므로, 넙다리에 있는 대퇴사두근, 햄스트링, 내전근군 등이 커다란 역할을 담당한다.

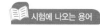 시험에 나오는 용어

자세
어떤 동작에 있어서 몸의 일련의 움직임이나 자세. 스포츠 트레이닝에서는 최고의 기량이 발휘되는 이상적인 자세의 획득이 추구된다.

 메모

종목에 따른 던지기 동작 요소의 비율
야구에서 투수의 오버스로 동작에는 전신의 직선 운동, 팔의 회전 운동, 몸통의 회전 운동이 거의 같은 비율로 구성되지만, 종목이 다르면 당연히 그 배분이 달라진다. 예를 들어 해머던지기의 던지기 동작은 몸통의 회전 운동이 차지하는 비율이 높고, 전신의 직선 운동은 작다. 또 농구의 숫 동작은 점프를 동반하는 경우가 많기 때문에 전신의 직선 운동 방향이 수평 요소보다 수직 요소가 커지게 된다.

오버스로로 던지는 동작

던지기 동작의 자세와 프로세스는 종목에 따라 다르지만, 야구의 오버스로 던지기 동작이 직선 운동과 회전 운동의 조합으로 이루어지기 때문에 가장 이해하기 쉬운 자세라고 할 수 있다.

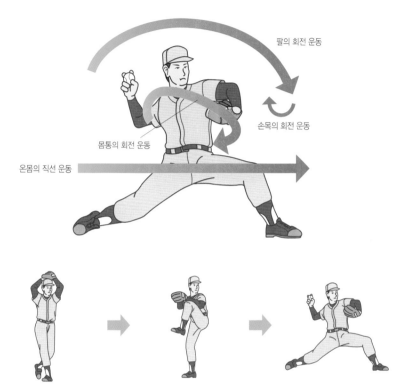

팔의 회전 운동

손목의 회전 운동

몸통의 회전 운동

온몸의 직선 운동

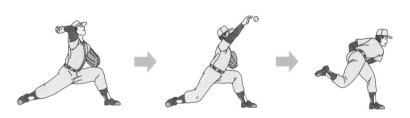

① 주로 사용하는 팔의 반대쪽 몸의 측면은 공 던지는 방향을 향해 서고, 크게 팔을 휘둘러 올린다. 와인드업.

② 몸을 받치는 쪽 다리에 중심을 싣고 다른 쪽 다리를 높이 들어 올린 뒤, 상반신을 후방으로 비튼다.

③ 올렸던 다리를 던지는 방향으로 내디디며 동시에 가슴을 펴고 공을 잡은 팔을 후방으로 크게 벌린다.

④ 공을 잡은 팔의 경로는 후방→위편→전방으로 크게 회전시키면서 동시에 몸통도 선회하게 된다.

⑤ 공을 잡은 손을 최적의 위치에 왔을 때 놓는다. 손목을 회전시켜서 스냅을 살린다.

⑥ 팔을 충분히 휘두르고, 몸통도 선회를 한다. 내딛었던 발에 중심을 싣고, 다른 쪽 발로 지면을 찬다.

점프의 구조와 원리

POINT

- 점프는 고관절, 무릎 관절, 발 관절을 단숨에 신전시키는 운동이다.
- 팔을 휘두르는 것으로 전신의 추진력과 도달 거리가 늘어난다.
- 멀리뛰기는 도움닫기 속도를 유지하는 것이 중요하다.

점프는 고관절, 무릎 관절, 발 관절의 '결합 기술'

점프는 위쪽으로 뛰는 수직 점프와 앞쪽으로 뛰는 멀리뛰기로 크게 나뉜다. 멀리뛰기는 서 있는 위치에서 뛰는 제자리멀리뛰기와 도움닫기를 해서 뛰는 멀리뛰기로 나뉜다.

수직 점프는 직립 자세에서 가볍게 굽혔다가 힘차게 몸을 펴서 발돋움하는 동시에 발로 바닥면을 차서, 전신을 수직 방향으로 진행시킨다. 이때 가슴을 크게 치켜들면 추진력이 증가해서 높게 뛸 수 있다. 착지할 때는 다시 전신을 굽혀서 바닥면으로부터 받는 충격을 분산시킨다.

이런 일련의 동작에서 점프는 고관절, 무릎 관절, 발 관절의 굽히기와 펴기를 조합시키는 운동이라는 것을 알 수 있다.

제자리멀리뛰기와 멀리뛰기는 구조가 다르다

멀리뛰기는 수직과 수평, 두 방향 직선 운동의 조합이지만, 제자리멀리뛰기와 멀리뛰기는 구조가 크게 다르다. 제자리멀리뛰기는 고관절과 무릎 관절, 발 관절을 굴곡시킨 후, 팔 휘두르기에 동반하는 추진력도 더한다. 전신을 순식간에 뻗어 대각선 위쪽으로 뛰어나가고, 직후에 고관절을 굽혀서 하체를 앞으로 진행시킨다. 착지 시에는 고관절, 무릎 관절, 발 관절을 크게 굽혀 전신을 구부리고, 바닥면으로부터 받는 충격을 완화시킨다.

멀리뛰기는 도움닫기를 전방에 대한 추진으로 이용하는 점프이다. 속도를 최대한 올려서 박차고 뛰어오르는 것이 열쇠가 되기 때문에 제자리멀리뛰기처럼 관절의 커다란 굴신은 필요하지 않다. 박차고 뛰어오르는 순간, 하지의 관절은 작은 굴곡에서부터 단숨에 신전되고, 수직 방향으로 향한 힘을 얻는다. 여기에 도움닫기에 동반하는 수평 방향의 힘이 더해져서 전신이 대각선 앞쪽으로 움직인다.

메모

점프에 기여하는 근육
점프는 고관절, 무릎 관절, 발 관절의 신전에 따른 것이므로, 여기에 작용하는 근육이 점프에 기여하는 근육이다. 주요 근육은 아래와 같다.
- 고관절: 대둔근, 대퇴직근, 햄스트링
- 무릎 관절: 대퇴사두근, 햄스트링
- 발 관절: 하퇴삼두근

멀리뛰기의 도움닫기 · 뛰어오르기
멀리뛰기의 도움닫기는 뛰어오르는 위치에서 최대 속도가 되도록 타이밍을 계산하는 것이 중요하다. 타이밍이 맞지 않으면 감속하기 때문에 거리가 늘지 않는다. 뛰어오른 후 반대편 다리를 크게 끌어올리면 전방에 대한 추진력이 더욱 증폭된다.

점프할 때의 공중 자세
제자리멀리뛰기도 멀리뛰기도 바닥면을 차고 올라가서부터 착지까지는 어떠한 힘도 작용하지 않으므로, 어떤 자세를 해도 도달 거리와는 관계가 없다. 멀리뛰기에서 고관절을 굽혀 하지를 전방으로 내미는 것은 거리를 확보하기 위해서라기보다는 착지의 충격에 대비해 자세를 정리한다는 준비의 의미가 크다.

주요 점프와 관련된 신체 부위

수직 점프, 제자리멀리뛰기, 멀리뛰기 동작에 따르는 신체의 부위를 분석해 본다. 움직임의 각 단계 구분과 신체 각 부위의 움직임과 작용, 관여하는 근육은 아래와 같다.

■ 수직 점프

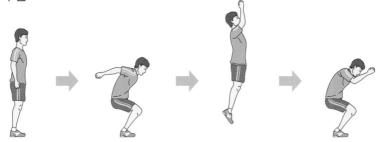

직립 자세. 무릎은 유연하게 유지하고, 가볍게 웅크릴 준비를 한다.

반동을 가하기 위해 살짝 웅크린다. 상체는 굽히는 것처럼 약간 앞으로 기울인다.

고관절, 무릎 관절, 발 관절을 단숨에 신전시키며 뛰어오른다. 두 팔도 위로 쭉 뻗는다.

착지 시에는 하체의 각 관절을 굽혀 충격을 완화시킨다. 발바닥 전체로 착지한다.

■ 제자리멀리뛰기

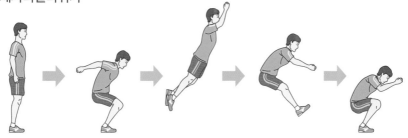

직립 자세부터 하지를 굴곡시키는 자세로 준비한다.

가볍게 웅크리며 팔을 크게 후방으로 밀어낸다. 상체는 앞을 향한다.

양팔을 전방으로 뻗으면서 고관절, 무릎 관절, 발 관절을 모두 신전시켜 대각선 위쪽을 향하게 한다.

고관절을 굴곡시켜 하지를 전방으로 뻗으면서 무릎 관절을 신전시켜 전방으로 내민다.

두 다리의 각 관절을 굽혀 충격을 완화시키면서 착지한다.

■ 멀리뛰기

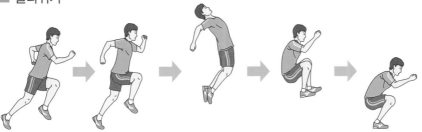

충분히 속도를 올려서 도움닫기를 한다. 이상적인 거리나 걸음 수에 대해서는 여러 가지 의견이 있다.

내딛는 순간 속력은 점프력으로 변환된다. 점프의 각도는 15°~20° 정도이다.

점프 후 몸을 일단 후방으로 젖힌다. 뒤에 있던 양팔을 앞으로 크게 휘두른다.

양팔과 함께 하체도 전방으로 크게 뻗고, 전신을 굽혀 착지 준비에 들어간다.

양쪽 하체를 굽혀 충격을 완화시키면서 착지한다.

발차기의 구조와 원리

- 발차기 동작은 4가지 단계로 나뉜다.
- 고관절에서 다리를 휘두르고, 무릎 관절에서 공을 차올린다.
- 일련의 동작에는 골반의 회전 운동도 관여한다.

발차기는 4단계로 나뉜다

발차기는 변형이 많은 동작이다. 발차기(킥)라고 하면 보통 발등으로 대상물에 힘을 가하는 움직임을 생각하기 마련이지만, 축구에서는 사이드킥, 격투기에서는 발바닥으로 차는 일도 많다. 당연히 발차기의 메커니즘은 차는 방법에 따라 다르지만, 고관절과 무릎 관절의 굴신이 기본이라는 점은 공통이다. 여기에서는 가장 기본, 정지한 공을 차는 동작에 대해서 분석한다.

공차기 동작은 백스윙→다운스윙→임팩트→팔로 스루 4단계로 나누어 생각할 수 있다. 백스윙은 킥하는 발을 후방으로 크게 휘둘러 올리는 자세로, 고관절의 신전에 무릎 관절의 굴곡이 수반된다. 이어서 고관절을 굴곡시켜 킥하는 다리를 다운스윙하고, 연동해서 무릎 관절을 재빠르게 늘려, 발등으로 공에 크게 힘을 가한다. 이것이 임팩트다. 힘을 가한 후에는 킥하는 발이 관성으로 인해 전방으로 올라간다. 이것을 팔로 스루라고 한다.

골반의 회전 운동도 이용한다

중심이 되는 고관절과 무릎 관절에 주목했지만, 실제로는 다른 관절도 관여한다. 공을 멀리 날리기 위해 킥하는 발을 앞뒤로 크게 휘두르면 골반의 수평 회전이 반드시 따라온다. 회전 운동의 축은 킥하는 발의 반대편 다리, 다시 말해 축이 되는 발(軸足)이지만, 이를 안정적으로 고정시키려면 골반의 효율적인 회전과 적확한 임팩트가 필요하다. 또 임팩트 순간에서 팔로 스루까지는 발 관절을 확실하게 고정시켜야 한다.

메모

공을 차는 동작에 작용하는 근육

- 백스윙: 고관절의 신전에 작용하는 대퇴이두근.
- 다운스윙부터 팔로 스루: 고관절 굴곡에 작용하는 장요근, 대퇴직근. 무릎 관절 신전에 작용하는 대퇴사두근. 발 관절 고정에 작용하는 하퇴삼두근.

축이 되는 발에 작용하는 근육

킥하는 발에 관심이 가게 마련이지만, 몸통을 지지하고, 골반 회전의 축이 되는 발의 안정도 중요하다. 주로 대퇴사두근이 작용하며 그 공헌도는 킥하는 발보다 크다.

킥에 관계가 있는 몸통 근육

공을 찬 후의 팔로 스루는 상체가 골반의 회전 방향과는 역방향으로 뒤틀린다. 예를 들어 오른쪽 다리로 찬 경우, 골반은 왼쪽 방향으로 회전하고 상체는 오른쪽 방향으로 뒤틀린다. 이는 골반의 회전에 영향을 받아 몸통 전체가 회전하지 않도록 감소시키는 동작으로, 킥하는 발 쪽의 내복사근과 반대편의 외복사근이 작용한다.

킥 동작의 메커니즘과 단계별 근육의 움직임

공을 차는 동작은 고관절, 무릎 관절, 발 관절의 회전에 의해 실현되며, 실제로 하지의 움직임만으로는 공을 강하게 멀리 차내는 것이 불가능하다. 허리의 회전 운동을 더하는 것도 중요하다. 또 그림에는 나타나지 않지만, 공을 찬 후의 타성으로 몸 전체가 회전해 버리지 않도록, 상반신은 차낸 회전 방향과는 반대 방향으로 비틀림을 더한다.

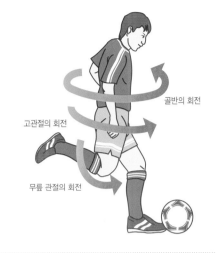

골반의 회전

고관절의 회전

무릎 관절의 회전

■ 동작 분석

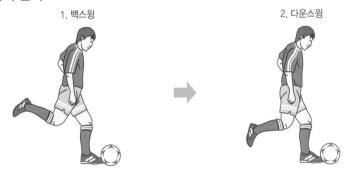

1. 백스윙

고관절을 신전시키며 킥하는 발을 후방으로 크게 휘두른다. 축이 되는 발은 대퇴사두근에 의해 고정된다.

2. 다운스윙

대퇴직근이나 장요근이 고관절을 굴곡시켜, 킥하는 발의 전방으로 스윙을 시작한다.

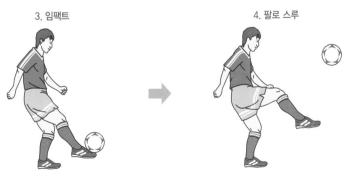

3. 임팩트

다리를 뻗어 공을 차는 순간, 무릎 관절을 재빨리 신전시켜 공에 맞힌다.

4. 팔로 스루

공을 찬 후에는 관성에 의해 전방으로 높이 올라간다. 상반신은 회전하지 않도록 반대 방향으로 비튼다.

스포츠 트레이닝이란

- ●스포츠 트레이닝은 운동선수뿐만 아니라 모두에게 효과가 있다.
- ●목적에 맞는 트레이닝의 실천이 중요하다.
- ●동작의 구조를 이해하고 단련해야 하는 부위를 확인한다.

스포츠 트레이닝은 모두에게 도움이 된다

스포츠 트레이닝은 경기를 하는 운동선수가 상위 성적을 거둘 수 있는 신체 능력을 획득하기 위해 실시하는 훈련의 측면이 있지만, 일반적으로 경기와는 관계없이 건강 증진이나 정신적 만족을 얻기 위해서 스포츠에 몰두하는 사람에게도 도움이 된다. 요즘에는 로코모티브 신드롬(운동 기능 저하 증후군, locomotive syndrome)이 화제가 되기도 해서, 생활 속에서 트레이닝을 실시하는 고령자도 증가하고 있다. 트레이닝 자체가 하나의 스포츠가 되었다고 해도 과언이 아니다. 어쨌든 스포츠 트레이닝은 운동선수뿐만 아니라 몸을 움직이는 사람 모두에게 도움이 되는 대안이다.

자신에게 필요한 트레이닝을 확인한다

이번 장을 시작하면서 체력은 크게 행동 체력과 방위 체력으로 나누고, 행동 체력은 신체적 요소와 정신적 요소로 이뤄진다고 설명했다. 그중 스포츠 트레이닝의 주요 대상은 신체적 요소, 구체적으로는 근력과 지구력, 순발력 등이다. 하지만 마구잡이로 트레이닝을 해서는 효과를 기대할 수 없다. 장거리달리기의 성적을 향상시키고 싶은데 순발력 향상이 목적인 트레이닝을 하는 것은 무의미하다. 즉 목적에 맞는 트레이닝을 해야 한다.

그러려면 먼저 하는 종목의 동작 메커니즘을 분석하고, 신체의 어디를 사용하고 있는지, 어떤 신체적 요소가 관여하고 있는지 이해하고 나서, 목표로 하는 운동 기능의 향상에 연결된 신체 부위를 확인할 필요가 있다. 거기에는 제1장의 해부생리학 지식이 도움이 될 것이다.

시험에 나오는 용어

스포츠 트레이닝
운동선수에게 있어 스포츠 트레이닝의 주안점이 되는 것은 운동 능력의 향상과 기술의 수련, 그 위에 경기와 연결되는 경험치를 쌓는 것이지만, 또 한 가지는 부상의 방지라는 관점에서도 매우 중요하다.

메모

로코모티브 신드롬과 그 예방법
운동 기능 저하 증후군. 일본 정형외과학회가 2007년에 제창한 것이다. 운동 기능이 저하되어 일상생활에 지장을 초래하는 상태로, 노화나 골절, 관절염 등의 원인이 된다. 예방책으로서 평이한 근육 트레이닝의 실천이 장려되고 있다. 보통 걷기 운동이 가장 많이 추천된다.

적확한 트레이닝을 확인하기 위해

트레이닝을 마구잡이로 하는 것은 의미가 없다. 먼저 목표를 설정하고, 그 트레이닝의 동작이 어떤 메커니즘인지를 확실하게 파악해야 한다. 그다음 자신에게 정말로 필요한 트레이닝을 선택한다.

■ 적확한 트레이닝을 확인한다

1. 목표를 설정한다.

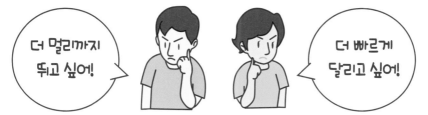

2. 동작을 분석한다.

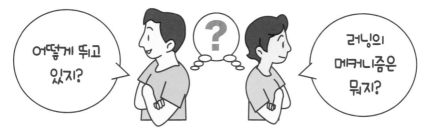

3. 몸의 어떤 부위를 사용하는지 이해한다.

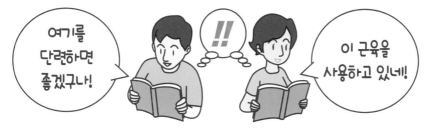

4. 관련 부위에 효과가 있는 트레이닝을 고른다.

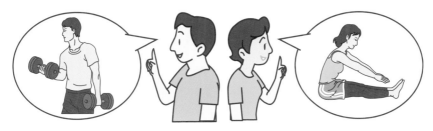

95

스포츠 트레이닝의 종류

- 트레이닝에는 근력 트레이닝과 지구력 트레이닝이 있다.
- 근력 트레이닝은 근육을, 지구력 트레이닝은 심폐를 강화한다.
- 트레이닝은 3대 원리와 5대 원칙을 기준으로 실시한다.

근력 트레이닝과 지구력 트레이닝

행동 체력의 신체적 요소 가운데 근력, 파워, 스피드, 근지구력, 민첩성, 유연성, 밸런스 등 7가지는 골격근의 수축에 관여한다. 한편 또 하나의 신체적 요소인 전신 지구력은 전신운동을 길게 지속하는 능력으로 호흡기계와 순환계의 능력에 기인하는 부분이 크다. 따라서 전신 지구력을 높이는 트레이닝은 심폐 기능을, 그 이외는 골격근을 단련하는 것이 목표가 된다.

골격근의 트레이닝을 근력 트레이닝, 전신 지구력 트레이닝을 지구력 트레이닝으로 총칭한다. 단련하는 부위가 다르니 트레이닝 메뉴 내용 역시 당연히 달라진다. 근력 트레이닝은 과부하(overload)를 거는 레지스탕스 트레이닝이 기본이다. 여기에 목적으로 하는 신체 요소에 적합한 변화를 더하고, 파워 트레이닝이나 밸런스 트레이닝 등을 도입하고 구성해 나간다. 한편 지구력 트레이닝은 심박수 올리기를 목표로 하며 유산소 운동을 중심으로 삼는다.

트레이닝에는 원리·원칙이 있다

근력 트레이닝도 지구력 트레이닝도 올바른 방침과 방법으로 구성할 필요가 있다. 마구잡이로 트레이닝을 실시하면 기대했던 효과를 얻지 못할 뿐만 아니라 생각지 못한 부상·장애를 당할 위험도 있다.

트레이닝 방침에는 3대 원리, 실시 방법에는 5대 원칙이 있다. 이들을 잘 이해하고 확실하게 지켜서 트레이닝을 진행하는 것이 중요하다.

 키워드

파워 트레이닝
신체적 요소 중에서 파워(근파워)를 단련하는 트레이닝. 순간적으로 근력을 발휘하는 능력을 강화한다. 프라이오메트릭 등의 방법이 있다. (P.178 참조)

밸런스 트레이닝
신체적 요소 중에서 밸런스를 단련하는 트레이닝. 전신에 균등한 부하를 걸고 안정시키는 능력을 기른다. 코어(몸통) 트레이닝 등이 있다. (P.160 참조)

 메모

3대 원리·5대 원칙
사람에 따라 8대 원칙을 주장하기도 하고, 7대 원칙을 주장하는 사례도 있어 일정하지 않지만, 내용은 모두 공통적이다.

지구력 종목도 근력 트레이닝이 필요
전신 지구력이 심폐 기능에 기인하는 부분이 큰 것은 확실하지만, 지구력 트레이닝도 근력 트레이닝과 크게 다르지 않다. 또 에너지원인 글리코겐은 근육에 저장되어 있어, 지구력이 중요한 종목의 운동선수도 근력 트레이닝이 필요하다(전면성의 원칙).

트레이닝의 종류

근력 트레이닝	지구력 트레이닝

근력 트레이닝

과부하를 거는 레지스탕스 트레이닝이 기본

신체적 요소에 적합하게 안배한다.
[파워 트레이닝] [스피드 트레이닝]
[밸런스 트레이닝] [유연성 트레이닝] 등

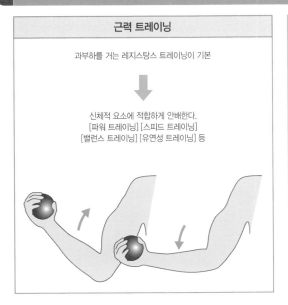

지구력 트레이닝

전신 지구력 트레이닝은 심박수를 올리는 것이 목적이다. 심박수를 체크하면서 운동 강도를 조절하고, 심폐 기능을 강화하는 트레이닝 메뉴가 중심이 된다.

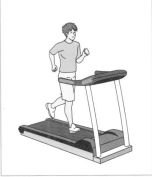

트레이닝의 3대 원리 · 5대 원칙

3대 원리

과부하의 원리	트레이닝은 일상생활 이상의 부하를 부여한다.
특이성의 원리	목적으로 하는 체력 요소에 맞는 트레이닝을 실시한다.
가역성의 원리	트레이닝은 중지하면 처음으로 돌아가 버린다.

5대 원칙

전면성의 원칙	스포츠 종목에 관계없이 모든 체력 요소를 균형 있게 강화한다.
점진성의 원칙	트레이닝의 부하 수준은 급하게 올리지 말고 조금씩 올려간다.
의식성의 원칙	목표나 목적을 명확히 하고, 내용을 잘 이해하며, 자신의 의지로 구성한다.
개별성의 원칙	자신의 신체적 특성이나 체력 수준, 또 목표나 목적에 맞는 트레이닝을 실시한다.
반복성의 원칙	일회성이 아니라 효과가 나타날 때까지 일정 기간 계속해서 트레이닝을 실시한다.

무산소 운동과 유산소 운동

POINT

- 에너지 대사의 무산소 운동과 유산소 운동은 화학 반응의 속도가 다르다.
- 무산소 운동은 순간적인 힘을 요하는 단거리달리기나 역도 등이다.
- 유산소 운동은 지구력을 요하는 장거리달리기나 자전거 경기 등이다.

무산소·유산소는 화학 반응의 차이

에너지 대사에는 반응에 산소가 필요하지 않은 무산소계 대사와 산소가 필요한 유산소계 대사가 있다.(P.60 참조) 무산소계에 속하는 해당계와 ATP-CP계는 모두 당질을 원료로 하고, 반응 속도가 빠른 것이 특징이다. 반응이 빠르다는 것은 ATP를 신속하게 합성할 수 있고, 빠르게 에너지를 얻을 수 있다는 뜻이다. 그러나 반응의 지속 시간이 짧고, 최대 강도로 운동을 하는 경우, 해당계와 ATP-CP계를 합치더라도 40초 정도밖에 계속되지 않는다. 운동 강도를 떨어뜨리면 반응 시간은 늘지만, 한계가 있다는 것에는 변함이 없다. 무산소계의 원료인 글리코겐의 근육 저장량에 한계가 있기 때문이다.

파워의 무산소계, 지구력의 유산소계

위와 같이 무산소계로 얻을 수 있는 에너지는 단시간에 큰 힘을 필요로 하는 운동에 효과가 있다는 것을 알 수 있다. 순발력을 필요로 하는 단거리달리기나 수영, 순간적인 힘을 발휘(파워)해야 하는 역도 등이다. 근력 트레이닝도 해당된다. 이들을 무산소 운동이라고 한다.

유산소계인 TCA 회로계는 반응 속도가 느린 반면, 장시간 지속되는 것이 특징이다. TCA 회로계는 직접 원료가 되는 아세틸 코엔자임 A 등의 열원 영양소에서도 만들어지므로 공급 루트가 많아, 이론상 무한하게 이어지는 환원 반응이다. 유산소계는 장거리달리기나 조깅, 자전거 등 지구력을 요하는 운동이 해당한다. 이들을 유산소 운동이라고 부른다.

 키워드

반응 속도
여기에서 반응 속도는 1초간 어느 정도로 큰 에너지(열량)을 얻을 수 있는가를 말한다. 체중 1kg당 해당계는 약 7kcal, ATP-CP계는 약 13kcal, TCA 회로계는 2.6kcal이다. 무산소계는 합쳐서 약 20kcal 정도 되므로 단시간에 큰 에너지를 얻을 수 있다.

 메모

무산소 운동도 호흡 필요
무산소 운동은 숨을 멈추고 하는 운동이 아니다. 에너지 대사의 화학 반응에 산소가 필요하지 않다는 뜻이지, 운동할 때의 호흡에 산소가 없다는 뜻이 아니다. 오히려 숨을 멈추고 웨이트 트레이닝을 실시하면 혈압이 급상승해서 위험하다. 흔히 '근력 트레이닝을 할 때 숨을 멈추지 말라'는 것이 바로 이 때문으로, 특히 날숨을 의식해서 실시하는 것이 중요하다.

무산소 운동 · 유산소 운동

보통 에어로빅이라고 하면 피트니스클럽 등에서 하는 댄스 운동을 떠올리는 경우가 많다. 하지만 원래는 유산소 운동 자체를 가리키는 말로, 조깅이나 자전거, 수영 등도 본래 의미로는 에어로빅에 포함된다. 한편 무산소 운동을 에네어로빅이라고 한다.

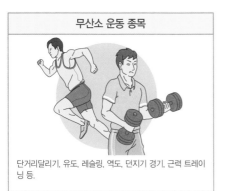

무산소 운동 종목

단거리달리기, 유도, 레슬링, 역도, 던지기 경기, 근력 트레이닝 등.

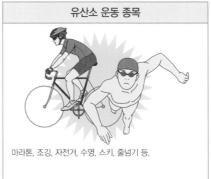

유산소 운동 종목

마라톤, 조깅, 자전거, 수영, 스키, 줄넘기 등.

실제로는 모든 종목에서 무산소계의 대사와 유산소계의 대사가 둘 다 이뤄진다. 위 내용은 어느 쪽이 우세한 경향이 있느냐에 따라 구분한 것이며 어디까지나 편의상 분류에 지나지 않는다.

■ 대사의 비율

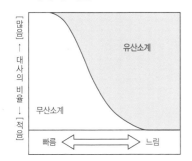

무산소계의 대사는 이론상 최대 강도로 운동하면 1분도 못 가서 반응이 끝나지만, 실제로는 최대 강도로 운동하는 경우가 없어 강도를 떨어뜨리면 2시간 반 정도 지속된다. 게다가 저강도 운동을 하면 유산소계 대사가 중심이 되어 무산소계가 발동하지 않는 경우도 있다. 같은 종목에서도 대사 반응이 달라, 예를 들어 마라톤 경기에서는 상위 러너가 거의 무산소계만으로 2시간 이상을 달린다. 일반인 러너는 2가지 대사를 모두 사용하며, 느린 속도로 장시간 달리는 사람일수록 유산소계의 비율이 커진다.

Athletics Column

지방 연소가 시작되는 때는 언제?

체지방을 소비하려면 땀이 날 정도로 걷기처럼 장시간 계속할 수 있는 운동이 좋다는 것이 이제는 상식으로 자리 잡은 듯하다. 한편, 지금까지 잘못된 지식이 유포되어 있기도 하다. 바로 '지방은 운동을 시작하고 20분이 지나지 않으면 연소가 시작되지 않는다'라는 것이다. 이것은 당질 대사의 속효성이 잘못 전달된 것으로 여겨진다. 실제로는 운동을 시작한 직후부터 당질과 지방 모두 대사가 시작된다. 그러나 비교하면 당질은 빠르게 사라지기 때문에, 에너지 대사 전체에서 차지하는 비율은 시간이 흐를수록 지방 대사 쪽이 커지게 된다.

근력 트레이닝

- 근력 트레이닝은 레지스탕스 트레이닝을 말한다.
- 자신의 체중을 사용하는 자중 트레이닝도 효과가 있다.
- 프리 웨이트 트레이닝이나 머신 트레이닝도 있다.

근력 트레이닝이란

근육은 수축과 신장을 반복하지만, 힘을 발휘하는 것은 수축할 때뿐이다. 따라서 수축 방향과 반대 방향으로 부하를 걸면 근육이 대항하는 힘을 내려고 하기 때문에 근섬유가 발달해 근력 향상을 기대할 수 있다. 이처럼 수축력에 대항하는 부하를 근육에 주어 트레이닝 하는 방법을 레지스탕스 트레이닝이라고 한다.

과부하의 원리는 레지스탕스 트레이닝에도 통한다. 편하게 들어 올릴 수 있는 하중으로 트레이닝을 하면 효과는 기대할 수 없다. 그렇다고 무조건 무게를 무겁게 트레이닝하는 것도 좋지 않다. 근육의 비대, 근지구력의 향상 등 목적에 맞는 부하를 설정할 필요가 있다. 대개의 경우, 최대 근력에 대한 비율을 확인하고 설정한다.(P.108 참조)

근력 트레이닝의 종류

가장 기본적인 근력 트레이닝(레지스탕스 트레이닝)은 자중 트레이닝이다. 푸시업(팔굽혀펴기)이나 스쿼트, 싯업(복근 운동) 등이 대표적이다. 덤벨이나 바벨을 사용하는 트레이닝은 프리 웨이트 트레이닝이라고 부른다. 중량을 변경할 수 있어 벤치프레스나 데드리프트, 프런트 레이즈 등 트레이닝 종목에서 변형이 늘어난다.

스포츠 센터 등에 있는 트레이닝 머신을 사용하면 올바른 자세로 적절하고 안전한 트레이닝이 가능하다. 펙토랄 플라이, 레그 익스텐션, 랫풀다운 등 종류가 풍부해서 쉽게 질리지 않는다는 것도 장점이다.

벤치프레스
벤치에 누운 상태로 바벨을 올렸다 내리는 운동이다. 대흉근 등 상반신 근육 강화에 효과가 있다.

데드리프트
바벨이나 덤벨을 들고, 무릎과 허리를 굽힌 자세에서부터 일어서는 운동이다. 배근군 강화에 효과가 있다.

프런트 레이즈
선 자세로 덤벨을 들고, 팔을 편 상태로 전방으로 들어 올리는 운동이다. 어깨 관절 주변의 근육 강화에 효과가 있다.

그 외의 레지스탕스 트레이닝
트레이닝 튜브는 저렴한 가격에 구할 수 있고, 손쉽기 때문에 자주 이용된다. 몸통의 이너 머슬 강화에는 스트레칭볼이나 밸런스볼 등을 사용한 자중 트레이닝을 자주 실시한다.

자중 트레이닝의 예

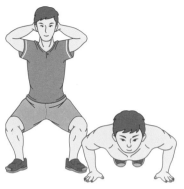

기본적인 레지스탕스 트레이닝은 특별한 기구가 없어도 가볍게 실시할 수 있다. 하지만 그만큼 혼자서 잘못된 운동을 하기 쉽다는 것이 단점이다. 가능하면 전문적인 지도를 받고, 올바른 자세로 실시한다.

종목	단련할 수 있는 주요 근육
팔굽혀펴기	대흉근, 상완삼두근, 삼각근 등
스쿼트	대퇴사두근, 햄스트링, 대둔근 등
싯업	복직근, 내복사근, 외복사근 등
백익스텐션	척주기립근(장늑근, 최장근, 극근) 등

프리 웨이트 트레이닝의 예

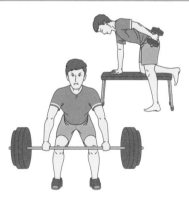

덤벨이나 바벨이라는 기구를 사용하는 트레이닝이다. 중량을 임의로 변경할 수 있으므로 트레이닝 종목을 다양하게 바꿀 수 있다. 하지만 기구 낙하 등의 사고가 발생하기 쉬우므로 기구를 다룰 때에는 반드시 주의한다.

종목	단련할 수 있는 주요 근육
벤치프레스	대흉근, 상완삼두근, 삼각근 등
데드리프트	척주기립근, 승모근, 햄스트링 등
프런트 레이즈	삼각근, 승모근 등
푸시어웨이	상완삼두근 등

머신 트레이닝의 예

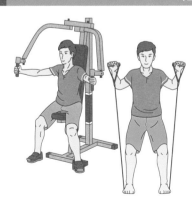

많은 종류가 있고, 같은 머신이라도 제조사에 따라 차이가 있다. 올바른 자세로 움직일 수 있으므로 목적 부위에 기대하는 효과를 얻기 쉽다. 안전하게 트레이닝을 할 수 있는 것도 큰 장점이다.

종목	단련할 수 있는 주요 근육
펙토랄 플라이	대흉근, 삼각근 등
레그 익스텐션	대퇴사두근 등
랫풀다운	광배근 등
숄더 프레스	상완삼두근, 삼각근, 승모근 등

민첩성과 파워 트레이닝

POINT
- 민첩성은 뇌의 판단·명령과 근육 반응 속도를 반영한다.
- 파워는 민첩성과 근력을 동시에 발현하는 능력이다.
- 민첩성은 SAQ 트레이닝, 파워는 프라이오메트릭으로 단련한다.

민첩성 = 뇌 판단의 속도 × 근육 반응의 속도

운동 경기의 대부분은 선수에게 '속도'를 요구한다. 여기에는 빠르게 달리는 것만 아니라 동작을 빨리 반복하기, 또는 빨리 전환하기 등도 포함한다. 이때 발생하는 것이 행동 체력의 신체적 요소의 하나인 민첩성이다.

민첩성은 뇌의 판단과 명령 속도를 반영한다. 뇌의 명령을 받은 근육은 곧바로 반응하고, 행동으로 옮긴다. 그것이 동작 전체의 속도로 이어진다. 다시 말해 동작의 속도(Speed)는 민첩성(Agility)과 근육의 빠른 반응(Quickness)을 곱한 것이라고 할 수 있다. 이 3가지 요소를 높이는 트레이닝을 각각 앞 글자를 따서 SAQ 트레이닝이라고 한다.(P.180 참조)

파워는 민첩성과 근력을 향상시킨다

그런데 스포츠 종목의 대부분은 빠르게 움직이는 것과 최대한의 힘을 발휘할 것을 동시에 요구한다. 예를 들어 축구 경기에서는 골대 앞에서 공을 패스 받으면 즉시 슈팅을 해야 한다. 단거리달리기에서는 출발 신호와 동시에 달려 나가야 한다.

그러려면 민첩성과 함께 순식간에 큰 근력을 발휘하는 능력이 필요하다. 다시 말해 근육이 뇌의 명령을 받고 재빠르게 수축해야 한다는 뜻이다. 이를 신체적 요소 가운데 근파워, 또는 간단히 파워라고 부른다.

파워 트레이닝은 당연히 스피드와 근력을 동시에 단련해야 한다. 구체적으로는 프라이오메트릭으로 불리는 트레이닝 메뉴가 실시되고 있다. (P.178 참조)

 키워드

SAQ 트레이닝
1980년대 후반 미국에서 농구나 미식축구 선수들의 트레이닝 방법으로 고안됐다. 일본에는 1990년대 전반에 소개되어, 새로운 트레이닝 방법으로 미디어에서 크게 다뤄진 일도 있어서 급속히 보급됐다.

프라이오메트릭
직역하면 근육 긴장법이란 뜻이다. 1960년대 중반에 옛 소비에트연방에서 고안된 트레이닝 방법으로, 소련과 동유럽 여러 나라 출신 선수들의 올림픽 육상 경기 성적을 올리는 원동력이 됐다. 1980년대 초 이후로는 그 외 국가들에도 퍼져, 특히 미국에서 크게 발전했다.

SAQ 트레이닝

| S peed | A gility | Q uickness |

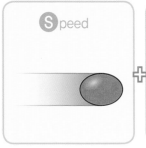
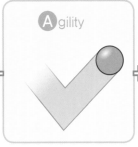
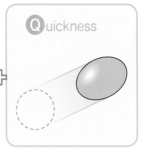

■ SAQ 트레이닝의 예

이 책에서는 기구를 이용하는 트레이닝 방법을 예로 들었지만, 반복 옆뛰기나 반복 대시 등 기구를 사용하지 않고도 가볍게 실시할 수 있는 방법도 있다.

| 래더 | 미니 허들 | 미니 콘 |

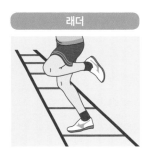
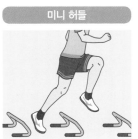
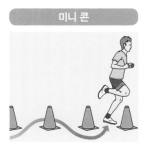

프라이오메트릭의 대표 사례

아래의 예 외에도 많은 종류가 있지만, 모두 순간적으로 뼈나 관절 등에 큰 부하가 걸리므로 부상을 입게 될 위험성도 적지 않다. 충분한 근력을 기른 후, 트레이너의 지도 아래 올바른 자세로, 낮은 강도에서부터 실시할 것을 권한다.

| 뎁스 점프 | 박스 셔플 | 싯업 패스 |

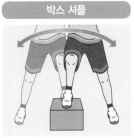
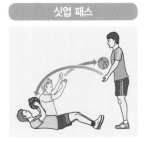

단상에서 살짝 뛰어내린 뒤 착지한 무릎을 굽힌 다음 순식간에 높이 뛰어오른다.

상자에 한쪽 발을 올린 후, 좌우 왕복 점프를 반복한다. (한쪽 발은 반드시 단상 위에)

복근 운동과 볼 패스의 복합 트레이닝. 공을 받으며 누웠다가 몸통을 일으키면서 상대에게 패스한다.

지구력 트레이닝

POINT
- 지구력은 전신 지구력과 근지구력, 2종류로 나뉜다.
- 전신 지구력은 심폐 기능(산소 공급 기능)에 의존한다.
- 전신 지구력 트레이닝은 심박수를 지표로 삼아 실시한다.

전신 지구력은 산소 공급 기능에 의존한다

지구력은 근지구력과 전신 지구력으로 나뉜다. 근지구력은 일정한 근력을 일정한 시기에 연속해서, 다시 말하면 간헐적으로 힘을 발휘하고 지속하는 능력이다. 철봉에서 턱걸이를 하거나 테니스 시합에서 랠리를 이어가는 동작 등과 관계가 있다. 한편 전신 지구력은 같은 강도의 운동을 장시간 지속하는 능력이다. 근지구력은 근력의 연장선상에 있는 데 비해, 전신 지구력은 심폐 기능의 강약에 의존한다. 흔히 말하는 지구력은 전신 지구력을 가리키는 경우가 대부분이다.

전신 지구력이 의존하는 심폐 기능은 산소의 공급 기능을 의미한다. 장시간 계속해서 지구력을 요하는 운동, 다시 말해 유산소 운동은 반응에 산소가 필요한 TCA 회로계 대사로 에너지의 대부분을 얻는다. 따라서 가능한 한 많은 산소를 전신에 도달시키는 능력이야말로 퍼포먼스의 핵심이 된다.

이 지표는 최대 산소 섭취량(P.116 참조)이나 AT/LT(P.118 참조)지만, 보통 이들을 반영한 심박수를 지표로 목표 심박수를 설정하고, 여기에 도달해 유지할 수 있는 강도의 운동을 실시한다. 이것이 전신 지구력 트레이닝의 골자이다.

운동 강도는 보통 RPE(P.108 참조)로 10~13(쉬움~조금 힘듦), LSD(P.170 참조)의 강도를 설정한다. 한편 시합에 출전한다거나 상위 성적을 거두려는 등의 높은 목표를 달성하기 위해서는 목표 심박수와 운동 강도를 올려 트레이닝을 실시한다.

전신 지구력 트레이닝은 운동 강도를 일정하게 유지하며 실시하는 방법으로, 높은 강도의 운동을 휴식이나 저강도 운동과 섞어서 간헐적으로 실시한다. 보통은 강도를 바꾸지 않는 지속 트레이닝으로 충분하다.

 키워드

LSD
Long Slow Distance의 앞 글자를 따서 만든 약어이다. 조금 낮은 강도의 운동으로, 조깅에서 말하는 '스마일 페이스'(P.170 참조)와 비슷하다. 혈중 젖산 수치는 AT/LT(P.118 참조)를 참고해 트레이닝 강도를 조절한다.

 메모

근지구력 트레이닝
근력과 관계가 깊어 일반적으로 레지스탕스 트레이닝의 연장선으로 실시된다. 팔굽혀펴기나 싯업을 하는 시간을 정해 (예를 들어 30초간) 반복적으로 실시하는 등의 방법이 있다.

전신 지구력의 트레이닝 방법

아래에 실외에서 실시하는 3가지 종목을 예로 들었지만, 스포츠 센터 등에 있는 트레드밀이나 에르고미터(P.80 참조) 등의 머신을 사용하는 실내 트레이닝도 일반적인 전신 지구력 트레이닝이다. 운동 강도와 심박수를 철저히 관리하려면 머신 트레이닝이 적합하지만, 실외 트레이닝 쪽이 질리지 않고, 손목시계식 심박계를 사용하면 운동 강도도 관리할 수 있다.

워킹	조깅	자전거
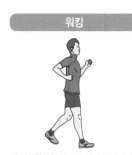	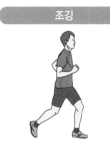	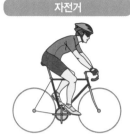
지구력 향상을 목표로 걷기 트레이닝을 하려면 운동 강도를 RPE 11(쉬움)~13(조금 힘듦)으로 하고, 목표 심박수를 설정해서 실시한다. 올바른 자세에도 신경을 써야 한다.	가장 일반적인 지구력 트레이닝이다. 무엇보다 무리하지 않고, LSD로 달리는 것이 중요. 워킹보다 다리에 대한 부담이 크기 때문에 신발 선택에도 주의한다.	무릎에 걸리는 부담이 적어 지구력을 기르는 데 최적의 트레이닝이다. 언덕길을 달리면 운동 강도가 증가한다. 안장 높이를 적절하게 맞추고, 신호가 많은 도심보다 교외의 도로 쪽을 달리는 게 좋다.

트레이닝의 종류

아래 3가지 트레이닝이 가장 자주 실시된다. 운동 강도는 지속 트레이닝, 인터벌 트레이닝, 리피티션 트레이닝 순으로 커진다. 초·중급자에게는 지속 트레이닝이 적합하다. 경기 참가를 목표로 한다면 인터벌 트레이닝을 실시해 지구력 강화를 꾀한다. 리피티션 트레이닝은 운동 강도가 높기 때문에 운동선수 이외에는 적합하지 않다.

지속 트레이닝	인터벌 트레이닝	리피티션 트레이닝
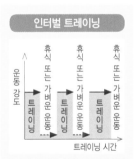	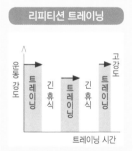	
낮은 강도를 유지한 채로 일정한 시간 운동을 계속하는 방법으로, 가장 일반적인 트레이닝 방법이다. 단계적으로 강도를 변경하는 등 변화를 줘도 좋다.	조금 높은 강도의 운동 중에 휴식이나 가벼운 운동을 인터벌로 끼워 넣어서 반복하는 방법이다. 인터벌 시간은 20초 정도부터 10분 정도까지로 다양하다.	전력 운동 중에 긴 휴식(15~20분)을 끼워 넣어 반복한다. 극히 고강도의 트레이닝법으로, 종료 후에는 가벼운 조깅 등으로 피로를 해소한다.

기초 이론

수중 트레이닝

- 수중에서는 부력이 작용해 하체에 부담이 적다.
- 부력이나 물의 저항을 받아 걷는 것만으로도 트레이닝이 된다.
- 체온이 너무 내려가지 않도록 체온 관리에 주의해야 한다.

물속에서 걷는 것만으로도 트레이닝이 된다

지구력 트레이닝의 변형 가운데 하나로 수영장 등에서 실시하는 수중 트레이닝이 있다. 물속에서는 부력이 작용하기 때문에 무릎에 가해지는 부담이 적어, 체중이 무거운 사람이나 하체에 부상을 당한 사람들의 재활 훈련으로도 적합하다.

수중 트레이닝은 넓은 의미에서 수영까지 포함하지만, 보통은 수중 워킹을 가리키고, 물속에서 실시하는 운동 전반을 가리킨다. 물속에서는 부력이 가해져 진행 방향의 반대쪽으로 난류가 생기며 반대 방향으로 되돌리려고 하는 힘이 작용한다. 이 때문에 걷는 것만으로도 어느 정도 부하가 걸려, 유산소 운동에 적합한 운동 강도가 된다.

수중 워킹은 걷는 방법을 바꾸기만 해도 트레이닝 종류를 넓힐 수 있다. 차올리면서 걷기, 옆으로 스텝 밟기, 다리를 엇갈리며 걷기 외에도 양팔을 벌려 물의 저항을 크게 하는 것도 좋은 방법이다.

물속에 너무 오랫동안 있지 않는 것이 중요

수중 트레이닝의 발전된 형태로 물속에서 실시하는 에어로빅 댄스, 즉 아쿠아로빅도 최근 인기이다. 땅 위에서는 무릎 등에 가해지는 충격이 큰 움직임일지라도 물속에서는 충격이 적어지고, 또 수압의 영향을 받아 심박수가 급상승하는 것도 억제할 수 있어 비교적 안전하게 트레이닝을 실시할 수 있다.

다만 수중 트레이닝은 신체에 충격이 적은 반면, 공기보다 물의 열전도율이 커서 체온을 쉽게 빼앗긴다는 특징이 있다. 장시간 물속에 있는 것을 피하고, 때때로 수영장에서 나와 체온을 따뜻하게 유지하는 것이 중요하다.

 메모

물속에서의 심박수 저하
물속에서는 심박수가 땅 위에서보다 10% 정도 낮아진다. 운동 여부에 관계없이, 가슴까지 물에 잠겨 있으면 몸은 그렇게 반응한다. 수압이 정맥에 영향을 주어 혈액의 심장 환류가 촉진되기 때문이라고 여겨진다. 이는 같은 심박수라도 물속에서의 산소 공급량이 많다는 것을 의미한다. 따라서 같은 강도의 운동을 하더라도 물속에서는 땅 위에서만큼 심박수가 올라가지 않는다. 수중 트레이닝에서는 이런 점을 고려해서 운동 강도나 목표 심박수를 설정할 필요가 있다.

수중 워킹의 종류

수중 워킹은 대표적인 수중 트레이닝이다. 수중 워킹은 부력이 걸린 무릎 관절에 대한 영향이 경미하고, 물에 체온을 빼앗겨 버려 에너지 소비량이 육상에서보다 많아진다. 유산소 운동으로서의 효과는 높으니, 다리의 움직임을 의식해서 10~20분 정도 지속한다. 걷는 방법이나 자세를 바꾸면 물의 저항이 변하므로 운동 강도를 용이하게 조정할 수 있다.

전진·후퇴

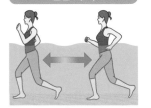

기본 걷기 방법. 배근을 늘이는 것이 포인트이다.

렌지 워크

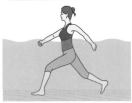

보폭을 크게, 팔도 크게 흔들면서 걷는다.

사이드 워크

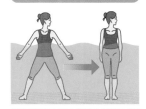

진행 방향으로 발을 벌리며, 양팔도 함께 펼치면서 옆으로 걷는다.

마칭

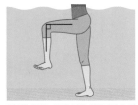

무릎을 90°로 굽혀 허리 정도까지 높이 올리며 걷는다.

킥 워크

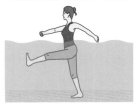

고관절부터 다리 전체를 쭉 뻗어 올리며 걷는다. 팔도 크게 휘두른다.

트위스트 워크

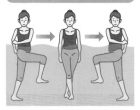

다리를 비틀면서 걷는다. 상반신도 반대 방향으로 비트는 것이 포인트이다.

그 외 수중 트레이닝

오른쪽의 수중 트레이닝도 자주 실시하는 것들이다. 레크리에이션 등을 포함하면 매우 다양하게 변형할 수 있다. 지구력 트레이닝을 할 때에는 운동 강도와 심박수의 관리가 중요하지만, 수중에서 심박수를 계측하는 것은 어렵다. 방수형 심박계도 있지만 보통은 RPE(P.108 참조)에 따라 판단하면 된다. 물속에서 심박수가 낮아지지 않는지도 항상 유의한다.

아쿠아로빅

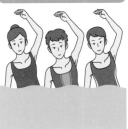

물속에서 실시하는 에어로빅 댄스. 땅 위에서는 충격이 크지만 물속에서는 부력 때문에 신체 부담이 적다.

수영

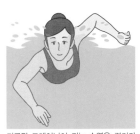

지구력 트레이닝이 되는 수영은 경기가 아니라, 천천히 10분 이상 계속하는 비교적 낮은 강도의 헤엄이다.

운동 강도

- 트레이닝 시에는 운동 강도를 설정하는 것이 중요하다.
- 근력 트레이닝에는 최대 반복 횟수를 사용한다.
- 지구력 트레이닝에는 자각적 운동 강도를 사용한다.

근력 트레이닝의 지표 'RM'

스포츠 트레이닝에서 효과를 올리려면 강도 설정이 가장 큰 열쇠이다. 운동 강도의 지표를 고려해서 무리가 없는 트레이닝 계획을 세우는 것이 중요하다.

근력 트레이닝에서는 일정 중량을 최대 몇 회 반복해서 들어 올릴지를 강도 지표로 삼는다. 이를 리피티션 맥시멈(최대 반복 횟수)이라고 하며, 보통 RM으로 줄여 부르기도 한다.

예를 들어 80kg을 1회밖에 들어 올리지 못하는 경우, 1RM은 80kg이 된다. 한편 70kg을 들어 올리는 것이 10회 가능하면 70kg은 10RM이다. 근력 트레이닝은 먼저 10RM의 중량에서 시작하고, 쉽게 할 수 있게 되면 중량을 올리는데, 이때도 10RM이 되는 무게로 한다. 이것도 쉽게 할 수 있게 되면 다음 10RM으로 레벨을 높인다. 이를 점진적 오버로드라고 한다.

지구력 트레이닝의 지표 'RPE'

지구력 트레이닝에서는 운동의 '힘듦'을 강도의 기준으로 삼는다. 자각적 운동 강도(주관적 작업 강도)라고 하는데, 보통 RPE로 줄여 사용할 때가 많다. 운동을 실시하는 본인 자신이 '어떻게 느끼는가'에 기반을 두어서 수준을 나눈다. RPE를 기준으로 하면 자신의 페이스대로 무리하지 않고 트레이닝을 할 수 있으므로 오버워크를 방지할 수 있다. 심박수나 AL/LT(P.118 참조) 등의 데이터를 병용하면 보다 고도의 트레이닝이 된다.

그 외에 안정 시와 운동 시의 에너지 소비를 비교하는 멧츠(METs)도 자주 사용되는 강도 지표이다.

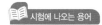
시험에 나오는 용어

리피티션 맥시멈
Repetition Maximum의 앞 글자를 따서 RM이라고 표시한다. 최대 반복 횟수란 의미이다.

자각적 운동 강도(RPE)
Rate of Perceives Exertion. 줄여서 RPE. 스웨덴에서 고안된 지표로, '보르그 스케일'이라고 불리기도 한다.

키워드

멧츠(METs)
Metabolite(대사 생성물)가 어원이다. 단수로는 MET이지만, 이 역시 멧츠라고 읽는 경우가 많다. 산소 소비량에 기반을 둔 지표로, 체중 1kg의 1시간당 에너지 소비(kcal)는 멧츠 수치에 가까운 것으로 알려져 있다. 예를 들어 50kg인 사람이 6METs의 운동을 30분간 했을 때, 소비 열량은 50×6×0.5이므로 150kcal라고 어림잡을 수 있다. 종래는 앞의 값에 다시 1.05를 곱하는 계산식이 사용되었지만, 근래에는 계산의 번잡함을 피하기 위해 미국스포츠의학회를 중심으로 이 계수를 곱하지 않아도 된다는 방식이 주류가 되었다. 이 책에서는 여기에 기반을 두어 1.05를 곱하지 않는 계산식을 사용한다.

최대 반복 횟수 (리피티션 맥시멈: RM)

RM은 근력 트레이닝의 강도 지표이다. (P.108 참조) 근비대를 목표로 삼고 있다면 10RM의 무게에서 트레이닝을 시작하는 것이 좋다. 트레이닝을 거듭하며 10RM을 쉽게 할 수 있게 되면 무게를 올려 간다.

리피티션 맥시멈

강도(%) (최대 근량에 대한 비율)	RM (최대 반복 횟수)	기대하는 주요 효과
100	1	집중력(신경계)·근력
95	2	
93	3	
90	4	집중력·근비대·근력
87	5	근비대·근력
85	6	

80	8	
77	9	
75	10~12	
70	12~15	근비대·근력·근지구력
67	15~18	
65	18~20	근지구력
60	20~25	
50	30~	

〈짧은 건강 지식〉 일본 공익 재단법인 다카마쓰시 스포츠진흥사업단
※ RM에 대응하는 '기대할 수 있는 효과'는 예시이며, 절대적인 것은 아님.

자각적 운동 강도(RPE)

20	
19	굉장히 힘듦
18	
17	상당히 힘듦
16	
15	힘듦
14	
13	조금 힘듦

12	
11	쉬움
10	
9	상당히 쉬움
8	
7	굉장히 쉬움
6	

자각적 운동 강도(RPE)는 안정 시를 6, 한계를 20으로 두고, 15단계로 강도를 구분한다. 수치는 심박수의 약 1/10이 되도록 설정되어 있다. 12~13의 '조금 힘듦' 정도의 운동이 장거리달리기 트레이닝, 건강 증진에도 가장 적당한 수준이다.
※ 심박수는 20세의 평균값에 기반한 것으로 연령 차나 개인차가 있으며, 절대적인 값은 아니다.

〈공인 스포츠 트레이너 교재〉 일부 발췌, 일본체육협회

멧츠(METs)

멧츠	3멧츠 이상의 운동 예시
3.0	볼링, 배구, 스포츠댄스(왈츠, 삼바, 탱고), 필라테스, 태극권
3.5	사이클 에르고미터(30~50와트), 자신의 몸무게를 이용한 가벼운 근력 트레이닝(경·중도), 체조(집에서, 경·중도), 골프(손으로 끄는 카트 사용), 카누
3.8	전신을 사용하는 비디오게임(스포츠·댄스)
4.0	탁구, 파워 요가, 국민체조 1
4.3	약간 빨리 걷기(평지, 약간 빠르게=93m/분), 골프(클럽을 메고 운반)
4.5	테니스(더블)※, 수중 워킹, 국민체조 2
4.8	수영(천천히 하는 배영)
5.0	상당히 빨리 걷기(평지, 빠르게=107m/분), 야구, 소프트볼, 서핑, 발레(모던, 재즈)
5.3	수영(천천히 하는 평영), 스키, 아쿠아로빅
5.5	배드민턴
6.0	천천히 달리는 조깅, 웨이트 트레이닝(고강도, 파워리프팅, 보디빌딩), 농구, 수영(천천히 헤엄치기)

멧츠	3멧츠 이상의 운동 예시
6.5	산에 오르기(0~4.1kg의 짐을 들고)
6.8	사이클 에르고미터(90~100와트)
7.0	조깅, 축구, 스키, 스케이트, 핸드볼※
7.3	에어로빅, 테니스(싱글)※, 산에 오르기(약 4.5~9.0kg의 짐을 들고)
8.0	사이클(약 시속 20km)
8.3	러닝(134m/분), 수영(자유형, 보통 속도, 46m/분 미만), 럭비※
9.0	러닝(139m/분)
9.8	러닝(161m/분)
10.0	수영(자유형, 빠르게, 69m/분)
10.3	무도·무술(유도, 유술, 가라테, 킥복싱, 태권도)
11.0	러닝(188m/분), 사이클 에르고미터(161~200와트)

※ 시합의 경우　　　　　〈건강을 위한 신체 활동 기준 2013〉 일본 후생노동성

위 활동의 에너지 소비량은 안정 시 소비량의 몇 배에 해당하는가를 표시한 것으로, 필요로 하는 산소의 양에 기반한다(안정 시 산소 섭취량을 1분당 3.5ml/kg으로 하고, 이를 1METs로 설정). 트레이닝보다 건강 관리의 척도로서 사용되는 경우가 많다.

최대 근력, 과부하, 파워

POINT

- 1RM으로 발휘되는 근력을 최대 근력이라고 한다.
- 근육은 평소보다 강한 부하를 받으면 발달한다.
- 부하를 단계적으로 올리는 점진적 과부하로 트레이닝한다.

근육은 조금 강한 저항을 받으면 발달한다

앞서 다뤘듯이, 근력 트레이닝은 리피티션 맥시멈(RM: 최대 반복 횟수)을 운동 강도의 지표로 삼는다. 일정 중량을 1회밖에 들어 올리지 못하는 경우, 그 무게가 바로 1RM이다. 이때 근육은 최대로 힘을 발휘하는 셈이다. 이를 최대 근력이라고 한다.

근력 트레이닝은 목적에 따라 최대 근력의 몇 %로 실시할 것인가를 설정한다. 실제로는 몇 RM으로 하는가를 정하지만, 이때 부하가 조금 큰 중량을 선택한다. 근육은 약한 저항보다 강한 저항을 받아야 발달하기 때문이다. 이를 과부하(오버로드)의 원칙이라고 한다.

적절한 과부하를 걸면 근육은 쉽게 발달한다. 근력이 향상되면 트레이닝을 시작할 당시의 부하가 가볍다고 느끼게 된다. 그러면 조금 더 큰 부하로 올린다. 그것도 가벼워지면 다시 무겁게 하고…… 이런 방식으로 강도를 단계적으로 올려 가면 높은 효과를 얻을 수 있다.

근육은 순간적으로 큰 힘을 발휘하는 작용도 한다. 이를 근파워(또는 간단히 파워)라고 한다. 근파워는 '힘×속도'로 구하는데, 힘이 커지면 속도가 줄어들고, 속도가 올라가면 힘이 적어진다. 이 때문에 근파워의 최댓값(최대 근파워)은 최대 근력의 약 30%라고 한다.

같은 동작을 반복하거나 같은 자세의 유지할 때에도 근력이 필요하다. 이를 근지구력이라고 부른다. 근지구력을 향상시키려면 20~30RM의 근력 트레이닝이 효과적이다.

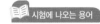

시험에 나오는 용어

근파워
순간적으로 큰 힘을 발휘하는 능력. 힘에 속도를 더한 것이라 생각하면 된다. 근파워는 야구나 배구처럼 구기 종목이나 단거리달리기 등 다양한 스포츠에서 필요하다. 근파워를 단련하는 트레이닝(파워 트레이닝)은 플라이오메트릭이라고 총칭하는 점프 동작이 일반적이다. (P.178 참조)

메모

근지구력
같은 동작을 장시간 반복하는 테니스나 배드민턴, 탁구 같은 경기에 필요한 힘이다. 근지구력을 높이면 근육의 모세 혈관이 발달해서 혈류가 증대하고, 산소가 많이 공급될 수 있다.

최대 근력의 추정

최대 근력은 근력 트레이닝을 실시하기 위해 파악해 두어야 하는 중요한 수치지만, 실제로는 추정하는 데 어려움이 따른다. 가장 큰 걱정은 과도하게 무거운 웨이트를 들어 올리다가 무리를 해서 부상을 입을 위험이다.

때문에 무리하지 않고 들어 올릴 수 있는 수준의 중량부터 1RM의 중량(최대 근력을 발휘하는 중량)을 환산표를 통해 산출해 내는 방법이 고안되어 있다.

%1RM	RM
100	1
95	2
93	3
90	4
87	5
85	6
80	8
77	9
75	10
70	12
67	15
65	18
60	20
60 미만	21~

〈트레이닝 지도자 교재 이론편〉
NPO법인 일본트레이닝지도자협회

[예] 40kg의 웨이트를 10회 반복하는 경우, 오른쪽 표를 보면 40kg은 1RM의 75%에 해당하는 것이 된다. 따라서……

40(kg)÷0.75=약 53(회)≒50(kg)
※안전을 위해 1단위는 절삭

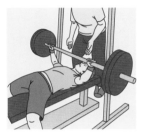

오버로드의 5가지 기준

점진적 오버로드에 기반해 트레이닝 계획을 세울 때는 목적을 명확하게 할 필요가 있다. 즉 근비대 혹은 근력 증진 혹은 근지구력을 목표로 삼을 것인지, 아니면 이들을 조합할 계획인지 등을 말한다. 자신의 목표를 바탕으로 트레이닝 내용을 설정할 때, 그 척도가 되는 기준은 아래 5가지이다.

[1] 부하 강도: 어느 정도의 무게로 실시하는가?
[2] 반복 횟수: 연속으로 몇 회 실시하는가?
[3] 인터벌 시간: 세트 사이의 휴식은 어느 정도 취하는가?
[4] 트레이닝 용량: 총 몇 세트 실시하는가?
[5] 트레이닝 빈도: 1주일간 며칠 실시하는가?

[예] 〈목적: 근비대 + 근력 증진〉
　[1] 부하 강도: 6~12RM
　[2] 반복 횟수: 6~12회
　[3] 인터벌 시간: 1분 이내
　[4] 트레이닝 용량: 3~5세트
　[5] 트레이닝 빈도: 대흉근군 주 1~2일, 소흉근군 주 2~3일
★[예]는 왼쪽의 [1]~[5]에 대응하는 내용이다. '트레이닝 빈도'는 표시되어 있는 것처럼 '1주일간 실시 일수'이다.

최대 근파워

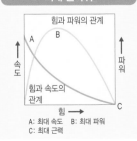

힘과 파워의 관계
A　B
↑ 속도
↑ 파워
힘과 속도의 관계
힘 →
C

A: 최대 속도　B: 최대 파워
C: 최대 근력

근육의 수축 속도(왼쪽 세로축)와 발휘되는 근력의 크기(가로축)의 관계를 그래프로 나타내면, 거의 반비례하는 곡선이 그려진다(힘과 속도의 관계). 이 결과는 근수축이 가장 빠를 때는 근력이 가장 약할 때이고, 근력이 커질수록 수축 속도가 느려진다는 사실을 의미한다. 한편 근파워는 수축 속도와 근력을 곱한 값이므로, 근력과 근파워(오른쪽 세로축)의 관계를 그래프로 나타내면 위로 볼록한 곡선이 그려진다(힘과 파워의 관계). 근파워의 최댓값(최대 근파워)은 근육의 수축 속도와 근력의 수치가 거의 평형일 때 나타나는데, 이는 근력이 최대 근력의 30% 전후일 때이다.

〈개인차로 살펴본 근파워의 특성에 대해〉 (가네코 마사히로(金子公宥), 이카이 미치오(猪飼道夫), 우메노 가쓰미(梅野克身), 〈체육학 연구〉 1970년)

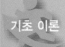

초회복

POINT

- 손상된 근섬유가 회복 후 두꺼워지는 것이 초회복이다.
- 트레이닝 + 1~3일 휴식 패턴을 반복한다.
- 휴식 기간은 피로 해소와 영양 보충에 중점을 둔다.

근섬유는 파괴와 회복을 반복하면서 강해진다

스포츠 센터 등에서 트레이닝 지도를 받을 때면 초회복에 대한 설명을 반드시 듣게 된다. 이는 상당히 유명한 이론으로, 근력 트레이닝 관련자들은 상식처럼 여기는 현상이다.

근력 트레이닝을 할 때에는 과부하(오버로드)하는 것이 포인트인데, 이때 근육의 근섬유에 소규모의 '파손'이 발생한다. 이 파손이 회복되려면 48~72시간이 필요한데, 회복한 근섬유는 파손 전보다 두꺼워진다. 이때 전보다 부하가 걸린 트레이닝을 재개해 다시 근섬유를 손상시키기를 반복한다. 이렇게 함으로써 근육은 비대해지고, 근력은 향상되는 것이다.

휴식 기간에는 피로 해소와 영양 보충이 중요

사실 이런 초회복의 메커니즘은 학술적으로 증명되지는 않았고, 아직 가설의 영역에 머물러 있다. 이런 구조로 설명되지 않는 근비대 사례도 있고, 초회복 가설에 의문을 품는 연구자도 있다. 그러나 휴식을 끼워 넣은 트레이닝의 효과가 높다는 것은 확실하며, 합리적인 주장이라고 할 수 있다.

어쨌든 근력 트레이닝은 1~3일의 휴식을 끼워 넣으면서, 점진적 오버로드로 실시하는 것이 철칙이다. 휴식을 취하는 방법 역시 중요한데, 피로 해소와 영양 보충에 중점을 두고 목욕이나 마사지 같은 케어와 충분한 수면 그리고 당질과 단백질의 적극적인 섭취를 실시해야 한다. 또 완전히 쉬는 것이 아니라 가볍게 유산소 운동을 실시하면 혈류가 증가해 피로 물질을 배출하는 데 효과적이다.

 메모

초회복과 근육량
일반적으로 '근섬유가 파손된다'라고 표현하지만, 실제로는 근조직의 배열이 흐트러지는 정도로 완전히 끊어지는 것은 아니다. 파열되면 부상이므로 치료를 해야 한다. 따라서 자주 언급되는 '근육통은 초회복의 징조'도 올바르지 않다. 피로 해소와 적절한 케어가 필요하다.

초회복 구조에 대한 다른 주장
근섬유 파손설 외에 유전자 전사가 관계하고 있다는 설이나, 근수축에 대한 호르몬 작용 등의 이설이 있다.

초회복으로 설명되지 않는 근비대
자주 언급되는 것이 가압 트레이닝에 의한 근비대이다. 근섬유를 손상시킬 정도의 부하가 걸리지 않음에도 불구하고 근육은 비대해진다. 이런 현상은 근섬유의 손상·회복의 메커니즘으로는 설명할 수 없다.

초회복의 개요

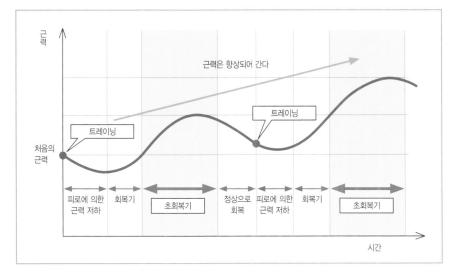

초회복에 요구되는 시간은 일반적으로 48~72시간이지만, 트레이닝의 경험치가 달라 초보자보다 숙련자가 빠르게 회복한다고 한다. 효과를 이끌어내려면 타이밍도 중요하며, 단백질과 당질은 트레이닝 후 빠르게 섭취해 보충하는 것이 바람직하다. 단백질은 근섬유 회복, 당질은 피로 해소를 위한 것이다. 휴식 기간이 너무 길면 근력이 원래 상태로 되돌아가서 의미가 없다. 몇 번 시험해 보고 1~3일 중에 적절한 기간을 확인하는 것이 중요하다. 휴식 기간 중에는 전혀 운동을 하지 않는 것보다 근력 트레이닝 이외의 가벼운 운동(유산소 운동 등)을 하는 편이 효과적이라고도 한다. 단련하는 부위를 날마다 바꾼다면 매일 트레이닝을 실시해도 괜찮다.

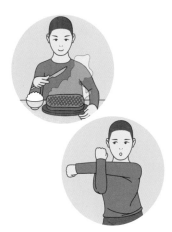

 Athletics Column

근글리코겐의 초회복

요즘은 '초회복' 하면 근력 트레이닝 후의 근비대를 가리키는 경우가 대부분이지만, 본래는 근육에 저장되어 있는 글리코겐의 회복을 가리키는 용어라는 주장도 있다. 글리코겐은 무산소계 대사의 원료로서 근육에 저장되어 있는데, 운동을 해서 모두 소비시키고 당질을 대량으로 섭취하면 글리코겐의 저장량이 운동하기 전의 저장량보다 큰 폭으로 증가한다. 이를 응용한 것이 카보 로딩이다. (P.218 참조)

113

심박수

- 심박수는 산소 섭취량, 더 나아가서는 운동 강도를 반영한다.
- 최대 심박수를 기반으로 목표 심박수를 구하고, 운동 강도의 지표로 삼는다.
- 지구력 트레이닝은 목표 심박수를 유지할 수 있는 강도로 실시한다.

심박수는 운동의 강도를 반영한다

지구력계 운동의 강도 지표로 심박수를 자주 사용한다. 운동을 하면 심박수가 상승하는데, 이는 심장에서 내보내는 단위 시간당 혈액량의 증가를 의미한다. 그만큼 산소가 많이 운반된다는 뜻이다. 심박수는 산소 섭취량을 반영하기도 한다. 운동 강도가 크면 신체의 산소 섭취량도 커지므로 심박수가 더 올라간다. 심박수는 운동 강도를 반영하는 셈이다.

지구력 트레이닝을 할 때에는 목표 심박수를 설정한다

안정 시에도 심장은 쉬지 않고 움직인다. 아무런 운동도 하지 않을 때의 심박수가 기본이 된다. 이를 안정 시 심박수라고 한다. 운동을 시작하면 심박수가 상승한다. 그렇다고 해도 무한하게 상승할 리는 없고, 그 이상은 올라가지 않는 한계치가 있다. 이를 최대 심박수라고 한다.

최대 심박수는 현재 최대한의 힘을 쥐어짜내 운동하고 있음을 의미하지만, 그 상태로 운동을 계속하는 것은 위험하며 효과적이지도 않다. 최대 심박수 직전의 심박수까지 억제하는 것이 중요하다. 트레이닝에 적절한 심박수는 목적 등에 따라 다르지만, 위험 척도가 있으면 안전하고 효율적인 트레이닝이 가능하다.

그러니 반드시 트레이닝의 목적을 감안하고, 목표하는 심박수를 설정한다. 이것이 목표 심박수이며, 일반적으로는 오른쪽 페이지의 계산식으로 간단하게 산출한다. 지구력 트레이닝은 이런 목표 심박수를 달성하고 유지할 수 있는 강도로 운동을 실시한다.

 키워드

안정 시 심박수
아무런 운동도 하지 않을 때의 심박수로, 계측할 때는 기상 전에 바닥에 누워 안정하고 있는 상태로 재는 것이 좋다.

최대 심박수
최대 심박수는 러닝 머신 등을 사용해 최대 운동량을 기준으로 실측하는 것이 이상적이지만, 전문 기기나 의료적 관리가 필요한 일반적으로 오른쪽 페이지의 계산식으로 산출한다. 그러나 고령자나 체력이 약한 사람은 210 또는 215를 기본값으로 설정하는 것이 적절하다는 의견도 있다. 또 미국스포츠의학회가 추천하는 '206.9 − 연령 × 0.67' 식도 있다.

 메모

스포츠 심장은 질병이다?
트레이닝을 하며 심근이 두꺼워지거나 용적이 확장되어 본래보다 기능이 향상된 심장을 '스포츠 심장'이라고 부른다. 심장 박동 1회당 혈액량이 증가하는 등의 장점이 많지만, 심장병이나 돌연사와 관련이 있다는 부정적인 견해도 있다. 인과 관계의 유무를 포함해 연관성은 해명되지 않았지만, 만약을 위해 매일 메디컬 체크를 하는 것을 추천한다.

최대 심박수

연령	최대 심박수 (회/분)			연령	최대 심박수 (회/분)			연령	최대 심박수 (회/분)		
	개인차 하한 (−10)	중앙값 (220 − 연령) (±0)	개인차 상한 (+10)		개인차 하한 (−10)	중앙값 (220 − 연령) (±0)	개인차 상한 (+10)		개인차 하한 (−10)	중앙값 (220 − 연령) (±0)	개인차 상한 (+10)
20	190	200	210	40	170	180	190	60	150	160	170
21	189	199	209	41	169	179	189	61	149	159	169
22	188	198	208	42	168	178	188	62	148	158	168
23	187	197	207	43	167	177	187	63	147	157	167
24	186	196	206	44	166	176	186	64	146	156	166
25	185	195	205	45	165	175	185	65	145	155	165
26	184	194	204	46	164	174	184	66	144	154	164
27	183	193	203	47	163	173	183	67	143	153	163
28	182	192	202	48	162	172	182	68	142	152	162
29	181	191	201	49	161	171	181	69	141	151	161
30	180	190	200	50	160	170	180	70	140	150	160
31	179	189	199	51	159	169	179	71	139	149	159
32	178	188	198	52	158	168	178	72	138	148	158
33	177	187	197	53	157	167	177	73	137	147	157
34	176	186	196	54	156	166	176	74	136	146	156
35	175	185	195	55	155	165	175	75	135	145	155
36	174	184	194	56	154	164	174	76	134	144	154
37	173	183	193	57	153	163	173	77	133	143	153
38	172	182	192	58	152	162	172	78	132	142	152
39	171	181	191	59	151	161	171	79	131	141	151

최대 심박수 = 220 − 연령 (개인차 ± 10)

안정 시 심박수는 남성 60~70, 여성 65~75로, 연령별 변화는 적다. 한편 최대 심박수는 연령이 높아질수록 그에 따라서 줄어든다. 일반적으로는 위의 계산식으로 구하는 경우가 많지만, ±10 정도의 개인차가 있다는 것도 유의해야 한다. 계산식으로 구한 값을 중앙값으로 두고(±0), 개인차 하한(−10)과 상한(+10)을 구한다. 이 표에 따르면, 20세의 최대 심박수는 '190~210 범위 내'인데, 이는 어디까지나 '기준'일 뿐이며 개인별 최대 심박수는 메디컬 체크를 받은 뒤 소견에 따라 결정하는 것이 이상적이다.

목표 심박수의 산출법

목표 심박수 = (최대 심박수 − 안정 시 심박수) × 목표 운동 강도 + 안정 시 심박수

※ '목표 운동 강도'는 퍼센트를 소수로 환산해서 대입한다. (예: 60% → 0.6)

일반적으로 '카르보넨 공식'이라 알려진 계산식이다. 운동 강도는 아래의 식으로 정의된다.

운동 강도 = (심박수 − 안정 시 심박수) ÷ (최대 심박수 − 안정 시 심박수) × 100

목표 운동 강도는 체력이 낮은 사람은 40% 정도, 건강 유지를 목표로 하는 경우에는 50~60%, 지구력 향상이 목적인 경우라면 스포츠 애호가는 50~65%, 경기 출장을 목표로 하는 운동선수는 70%로 설정하는 것이 일반적이다.

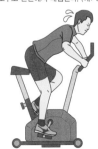

최대 산소 섭취량

- 최대 산소 섭취량은 신체의 산소 섭취 능력을 나타낸다.
- 실측에 어려움이 있기 때문에 추정 최대 산소 섭취량이 사용된다.
- 추정 최대 산소 섭취량은 수식이나 환산표로 간단하게 구할 수 있다.

산소를 얼마나 섭취할 수 있는가를 나타낸다

전신 지구력의 수준은 같은 운동을 일정 시간 실시한 후, 높아진 심박수가 안정 시의 상태로 되돌아오기까지의 시간을 척도로 삼는 방법이 있지만, 보다 객관적인 지표로서 폐가 1분간 들이마시는 산소의 최대량으로 판단하는 방법도 있다. 산소 섭취량은 최대 강도의 운동을 최대한의 힘으로 실시할 때 최대가 된다. 이것이 바로 최대 산소 섭취량(VO_2max)으로, 1분간 체중 1kg당 몇 ml를 섭취했는가로 나타낸다. 성인 남성은 40~45ml/kg/분이 표준이지만, 운동선수는 당연히 일반인보다 그 값이 크고, 뛰어난 장거리달리기 선수는 90ml/kg/분에 가까운 경우도 있다. 산소의 섭취량은 순환계의 기능과도 관련이 있으므로 건강 관리의 지표로도 사용된다.

최대 산소 섭취량은 에르고미터나 러닝 머신(트레드밀)으로 운동을 실시하면서 날숨의 성분을 분석해서 측정한다. 다만 대규모 전용 장비가 필요해 쉽게 측정할 수 없다. 때문에 산소 섭취량과 밀접한 관계가 있는 심박수를 통해 추정 최대 산소 섭취량을 구하는 방법이 사용되고 있다. 구체적으로는 에르고미터로 강도를 바꿔 가면서 운동을 실시하고(3단계 이상), 강도에 따른 심박수, 연령, 최대 심박수를 정의한 수식에 대입해 구한다.

다만 이 역시 강도를 바꿔서 운동을 하고 계산해야 하는 수고가 든다. 그래서 보다 간단한 환산표를 사용하는 방법이 보급되어 있다. 12분간 달린 거리를 통해 구하는 쿠퍼 테스트와 왕복달리기의 반환 횟수로 구하는 왕복 오래달리기이다. 이 책에서는 일본 문부과학성의 신체력 테스트에 채용된 20m 왕복 오래달리기에 의한 방법을 오른쪽 페이지에 소개한다.

시험에 나오는 용어

추정 최대 산소 섭취량
추정 최대 산소 섭취량은 산소량을 직접 계측하지 않고 관련 수치들을 통해 산출하므로 정밀도가 높지 않다는 사실을 고려해야 한다.

쿠퍼 테스트
12분간 주행한 뒤 도달 거리를 통해 최대 산소 섭취량을 추정하는 방법이다. 미 공군 군의관 출신으로 에어로빅을 제창한 케네스 쿠퍼가 고안했기 때문에 붙은 이름이다. 일반용과 운동선수용 환산표가 있다.

왕복 오래달리기
1980년대 초반에 유럽에서 제창된 방법으로, 일본 문부과학성이 2001년부터 신체력 테스트에 도입함으로써 널리 알려지게 됐다. 페이스메이커의 신호만 있으면 실시할 수 있어 손쉽고, 여러 가지 데이터를 얻을 수 있다.

20m 왕복 오래달리기에 의한 추정 최대 산소 섭취량 측정

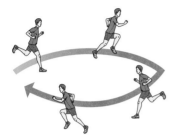

최대 산소 섭취량을 측정하기 위해서는 대규모 장비가 필요하므로 설비가 갖춰져 있는 시설에 가야 계측할 수 있다. 그래서 환산표를 통해 산출하는 간단한 방법이 보급되어 있다. 일본 문부과학성이 매년 실시하는 신체력 테스트의 20m 왕복 오래달리기도 그중 하나이다. 조금씩 페이스를 올려야 할 때마다 신호를 주는 페이스메이커에 맞춰 왕복 달리기를 반복하고, 따라오지 못하게 됐을 때의 반환 횟수를 환산표에 대조해 최대 산소 섭취량을 추정한다.

■ 20m 왕복 오래달리기(셔틀 런) 최대 산소 섭취량 추정표

반환 횟수	추정 최대 산소 섭취량 (ml/kg/분)	반환 횟수	추정 최대 산소 섭취량 (ml/kg/분)	반환 횟수	추정 최대 산소 섭취량 (ml/kg/분)	반환 횟수	추정 최대 산소 섭취량 (ml/kg/분)
8	27.8	46	36.4	84	44.9	122	53.5
9	28.0	47	36.6	85	45.1	123	53.7
10	28.3	48	36.8	86	45.4	124	53.9
11	28.5	49	37.0	87	45.6	125	54.1
12	28.7	50	37.3	88	45.8	126	54.4
13	28.9	51	37.5	89	46.0	127	54.6
14	29.2	52	37.7	90	46.3	128	54.8
15	29.4	53	37.9	91	46.5	129	55.0
16	29.6	54	38.2	92	46.7	130	55.3
17	29.8	55	38.4	93	46.9	131	55.5
18	30.1	56	38.6	94	47.2	132	55.7
19	30.3	57	38.8	95	47.4	133	55.9
20	30.5	58	39.1	96	47.6	134	56.2
21	30.7	59	39.3	97	47.8	135	56.4
22	31.0	60	39.5	98	48.1	136	56.6
23	31.2	61	39.7	99	48.3	137	56.8
24	31.4	62	40.0	100	48.5	138	57.1
25	31.6	63	40.2	101	48.7	139	57.3
26	31.9	64	40.4	102	49.0	140	57.5
27	32.1	65	40.6	103	49.2	141	57.7
28	32.3	66	40.9	104	49.4	142	58.0
29	32.5	67	41.1	105	49.6	143	58.2
30	32.8	68	41.3	106	49.9	144	58.4
31	33.0	69	41.5	107	50.1	145	58.6
32	33.2	70	41.8	108	50.3	146	58.9
33	33.4	71	42.0	109	50.5	147	59.1
34	33.7	72	42.2	110	50.8	148	59.3
35	33.9	73	42.4	111	51.0	149	59.5
36	34.1	74	42.7	112	51.2	150	59.8
37	34.3	75	42.9	113	51.4	151	60.0
38	34.6	76	43.1	114	51.7	152	60.2
39	34.8	77	43.3	115	51.9	153	60.4
40	35.0	78	43.6	116	52.1	154	60.7
41	35.2	79	43.8	117	52.3	155	60.9
42	35.5	80	44.0	118	52.6	156	61.1
43	35.7	81	44.2	119	52.8	157	61.3
44	35.9	82	44.5	120	53.0		
45	36.1	83	44.7	121	53.2		

※ 페이스메이커는 전용 CD가 시중에 판매되고 있다.

〈신체력 테스트 실시 요강〉 일본 문부과학성

AT/LT

POINT
- 무산소성 작업 역치·젖산성 작업 역치로, 전신 지구력의 목표를 가리킨다.
- 지구계 운동으로 무산소계 대사가 발동되는 전환점이다.
- 혈액으로 계측하기가 어려우므로 심박수를 통해 추정하는 것이 일반적이다.

유산소계 대사에 무산소계 대사가 더해지는 전환점

전신 지구력의 객관적인 지표로 무산소성 작업 역치(AT) 또는 젖산성 작업 역치(LT)가 있다. 이는 혈중 산소의 소비량과 혈중 젖산의 증가 중 어디에 주목할 것인가에 따라 호칭이 다를 뿐, 수치가 의미하는 것은 어느 쪽이든 같다. 유산소계 대사가 중심인 지구성 운동에 있어서 무산소계 대사의 투입이 시작되는 운동 강도를 나타낸다.

전신 지구력의 기준치

지구계 운동은 큰 근육을 필요로 하지 않기 때문에 무산소계 대사는 그대로 두고, 유산소계 대사(TCA 회로계)가 선행된다. 그러나 운동 시간을 연장하거나 속도를 올리거나 해서 강도를 높이면, 어느 시점에서 TCA 회로에 투입되는 산소가 부족해지고, 무산소계 대사가 발동한다. 이때의 운동 강도가 AT(또는 LT)에 해당한다. 무산소계 대사 중 해당계에서는 피르빈산이 생기고, 아세틸 코엔자임 A로 변환되어 TCA 회로에 투입되지만, 이것이 과잉되면 피르빈산은 젖산에 분해된다. (P.61 참조) AT/LT를 넘기면 혈중 젖산이 증가한다.

전신 지구력이 높은 사람일수록 산소 섭취 능력이 높으므로 무산소계 대사의 시작이 늦어지고, AT/LT가 커진다. AT/LT를 높이면 전신 지구력도 향상되지만, 혈중 산소나 젖산의 양은 간단하게는 계측할 수 없다. 따라서 심박수에서 추정하는 방법이 있다. 예비 심박수(심박 예비량)의 40~60%의 심박수, 다시 말해 RPE의 '조금 힘듦'(12~13)이 되는 강도를 AT/LT라고 간주한다.

시험에 나오는 용어

무산소성 작업 역치(AT)
Anaerobics Threshold의 앞 글자를 딴 것이다.

젖산성 작업 역치(LT)
Lactate Threshold의 앞 글자를 딴 것이다.

키워드

젖산
해당계에서 포도당으로부터 ATP를 추출해 낸 후 생성되는 피르빈산을 아세틸코엔자임A로 변환할 때 생성된다. 오랫동안 젖산의 축적이 피로의 원인으로 여겨졌지만 최근 젖산 생성 과정에서 발생하는 수소이온에 의해 근육 내부가 산성으로 몰리는 것이 피로의 원인으로 간주되고 있다.

메모

OBLA(onset of blood lactate accumulation)
LT를 넘어서 생성된 젖산은 혈액을 통해 간으로 운반되어 글리코겐으로 재합성된다. 그러나 젖산의 생성이 증가해 간으로 가지 못하면 근육 내에 축적되게 된다. 이런 전환점을 혈중젖산축적개시점(OBLA)이라고 한다.

무산소성 작업 역치(AT) · 젖산성 작업 역치(LT)

대사에 사용하는 산소에 주목할 것인가, 대사 생성물인 젖산에 주목할 것인가에 따라 호칭이 다를 뿐, 사실 AT나 LT를 동일한
지표로 생각해도 무방하지만 반드시 일치한다고는 할 수 없다.
젖산이 분해되면 이산화탄소가 발생하는 것을 응용해, 날숨에 포함된 이산화탄소의 양이 증가하는 시점을 환기성 작업 역치
(VT: Ventilation Threshold)라 부르기도 한다.

■ 점증 운동 테스트와 젖산치

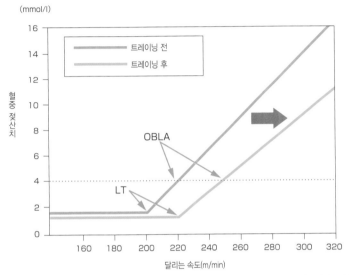

〈공인 스포츠 지도자 양성 교과서 공통과목 Ⅲ〉 일본체육협회

위 그래프는 달리는 속도와 젖산의 혈중 농도 관계를 나타낸다. 달리는 속도(곧 운동 강도)를 서서히 올려가면 어느 시
점에서 젖산 농도가 상승한다. 이것이 LT(AT)다. 속도(운동 강도)를 더 올리면 처리할 수 없는 젖산이 체내에 축적되기
시작한다. 이 전환점이 OBLA로 젖산이 1L당 약 4mmol의 농도에 달했을 때를 가리킨다. LT(AT)나 OBLA는 트레이닝
을 누적하다 보면 오른쪽 방향(다시 말해 보다 높은 운동 강도에 대응할 수 있는 신체가 되는)으로 변화할 수 있다.

Athletics Column

AT/LT를 추정하는 간이 계산식

AT/LT의 추정 심박수 = 예비 심박수 × 0.6   ※ 예비 심박수(심박 예비량) = 최대 심박수 − 안정 시 심박수

이 식으로 구한 심박수에 다다르는 운동 강도를 AT/LT로 간주한다. 어디까지나 추정값이므로, 실제 AT/LT와 정확
히 일치한다고는 볼 수 없다. 또 여기에서는 0.6을 곱했지만, 이 숫자는 개인에 따라서, 또 연구자에 따라서도 다르다.
운동선수는 조금 큰 숫자(0.7~0.75)를 곱해서 구하는 경우도 있다. 어쨌든 참고 자료로만 쓰는 편이 좋다.

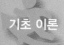

노화와 체력

POINT

- 체력은 연간 약 1%씩 쇠퇴한다고 한다.
- 트레이닝으로 체력의 쇠퇴를 늦출 수 있다.
- 고령자의 로코모티브 신드롬에는 근력 트레이닝이 효과가 있다.

노화에 따른 체력 저하를 트레이닝으로 늦춘다

체력은 20세쯤 절정을 맞고, 그 후부터 점점 저하되어 간다. 그 비율은 1년에 약 1%라고 하며, 이는 남녀노소 큰 차이는 없다.

체력이 쇠퇴하는 원인에는 여러 가지가 있지만, 노화가 그중 가장 두드러진 것이라고 해도 과언이 아니다.

그렇다면 노화에 의한 체력 저하를 막거나 늦추는 것이 가능할까. 사실 일상적인 운동 습관은 체력 저하를 막거나 늦추는 데 상당히 중요한 역할을 맡고 있다. 게다가 청년기에 얼마나 운동을 했는가가 아니라 현재 자신의 체력에 맞는 운동을 일상적으로 하고 있는지 아닌지에 달려 있다.

요컨대 스포츠 트레이닝은 체력의 저하를 막는다는 면에 있어 누가, 언제 시작해도 장점이 크다.

고령자의 로코모티브 신드롬은 근력 트레이닝으로 해결

근래 고령자의 로코모티브 신드롬(P.94 참조)이 의료 · 간병 문제와 관련해 큰 관심사가 되고 있다. 이 문제를 해결하는 데에는 스포츠 트레이닝, 특히 하체 근력과 근지구력 강화가 최고의 특효약이다. 가벼운 자중 트레이닝(P.100 참조)을 실시하는 것만으로 충분히 효과를 거둘 수 있다.

그러나 고령자는 균형 능력도 감퇴하므로 트레이닝 시 넘어지지 않도록 주의해야 한다. 체온의 조절 기능도 쇠퇴하므로 온열 질환(P.210 참조)도 주의해야 한다. 트레이닝 시 꾸준히 수분을 보충하고, 절대로 무리하지 않아야 한다.

 메모

학생 시절의 운동 활동

노화에 동반하는 체력의 쇠퇴 경향과 학생 시절 운동부에서 활동했던 경험의 유무는 그다지 상관성이 보이지 않는다. 그렇다고 해서 어린 시절의 운동 경험이 무의미하다는 것은 아니다. 각자의 체력 수준은 어느 연령대에서나 과거에 운동 경험이 있는 사람이 그렇지 않은 사람보다 우수하다. 운동 경험이 있는 사람은 사회인이 돼서도 생활 속에서 스포츠를 즐기는 경향이 있고, 그것이 체력에 반영된다고 볼 수 있다.

로코모티브 신드롬

Locomotive Syndrome

뼈, 척추, 관절, 신경, 근육 등 운동과 관련된 기관이 약해져 통증이 생기고, 점차 운동 기능이 약해지면서 나중에는 걷는 데에 어려움을 느끼는 질환이다. 2007년 일본 정형외과학회에서 처음 제안한 개념으로, '운동 기능 저하 증후군'이라고도 한다.

〈시사 상식 사전〉박문각

노화에 동반되는 체력의 변화

나이에 따른 체력 변화는 일본 문부과학성의 '체력·운동 능력 조사' 결과에서도 확인할 수 있다. 왼쪽은 몸통의 근력과 근지구력을 측정한 '윗몸일으키기', 오른쪽은 전신 지구력을 측정한 '20m 왕복 오래달리기'의 그래프(평균값)인데, 양쪽 모두 18세쯤부터 저하되고 있음을 알 수 있다. 다른 체력 요소도 비슷한 경향을 보인다.

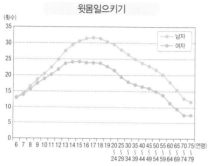

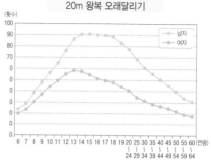

〈2015년 체력·운동 능력 조사 결과 개요〉 일본 문부과학성

운동 습관의 유무와 고령자의 체력

65세 이상의 고령자를 대상으로 실시한 10m 장애물 보행의 결과를 일상적인 운동 습관의 유무와 대조해서 나타낸 그래프이다. 남녀 모두 일상에서 운동을 하는 사람일수록 기록이 좋다는 것을 알 수 있다. 75세 이상이 되면 기록이 크게 내려가지만, 그래도 '거의 매일 운동하는 사람'은 그 외의 사람보다 체력 저하의 정도가 적다는 것을 확인할 수 있다.

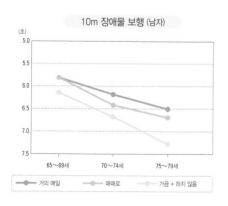

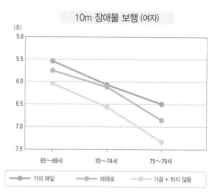

〈2014년 체력·운동 능력 조사 결과 개요〉 일본 문부과학성

● 10m 장애물 보행: 2m 간격으로 놓인 6개의 장애물을 넘어, 10m를 걷는 시간을 잰다.
● 거의 매일: 주 3~4일 이상, 때때로: 주 1~2일 정도, 가끔: 월 1~3일 정도

121

여성과 트레이닝

 POINT

- 여성은 월경을 고려하며 트레이닝을 실시할 필요가 있다.
- 여성 운동선수는 3가지 징후(섭식 장애, 무월경, 골다공증)에 주의해야 한다.
- 완경(폐경)에 동반하는 골밀도 저하와 골다공증에도 주의해야 한다.

여성 운동선수의 월경

여성에게는 스포츠를 계속해 나감에 있어서 특유의 어려움이 있다. 바로 월경이다. 월경 전후로 유방통이나 체력 저하, 하복부통, 요통 등 여러 가지 증상을 보이며 컨디션이 저하되는 사람도 있다. 또 정신적으로 불안정해지는 사람도 적지 않다.

이러한 컨디션 저하는 당연히 스포츠 트레이닝에도 영향을 미친다. 경기일을 고려해 월경 주기를 의도적으로 조정하는 운동선수도 있을 정도이다.

그렇다고 해도 월경과 운동 기량의 상관성은 아직 연구 단계로, 신뢰할 만한 결과는 없다. 개인차도 있어 우선은 자신의 몸 상태를 확실하게 파악해 패턴화하고, 무리 없는 스케줄을 세운다.

무월경과 폐경, 골다공증도

근래 들어 여성 운동선수의 3가지 징후에 주목도가 높아지고 있다. 섭식 장애, 운동성 무월경, 골다공증(P.200 참조) 등인데, 이러한 증상에 월경이 크게 관여한다.

운동성 무월경은 일반 여성보다 높은 비율로 운동선수 여성에게 발생하기 쉬운 월경 이상을 말한다. 정신적 스트레스, 체지방의 감소, 운동에 의한 호르몬 분비의 변화 등이 원인이라고 한다.

무월경이 되면 여성 호르몬이 감소하고, 배란이 되지 않는다. 배란이 되지 않으면 임신이 어려워질 뿐만 아니라, 골밀도도 낮아지는 등 골다공증의 위험도 높아진다. 왜냐하면 여성 호르몬인 에스트로겐은 골아세포의 활성화와 파골 세포의 억제에 작용하기 때문이다.

 시험에 나오는 용어

섭식 장애
이른바 거식증과 과식증이 있다. 모두 신경성 장애로. 체급이 있는 종목이나 심미계 스포츠 등에서 체중 조절에 대한 과도한 집착을 계기로 발생하는 경우가 많다. 섭식 장애 상태로 트레이닝을 계속하면 기량 저하뿐만 아니라 신체에 큰 손상을 입게 되므로 주의가 필요하다.

 키워드

에스트로겐
여성 호르몬의 하나로 난포에서 분비되고, 난자의 성숙과 자궁내막의 비후, 골아세포의 활성화에 작용한다.

 메모

갱년기 장애
폐경 전후에 일어나는 호르몬 밸런스 변화와 동반하는 증상을 통틀어 일컫는 말로, 두근거림. 얼굴 열 오름 등의 구체적 불안정이나 정신적 불안정을 일으킨다. 스포츠 트레이닝이 증상 개선에 효과가 있으며, 특히 정신적 불안정을 개선하는 데 유산소 운동의 효과가 높다고 한다.

일반 여성과 운동선수의 월경 주기 비교

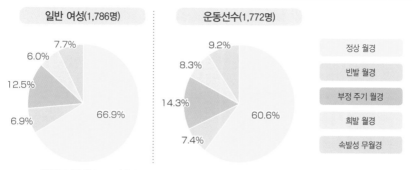

일반 여성(1,786명)	운동선수(1,772명)	
7.7%	9.2%	정상 월경
6.0%	8.3%	빈발 월경
12.5%	14.3%	부정 주기 월경
6.9%	7.4%	희발 월경
66.9%	60.6%	속발성 무월경

독립행정법인 일본스포츠진흥센터, 국립스포츠과학센터, 〈여성 운동선수를 위한 컨디셔닝 북〉 2013년, P.9

여성 운동선수는 무월경 등 월경 이상을 겪는 비율이 극히 높다. 위 그래프는 일반 여성과 여성 운동선수의 속발성 무월경, 희발 월경, 부정 주기 월경, 빈발 월경 비율을 비교한 것으로, 모든 결과에서 운동선수가 일반 여성을 상회하고 있다. 이 합계는 전체의 4할 가까이 되며, 여성 운동선수의 실제 5명 중 2명이 월경 이상을 겪고 있다는 뜻이다.

골다공증의 연령대별 유병률

아래는 골다공증을 일으키기 쉬운 부위인 요추와 대퇴골에서 골다공증의 발생 경향을 나타낸 그래프이다. 고령 여성에게 골다공증 발생률이 극히 높다는 것을 알 수 있다. 60세 이후에 급증하는 까닭으로 골밀도가 폐경과 관련 있음을 의심할 수 있다. 이에 대한 대책으로 칼슘과 비타민 D의 섭취와 트레이닝이 강하게 권장된다. 다리의 뼈에 직접 부하를 가하는 워킹이나 조깅 같은 근력 트레이닝을 실시하고, 근육에서 뼈에 자극을 주는 것도 좋다.

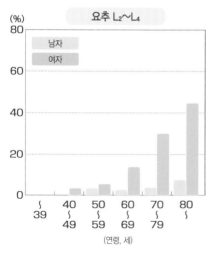

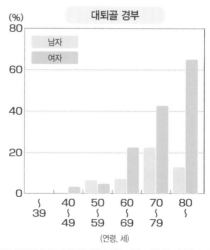

일본골다공증학회 〈골다공증의 예방과 치료 가이드라인 2015년판〉 P.4

성장기의 트레이닝

- 어린이에게 어른과 동일한 트레이닝을 시키는 것은 무모하다.
- 스캐몬 곡선에 나타난 발달 경향을 따른다.
- 3~14세의 트레이닝은 골든 에이지 이론도 참고한다.

어린이에게는 맞춤 트레이닝을

체력은 20세를 경계로 내리막길에 접어들지만, 태어난 후부터 20세까지는 상승을 계속한다. 인체는 약 20년 동안 최고의 상태를 만들어가는 셈이다. 그 사이에 적절한 운동은 성장을 촉진하고 운동 능력을 키우므로 상당히 중요하다.

그렇다고는 해도 어린이에게 성인처럼 엄격한 트레이닝을 시키는 것은 금지한다. 가끔 '영재 교육'이라며 유소년기부터 특정 종목을 한정해 자신만의 트레이닝법을 어린이에게 강요하는 사례도 볼 수 있으나, 이는 성장 메커니즘을 무시한 학대나 다름없다.

어린이의 성장은 스캐몬 곡선(Scammon Curve)으로 설명할 수 있다. 인체는 똑같이 발달하는 것이 아니고, 기능이나 부위별로 독자적 발달 과정을 밟아간다. 이를 통해 발달이 현저한 시기에 그 기능을 키우는 트레이닝을 실시해야 한다.

연령의 특성을 나타낸 골든 에이지

예를 들어, 12세 정도까지는 신경계가 크게 발달하므로 놀이 동작이나 다양한 운동 종목을 경험시키는 것이 중요하다. 신경계가 작용하는 민첩성이나 반사 능력을 키우는 것이다. 한편 근육은 10세 정도까지 천천히 발달하므로 이 기간에 근력 트레이닝은 적합하지 않다. 뼈에도 악영향을 미쳐 부상을 일으킬 위험도 크다.

어린이의 스포츠 트레이닝에 관한 이론 가운데 근래 골든 에이지 이론이 스포츠 지도자 사이에 상식이 되었다. 골든 에이지 이론은 3세부터 14세까지를 3기로 나눠 각각의 시기에 키워야만 하는 신체 능력을 나타낸 것이다.

키워드

스캐몬 곡선
스캐몬의 성장 곡선. 스캐몬의 발육·발달 곡선 등 다른 이름으로 불리기도 한다. 미국의 의학자이자 인류학자인 리처드 스캐몬이 1928년에 발표했다.

골든 에이지
3~8세를 '프리 골든 에이지', 9~11세를 '골든 에이지', 12~14세를 '포스트 골든 에이지'로 나눠, 각 기간에 맞는 발달의 특색과 키워야 하는 능력을 표시한다. 일본에서는 1990년대에 일본축구협회가 제창해서 널리 알려지게 됐다.

스캐몬 곡선

성장 메커니즘을 설명할 때 자주 사용되는 곡선이다. 20세의 발육 수준을 100%로 치고, 4가지 기관별로 발달 과정을 나타낸다. 실제로는 개인차가 있지만, 전반적인 경향은 잘 반영하고 있다.

일반형
신장과 체중, 복부·흉부 등 장기의 발달 과정을 나타낸다. 근육이나 혈액도 여기에 포함된다. 신생아기와 사춘기에 2회, 크게 발달하는 시기가 있다.

신경형
뇌와 신경계 발달을 나타낸다. 출생 직후부터 급속도로 발달해서 4~5세에 성인의 80%에 도달하며, 12세쯤 완성된다.

림프형
면역 기능을 담당하는 림프샘의 발달 경향이다. 출생 직후부터 급속하게 발달해서 7~8세쯤에는 성인의 수준을 넘어섰다가 12세쯤에는 성인의 2배 가까이 절정을 맞이한 후, 성인 수준으로 떨어진다.

생식형
12세 정도까지 큰 변화는 없지만, 12세를 넘어가면서 급속히 발달한다(제2차 성징). 대부분 여성의 변화가 빠르고, 초경은 평균 12.7세이다(한국보건사회연구원)

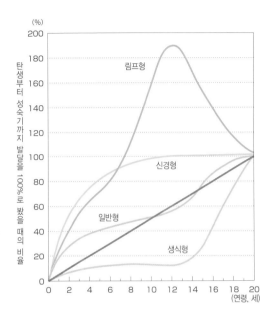

골든 에이지 이론과 개요

프리 골든 에이지
[3~8세]

동작의 기본과 감각을 몸에 익히는 시기

뇌나 신경의 발달이 현저한 시기로, 밸런스나 조정력, 동체 시력 등도 길러진다. 다양한 놀이나 스포츠를 통해 여러 가지 동작을 경험시키는 것이 좋다.

골든 에이지
[9~11세]

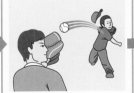

운동 기술과 센스를 습득하는 시기

운동 능력이 가장 크게 키워지는 시기로, 기본 동작(달리기, 던지기, 점프)의 습득과 기초 체력 향상에 적합하다. 신경계가 발달해 기술과 감각의 습득이 빠르다 .

포스트 골든 에이지
[12~14세]

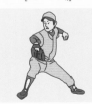

기술의 수준을 유지하고 더 연마하는 시기

신경계가 거의 완성되고, 기술 습득의 속도가 더뎌지므로 지금까지 습득했던 기술의 수준 유지와 질적 향상을 꾀한다. 사고력과 정신력, 집중력을 높이고, 학습해야 할 동작을 촉진한다.

도핑과 싸우는 WADA

유감스럽게도 국제 경기 대회에서 금지 약물 사용 등의 부정행위, 이른바 도핑 문제가 끊이지 않고 있다. 도핑 문제로 우승의 영광과 그간 쌓아온 기록을 삭제당하고, 스포츠계에서 추방당하는 선수도 적지 않다. 해당 종목을 이끌어가고 있는 일류 선수까지 약물에 손을 댄다는 점에서 문제의 심각함을 엿볼 수 있다. 최근에도 러시아 육상계의 부정이 문제가 되었는데, 이를 통해 도핑과 싸우는 WADA라는 국제 기관이 일반인들 사이에서 인지도를 높이기도 했다.

WADA(World Anti-Doping Agency: 세계도핑방지기구)는 금지 약물의 검사와 목록 작성, 부정행위 적발, 도핑 방지에 관한 교육 등을 실행하는 독립 조직으로, 1999년에 설립되었다. 이전까지는 국제올림픽위원회(IOC)가 도핑 방지 활동을 담당해 왔지만, 1998년 투르 드 프랑스(자전거 로드 레이스)에서 적혈구 생산을 촉진해 지구력을 높이는 에리스로포이에틴이라는 약물 사용이 의심되는 선수가 대량 적발되는 사태가 발생하자 전문 기관 설립이 결정되었다. IOC에서 감당할 수 없을 정도로 도핑이 만연했기 때문이다.

도핑에는 금지 약물의 사용 외에도 사전에 채취한 자신의 혈액을 경기 전에 주입해 적혈구를 증가시키는 혈액 도핑이나, 검체 바꿔치기 등의 부정행위가 모두 포함된다. 검출되지 않은 약물이나 적발을 피하는 수단을 연구하는 등 도핑 수법이 점점 교묘해지고 있지만, 한편으로 WADA도 부정을 밝혀내는 방법을 끊임없이 진화시키고 있다. 검체를 8년간 보존하며 새로운 방법으로 계속 재검사를 실시함에 따라 과거의 부정이 밝혀지는 사례도 증가하고 있다.

각종 트레이닝의
이론과 실천

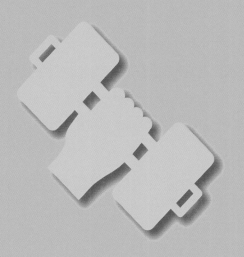

트레이닝의 목적과 계획

POINT
- 트레이닝은 근력과 지구력의 향상을 목적으로 한다.
- 트레이닝은 경기자의 현재 상태에 맞는 목표를 설정하는 것이 중요하다.
- 계획 수립에는 단기부터 장기까지 복합적인 주기 모델에 대한 고려가 필요하다.

경기의 형식이나 개인의 능력에 맞춘 목표 설정

트레이닝이라고 한마디로 말하더라도, 그 목적이나 목표 달성까지의 프로세스는 개인마다 다르다. 자신이 목표로 삼은 스포츠 퍼포먼스의 구조를 명확히 분석한 후, 거기에 맞는 목표를 설정하는 것이 모든 트레이닝에 공통적으로 필요하다.

목표를 설정할 때는 실현 가능성, 시간 자원, 일반성과 전문성, 선수의 발달 단계 등 모든 요소를 충분히 고려해야 한다. 이와 같이 설정된 목표와, 현재의 자신이 놓여 있는 상황에는 분명히 차이가 있다. 이 차이를 냉정하게 분석하고, 원인을 밝혀내기 위한 과제를 찾아내는 것이 중요하다.

트레이닝에 사용할 수 있는 시간 배분에 기반한 계획 세우기

목표와 과제를 설정한 다음에는 구체적인 트레이닝 계획 수립을 한다. 시간 자원을 얼마나 투여할 수 있는지 산출하고, 경기자로서의 초기 발달에서 은퇴까지의 인생 계획부터, 하루 중의 트레이닝 메뉴까지 각각 단기, 중기, 장기의 주기 모델을 만드는 것이 이상적이다.

시험에 나오는 용어

시간 자원
연령이나 생활 주기를 감안했을 때, 스포츠를 계속해 온 햇수, 하루 중 스포츠에 할애하는 시간.

일반성과 전문성
트레이닝의 수단을 분류하는 방법의 하나. 기초 운동 기능이나 체력을 높이기 위한 트레이닝은 일반성이 높고, 시합 등 구체적인 경기로 목표를 좁힌 트레이닝은 전문성이 높다.

키워드

스포츠 퍼포먼스의 구조
특정 스포츠에 임할 때 이상형에 가까워지기 위해서는 설계도로서의 구조 모델이 필요하다.

현실 가능성
스포츠를 하면서 지향하는 목표를 설정할 때, 그것을 얼마나 실현할 가능성이 있는가를 말한다.

Athletics Column

트레이닝에 대한 평가

트레이닝의 효과를 평가하는 것은 경기력 향상의 지침이 되는 각종 측정치이다. 그 결과, 적절하지 않다고 판단된 트레이닝은 목표의 설정 단계로 되돌아가서 재검토한다. 트레이닝 양이 부족한 것은 아닌가, 반대로 오버워크로 피로가 쌓인 것은 아닌가, 그 경기에 적합하지 않은 트레이닝을 선택했던 것은 아닌가 등, 재검토 포인트는 한 가지만이 아니므로 시행착오를 반복하면서 알아가는 방법밖에 없다.

스포츠 트레이닝이 추구하는 목표까지의 과정

스포츠 퍼포먼스가 최종 목표 수준에 도달하기까지는 복합적인 요소를 조합하면서 계획을 수립하고, 트레이닝을 실천하는 사이에도 항상 적정한지 체크하는 것이 중요하다. 효과가 올라가지 않는 트레이닝 계획에는 수정을 가하는 등, 시행착오를 반복하며 검토해야 한다.

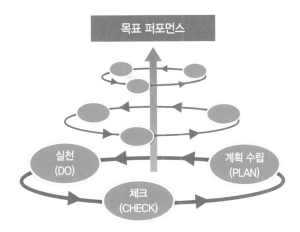

트레이닝 효과가 올라가지 않을 때는 문제점을 찾아 수정한다

트레이닝이라는 것은 단지 아무렇게나 몸을 단련하는 것이 아니다. 최고의 기량을 발휘할 수 있도록 하기 위해서는 정확한 현상 파악과 적절한 목표 설정, 그에 대한 문제 해결의 방법론이 필요하다.

● 트레이닝의 계획 수립에 필요한 항목

스포츠 퍼포먼스의 구조	목적으로 하는 스포츠 퍼포먼스의 구조 분석, 구성 요소의 추출
트레이닝의 목표	목표 설정, 현상 분석, 문제점의 특정, 원인 분석, 우선순위의 결정
트레이닝의 방법	근력 트레이닝, 지구력 트레이닝, 유연성 트레이닝, 조정력 트레이닝, 트레이닝의 조합 방법
트레이닝의 구체적 계획	발달부터 은퇴까지, 초장기 계획(올림픽까지의 일정 등), 장기 계획, 중기 계획, 단기 계획, 1일 계획
시합 행동	시합에 따른 조정, 시합 당일의 행동 전략
트레이닝의 평가	중요 시합의 결과, 테스트 시합의 결과, 필드 테스트, 라보 테스트, 의과학 테스트, 평가와 진단

트레이닝 종목과 조합법

- 트레이닝 종목은 우선순위를 염두에 두고 조합한다.
- 대근육·다수의 근육 → 소근육·국소적 근육의 순서로 단련하는 것이 원칙이다.
- 특히 강화하고 싶은 종목을 최초로 실시하는 방법도 있다.

효율이 높은 트레이닝에는 법칙이 있다

　트레이닝은 복수의 종목을 조합하는 것이 기본이지만, 이런 조합 방법에는 법칙이 있다. 왜냐하면 처음에 실시하는 종목이 가장 큰 효과를 발휘하고, 뒤로 갈수록 효과가 작아지기 때문에 중요도가 높은 트레이닝일수록 처음에 실시해야 하기 때문이다.

　또 큰 근육이나 보다 강한 힘이 필요한 종목을 우선 실시하는 것도 트레이닝의 원칙이다. 큰 근육을 움직일 때, 실제로는 말단의 작은 근육도 보조적으로 움직이면서 작은 근육을 단련하는 것으로도 이어지기 때문이다. 그러나 먼저 작은 근육, 보조적인 근육을 중점적으로 단련해 버리면 그 근육의 피로가 커져서 큰 근육에 대한 트레이닝을 충분히 실시할 수 없게 된다.

부상의 재활 치료 등 예외적인 케이스도 있다

　한편 일반적으로는 몸통부에 가까운 대근군이 우선순위가 높은 트레이닝 부위이다. 경기에 따라서는 그 이외의 부위를 중점적으로 단련하고자 하는 경우도 있다. 또 부상 후의 재활 치료를 목적으로 하는 트레이닝 시에도 대근군에 구애받지 않는 트레이닝 종목을 설정하는 경우가 있다.

　근력 향상이 목적인 트레이닝을 실시하려는 경우와, 기술 연습을 중시한 트레이닝을 실시하려는 경우에도 우선순위는 달라진다. 목적에 맞춰 주기적으로 트레이닝의 내용을 변화시키는 것을 '주기화(periodization)'라고 한다. (P.136 참조)

큰 근육
이른바 대근군. 근육은 주로 '대근군'과 '소근군'의 2가지로 분류된다. 근육 면적이 큰 대근군에는 대흉근, 대퇴사두근 등이 있고, 소근군에는 상완이두근, 삼각근 등이 있다.

우선순위의 원칙
트레이닝 종목의 조합을 우선순위가 높은 것부터 설정해 나가는 것으로, '프라이어리티 원칙'이라고 한다.

메모

재활 치료를 목적으로 하는 트레이닝
부상 후 회복을 빠르게 하기 위한 트레이닝이라도 재발 예방, 기량 향상, 일상생활에서의 통증 완화 등 미세하게 목적이 다르므로 물리치료사 등이 각각의 목적에 맞춰 프로그램을 결정한다.

기본적인 트레이닝 종목 우선순위의 원칙

아래 표는 각 부위를 강화하는 데 가장 적합한 트레이닝 종목이다. 재활 치료를 목적으로 하거나 특정 근육을 단련하고자 하는 경우에는 예외적으로 소근군을 단련하기도 한다.

순위	종목	강화하려는 근육군
1	스쿼트	대둔근, 대퇴사두근, 햄스트링, 고유배근
2	데드리프트	척주기립근, 대둔근, 햄스트링, 대퇴사두근
3	레그 익스텐션	대퇴사두근
4	레그 컬	햄스트링
5	벤치 프레스	대흉근, 삼각근(전부), 상완삼두근
6	벤트 오버로잉	광배근, 대원근, 승모근, 삼각근(후부)
7	숄더 프레스	삼각근, 승모근, 상완삼두근
8	암 컬	상완이두근, 상완근
9	트라이셉스 익스텐션	상완삼두근
10	카프레이즈	하퇴삼두근

column

다이어트에도 프라이어리티(우선순위) 원칙을

프라이어리티 원칙은 다이어트를 위한 트레이닝에도 적합하다. 대근군을 단련하면 칼로리 소비가 커지고 그만큼 대사가 좋아진다. 다리에서 시작해 등, 가슴, 복부 순으로 트레이닝을 실시하는 것이 기본이다. 따라서 모든 근력 트레이닝의 기본이라고 불리는 스쿼트는 다이어트에도 효과적이다. 또 팔굽혀펴기도 대흉근을 단련하는 효과가 있어 추천한다.

스케줄 설정 ①(세트 시스템)

POINT

- 트레이닝에 있어서 일련의 반복을 세트라는 단위로 표현한다.
- 중간에 휴식을 넣은 세트의 구성을 세트 시스템이라고 한다.
- 세트 시스템에는 싱글 세트법과 멀티 세트법이 있다.

'세트'와 '인터벌'을 조합한다

각각의 트레이닝에는 일련의 반복 동작이 있고 그 반복 동작의 최소 단위를 '세트'라고 한다. 멈추지 않고 한 가지 운동을 반복(repetition)했을 때 그것을 '1세트'로 세고, 보통은 몇 세트 반복해서 실시한다.

세트 중간에는 휴식이 있고 이를 '인터벌'이라고 한다. 완전히 쉬거나, 또는 발을 멈추는 것이 아니라 부하를 낮추고 숨을 고르기 위한 휴식이다. 보통의 트레이닝은 복수의 세트와 각 사이에 끼어 있는 인터벌로 구성되어 있다. 이런 세트의 조합 방법을 '세트 시스템' 또는 '세트법'이라고 한다.

싱글 세트와 멀티 세트를 구분해서 사용한다

세트 시스템은 크게 나누어 두 종류가 있다. 그중 한 가지 종목을 여러 세트 반복하는 것은 '싱글 세트법', 복수의 종목을 연속해서 반복하는 것을 1세트로 치고 휴식을 넣으면서 이를 몇 세트 반복하는 방법을 '멀티 세트법'이라고 한다.

싱글 세트법은 초보자, 상급자를 불문하고 모두에게 효과가 있는 기본 트레이닝 방법이다. 그 종목에 효과가 있고, 근력을 최대한으로 높이고자 할 때 사용한다. 그에 비해 멀티 세트법은 단시간에 보다 많은 근육에 자극을 주는 것으로 근비대를 조장하는 효과가 있다. 아울러 멀티 세트법에는 두 종목을 조합하는 슈퍼 세트법이나 콤파운드 세트법, 일곱 종목 이상을 조합하는 서킷 세트법 등이 있다.

시험에 나오는 용어

인터벌
이른바 휴식을 말한다. 근비대 효과를 목표로 하는 경우, 근력 높이기를 목표로 하는 경우 등 트레이닝의 목적에 따라서도 휴식 시간은 달라진다. 근육을 최대한으로 소모시키는 근비대 트레이닝 쪽이 일반적으로 인터벌 시간이 짧다.

키워드

싱글 세트법
한 가지 종목에 휴식을 넣으면서 여러 세트 반복하는 트레이닝 방법.

멀티 세트법
복수의 종목을 연속해서 수차례 실시하는 것을 1세트로 하고, 휴식을 넣으면서 이를 반복하는 트레이닝 방법을 말한다. 조합하는 종목의 수에 따라 슈퍼 세트법, 콤파운드 세트법, 서킷 세트법 등으로 분류된다.

메모

주동근과 길항근
근육은 쌍으로 이루어져 있어서 하나의 동작을 실행할 때, 수축하는 근육과 신장하는 근육이 있다. 이렇게 수축하는 근육을 주동근, 신장하는 근육을 길항근이라고 한다.

주요 세트 시스템의 종류와 개요

싱글 세트법

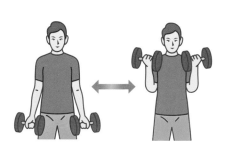

한 가지 종목에 인터벌을 넣으면서 여러 세트 실행한다. 기본적인 인터벌은 근비대가 목적인 경우에는 30~60초 정도, 근력 높이기가 목적이면 2~3분. 어느 쪽이든 근육을 최대로 소모(올아웃)하고 다음 종목으로 넘어가도록 한다.

슈퍼 세트법

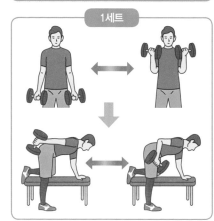

1세트

각기 다른 주동근과 길항근을 움직이는 2가지 종목의 트레이닝을 실시하고, 그것을 1세트로 한다. 트레이닝의 시간 효율이 높고 길항했던 근육군을 균형 있게 단련할 수 있다. 종목 사이에 인터벌이 없기 때문에 심폐 기능을 높이는 효과도 있다. 근비대 효과도 높다.

콤파운드 세트법

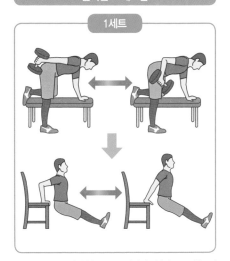

1세트

동일한 주동근 트레이닝을 두 종목 이어서 실시하고, 그것을 1세트로 한다. 같은 부위를 인터벌 없이 계속해서 사용하기 때문에 시간 효율과 근비대 효과를 동시에 기대할 수 있다. 2가지 종목을 모두 올바른 자세로 실시하려면 어느 정도의 숙달이 필요하다.

서킷 세트법

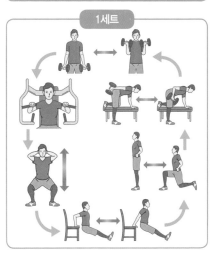

1세트

복수의 트레이닝 종목을 거의 휴식 없이 실시하고, 그것을 1세트로 한다. 스쿼트, 팔굽혀펴기, 복근 운동을 휴식 없이 단시간(한 동작에 30초씩) 내에 실시하는 트레이닝이 사례이다. 전신의 근육군을 균형 있게 강화시키려면 종목의 선택 방법에도 연구가 필요하다.

이론과 실천

스케줄 설정 ②(스플릿 루틴)

POINT
- 전신의 근육군을 2~3개 부위로 분할해 따로 트레이닝을 한다.
- 트레이닝의 횟수는 줄이지 않으면서 각 근육군이 회복할 수 있는 시간을 확보할 수 있다.
- 상반신과 하반신으로 분할해 단련하는 것이 가장 기본적이다.

근육군을 분할해서 단련, 트레이닝 효과를 높인다

스플릿 루틴은 전신의 근육을 2~3개의 부위로 분할(스플릿)하고, 이를 일주일간 각기 다른 날에 단련하는 트레이닝 방법이다. 가장 일반적으로는 상반신과 하반신 트레이닝으로 나눠서 하는 방법이 있다. 강도와 양을 늘린 트레이닝을 계속하면 체력의 소모도가 커져서 피로가 충분히 해소되지 않은 채 다음 트레이닝 날이 되어버리는 경우가 있다. 1회 트레이닝으로 전신의 근육을 단련하는 것도 어렵다. 그러나 스플릿 루틴은 트레이닝의 횟수를 줄이지 않으면서 각 근육군의 부담을 줄일 수 있다. 예를 들어, 월요일과 목요일에는 상반신, 화요일과 토요일에는 하반신과 같이 단련하는 부위를 다르게 하면 단련 직후의 근육군은 쉬게 하면서 다른 부위의 근육군을 단련할 수 있다.

기술 연습의 피로가 남지 않게 하는 방법

이 외에도 종목을 나누는 방법에는 여러 가지가 있다. 대근군과 소근군으로 나누는 것도 방법의 하나이다. 스포츠 선수가 기술 연습으로 사용했던 부위와는 다른 부위의 근력 트레이닝을 선택하는 방법도 있다. 분할한 각각의 트레이닝 프로그램의 양이 다를 경우에는, 많은 쪽 프로그램의 일부를 적은 쪽에 배분한다. 어느 쪽이든 가장 중요한 것은 기술적인 트레이닝과 근력 트레이닝이 잘 맞물릴 수 있도록 각 경기나 목적에 맞춰서 프로그램을 연구하는 것이다.

 시험에 나오는 용어

스플릿 루틴(split routine)
일주일간 단련할 근육군의 부위를 다르게 하는 트레이닝 방법. 하나의 부위를 단련하는 간격이 넓어지므로 그 부위를 충분히 쉬게 할 수 있는 것이 장점.

 키워드

대근군
대흉근, 광배근, 대퇴사두근, 복근, 대둔근, 척추기립근, 광배근처럼 큰 근육들이다.

소근군
상완이두근, 하퇴삼두근, 삼각근처럼 근면적이 작은 근육들을 일컫는다.

메모

어떤 트레이닝 프로그램을 실시해야 하는가
트레이닝 프로그램은 그 시기에 가장 효과가 높은 방법을 적용할 필요가 있다. 따라서 똑같은 프로그램을 몇 년에 걸쳐서 계속한다는 것은 적절하지 않을 수 있다. 한편으로 트레이닝은 곧바로 효과가 나타나지 않으므로, 몇 주 후에야 겨우 효과를 실감할 수도 있다.

스플릿 루틴의 예 (2분할)

분할법의 장점은 트레이닝에서 시간 낭비를 없앤다는 점이다. 순서대로 각각의 근육군을 단련하기 때문에 다음 단련 시점에는 회복되어 있어서 다시 전력으로 트레이닝에 몰두할 수 있다.

상반신의 날(A)	
가슴	벤치프레스, 덤벨 프레스, 덤벨 플라이
상배부	벤트 오버로잉, 랫 풀 다운
어깨	숄더 프레스, 사이드 레이즈
상완	암 컬, 트라이셉스 익스텐션
복부	싯업, 사이드밴드

하반신의 날(B)	
전부(殿部)	스쿼트, 런지
넙다리	레그 컬, 레그 익스텐션
하배(下背)	데드리프트, 백 익스텐션
하퇴부	카프레이즈, 토 레이즈
복부	트렁크 컬, 트렁크 익스텐션

주간 트레이닝 스케줄 예시

월	화	수	목	금	토	일
A	B		A	B		
A	B		A		B	

스플릿 루틴의 포인트

- 어떤 부위의 근육을 중점적으로 단련하고 싶은가 생각해 보고, 자신의 목적에 맞춘 프로그램을 연구한다.
- 각자의 체력에 맞춰 부위별로 휴식이 어느 정도 필요한지 검토한다.
- 트레이닝 강도가 올라갔는지 여부는 수치나 스스로의 느낌으로 확인하고 효과가 약한 경우에는 프로그램의 변경도 고려한다.

스케줄 설정 ③(주기화)

POINT

- 목적에 맞춰서 트레이닝 내용에 변화를 준다.
- 트레이닝의 정체기에는 지금까지와는 다른 자극을 주면 효과적이다.
- 변화는 트레이닝 강도와 양의 증감에 따른다.

트레이닝은 네 개의 피리어드로 나누는 것이 기본

주기화는 운동선수가 1년 중 가장 중요한 대회에 최고의 컨디션으로 임하기 위해 트레이닝의 내용에 변화를 주는 것이다.

일반적으로 트레이닝 기간은 준비기, 이행기, 시합기, 회복기의 네 기간(주기)으로 나누어 생각할 수 있다. 각 기간마다 목적에 알맞은 부하 자극을 주는 방법을 설정한다. 예를 들어 준비 기간에는 기초적인 근력의 향상이나 근비대를 목표로 트레이닝을 실시하고, 시합이 가까워져 오는 이행기에는 종목의 특징에 따른 전문적인 부하를 늘린다. 실제로 경기에 들어가는 시합기에는 시합을 위한 베스트 컨디션의 유지가 목적인 트레이닝이 중요하다. 회복기는 다음 주기를 향한 제2의 이행기로 볼 수 있으며, 강도와 양을 모두 가볍게 해서 회복을 목표로 한다.

높은 경기 레벨에는 1년을 더욱 세밀하게 분할

주기화는 1년을 하나의 단위로 프로그램을 생각하는 것이 일반적이다. 이런 경우 그 1년간을 1주기라고 한다. 1년 가운데 가장 중요한 경기가 있는 날을 최종 목표로 설정하고, 그 이외의 경기 일정은 서브 목표라고 생각한다. 최종 목표에 해당하는 경기가 시합기에 배치되면 그 이외의 작은 경기는 경우에 따라서 준비기나 이행기에 해당한다. 동일한 준비 기간 중에도 스포츠 종목이나 개인의 레벨에 따라서 트레이닝 내용이 바뀌는 경우가 있다. 높은 경기 레벨에 맞추는 경우에는 1년 동안을 더욱 세밀하게 주기를 나눈다.

시험에 나오는 용어

주기화
경기의 일정을 최종 목표로 보는 트레이닝의 프로그램 방법. 1년을 네 개의 기간으로 나누는 것이 기본인데, 경기 레벨에 따라서 1~2주간, 1~2개월, 6개월 등 개별적으로 설정하기도 한다.

키워드

준비기
기초 근력의 강화나 근비대를 목적으로 트레이닝을 실시하는 기간이다.

이행기
전문적인 근력이나 지구력을 양성하는 기간. 양보다는 질과 스피드를 중요시한다.

시합기
시합을 위해 컨디션을 최고조로 유지하는 기간이다. 트레이닝의 양은 준비기나 이행기보다 적다.

회복기
피로 해소나 부상 후 회복을 주요 목적으로 하는 트레이닝 기간으로, 공놀이 등 레크리에이션 성향이 있는 운동을 중심으로 한다.

주기화의 기본적인 흐름 (예)

❶ 목표의 설정

1년 가운데 가장 중요한 대회가 있는 시기를 정한다.

❷ 시즌을 몇 개의 주기로 나눈다

여기에서는 1년간을 네 개의 시즌으로 나눈다.

준비기

근력이나 지구력, 밸런스 능력 등 스포츠의 기본이 되는 몸만들기 기간으로 인식한다. 기초 체력에서 부족한 부분을 강화한다.

이행기(시합 1~2개월 전)

기술·전술 연습이 중심. 실천에 가까운 연습을 도입, 시합에 이기기 위한 트레이닝을 실시한다. 일주일 정도 전부터는 근력 트레이닝 등 피지컬 측면의 양을 줄인다.

시합기

컨디션을 최고조 상태로 끌어올린다. 시합을 앞두고 피로를 쌓지 않는 것이 중요하지만, 시합기가 몇 주에서 몇 개월에 이르는 경우에는 체력의 저하를 막는 의미로 단기간·고강도의 트레이닝을 실시한다.

회복기

시합기 직후에는 회복을 촉진하는 가벼운 운동을 실시한다. 레크리에이션 같은 트레이닝을 중심으로 부상의 케어에도 노력한다. 시합까지 실시해 왔던 트레이닝의 성과를 평가하고, 필요에 따라서 향후의 트레이닝에 대한 개선을 도모한다.

---

column ## 주기에 대한 각 주기별 명칭

사이클명	주기
마이크로사이클	1년 또는 그 이상
바이사이클	6개월
트라이사이클	3개월
메조사이클	1~2개월
미크로사이클	1~2주간

부하와 강도의 관계

POINT
- 부하는 운동에 대해 저항하는 외부로부터의 힘이다.
- 강도는 운동 시 부하를 운동하는 사람의 신체 능력을 기준으로 수치화한 것.
- 근력·지구력 트레이닝의 운동 효과는 강도에 따라 다르다.

강도는 운동하는 사람의 신체 능력에 따라 다르다

스포츠 트레이닝에서 '부하'는 중량과 마찰, 경사도 등을 가리킨다. 이들에 의해 발생한 저항은 신체를 강화하기 위한 자극이 된다. 이때 문제가 되는 것은 얼마나 적절한 강도를 가하는가이다.

여기에서 말하는 강도는 운동 강도이며, 트레이닝 하는 사람의 신체 능력을 기준으로 수치로 나타낸다. 예를 들어 유산소 운동이면 트레이닝 하는 사람의 최대 산소 섭취량 또는 최대 심박수, 근지구력 트레이닝이면 최대 거상 중량 등이 수치화할 수 있는 기준이 된다. 또는 그 사람이 어느 정도 '힘들다'라고 느끼는가를 척도로 하는 자각적 운동 강도(P.108 참조)라는 지표를 사용하기도 한다.

목표에 따라 강도를 바꾼다

특히 근력 트레이닝의 운동 효과는 운동 강도에 따라 변하기 때문에 단련하는 목적에 따라 부하를 조정한다. 부하가 높고 횟수가 적은 트레이닝은 근력을, 부하가 낮고 횟수가 많은 트레이닝은 근지구력을 각각 향상시킨다.

키워드

부하
물체의 동작에 대해 저항이 되는 각종 변수. 스포츠 트레이닝의 경우에 각종 변수는 부하이며 주로 중량으로 나타낸다.

강도(운동 강도)
스포츠 트레이닝의 경우에는 부하를 실제로 운동하는 사람의 신체 능력을 기준으로 수치로 표시한 것.

메모

자각적 운동 강도
운동하는 사람이 '힘들다'라고 느끼는지 측정하는 운동 강도의 척도. (P.108 참조)

Athletics Column

경사도라는 부하

부하라고 하면 아무래도 근력 트레이닝(무산소 운동)을 떠올리기 마련이지만, 지구력 계열의 스포츠(유산소 운동)에도 과부하가 존재한다. 그것이 경사도이다. 트레드밀(P.80 참조)에도 경사도를 설정할 수 있는 것이 있다. 마라톤에서는 경사도가 1%일 때의 부하 상승률은 4.5%, 다시 말해 1%의 경사도가 있는 언덕길을 1km 달리는 경우에 평지에서 45m를 더 많이 달린 것과 같은 부하가 신체에 걸린다는 계산이 된다.

산소 섭취량에 따른 운동 강도 표기법

체중 1kg당 1분간의 산소 섭취량으로 나타낸다. 안정 시에는 산소 섭취량 3.5(ml/kg/분)를 1METs로 한다.

$$운동\ 강도 = 산소\ 섭취량 \div 최대\ 산소\ 섭취량$$

$$목표\ 산소\ 섭취량 = 운동\ 강도 \times 최대\ 산소\ 섭취량$$

예　최대 산소 섭취량이 10METs인 사람의 경우에 운동 시의 산소 섭취량이 5METs이면 운동 강도 50%, 7METs이면 운동 강도 70%이다.

심박수에 따른 운동 강도 표기법

산소 섭취량에 따른 강도 표기법으로는 칼로리 소비량을 간단히 계산할 수 있다는 장점이 있다. 그러나 산소 섭취량을 측정하려면 전용 기자재가 필요하기 때문에 트레이닝 현장에서는 심박수를 이용하는 일이 많다.

$$운동\ 강도 = 심박수 \div 최대\ 심박수$$

$$목표\ 심박수 = 운동\ 강도 \times 최대\ 심박수$$

예　최대 심박수가 200인 사람이 강도 80%로 운동을 하는 경우에 0.8 X 200 = 160 → 심박수가 160이 되도록 운동하면 된다.

단, 최대 심박수의 측정도 꽤 복잡하기 때문에 보통은 연령을 기준으로 추정한다.

$$추정\ 최대\ 심박수 = 220 - 연령$$

스트레칭과 유연성

- 스트레칭은 관절의 가동 범위를 넓히려는 목적으로 실시하는 운동이다.
- 스트레칭에는 부상의 예방이나 활동 효율을 높이는 효과가 있다.
- 유연성이 특히 중요한 신체 부위는 어깨, 허리, 무릎이다.

일상적으로 실시하면 트레이닝 효과도

스트레칭은 관절의 가동 범위를 넓히려는 목적으로 근육을 신장하는 운동이다. 스트레칭을 실시하면 몸의 유연성이 높아지고 혈행이 좋아지기 때문에 운동 기능이 향상된다. 이뿐만 아니라 정신적인 릴랙스 효과나 신경 기능의 향상, 쉽게 부상당하지 않는 몸만들기와도 연결되어 있다. 이를 위해 운동 전후의 워밍업이나 쿨다운 요소로 도입되고 있다.

스트레칭을 실시할 때는 특별한 기구가 필요하지 않다. 일상생활 중에 누구라도 가볍게 실시할 수 있는 것이 장점이다. 스트레칭 방법에는 몇 가지가 있지만, 가장 일반적인 것은 근육을 천천히 늘이는 정적 스트레칭이다. 이 외에도 움직임 속에서 관절을 움직이는 동적 스트레칭이나 발리스틱 스트레칭, 파트너와 페어로 실시하는 파트너 스트레칭 등이 있다. 모두 스트레칭 효과가 높기 때문에 무리한 스트레칭은 근육이나 힘줄을 다치게 할 수 있으므로 매일 조금씩 유연성을 높여가는 것이 중요하다. 부상을 입은 부위의 스트레칭은 근육이나 신경의 염증을 악화시킬 우려가 있으니 삼간다.

스트레칭의 효과는 유연성으로 측정한다. 이때, 팔다리 길이 등 체격의 영향을 받기 어려운 햄스트링, 대퇴사두근, 어깨를 이용하는 방법이 사용되고 있다. 유연성은 타인과 비교해서 얼마나 유연한가를 판단하는 것이 아니다. 트레이닝의 효과를 평가하는 요소로, 또 몸의 좌우 밸런스를 측정할 때의 기준 등으로 사용한다고 생각할 수 있다.

 메모

정적 스트레칭
근육을 천천히 늘이고 유연하게 만들어 가동 범위를 넓히는 스트레칭 방법이다.

동적 스트레칭
움직이면서 유연성을 높이는 스트레칭. 특정 스포츠나 운동을 상정하고, 관련 동작을 도입해서 순발력이나 파워 등의 효과를 끌어낸다.

발리스틱 스트레칭
반동을 주면서 튀는 듯한 동작으로 근육을 늘이는 방법으로, 이른바 유연 체조라고 부르는 것은 이를 이미지화한 것이다. 동적 스트레칭 중에서 조금씩 반동을 크게 하면서 가동 범위를 넓히는 것이라고 해석할 수도 있다.

파트너 스트레칭
파트너의 보조를 받으면서 실시하는 스트레칭으로, 혼자서 실시하는 셀프 스트레칭에 비해 릴랙스 상태를 쉽게 만들 수 있는 것이 장점이다. 또 고령자에게도 효과적인 스트레칭이다.

정적 스트레칭 방법 (예)

목 스트레칭

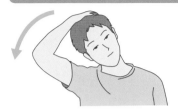

1 쇄골 쪽으로 머리를 기울이고, 같은 쪽 손으로 천천히 끌어당긴다.

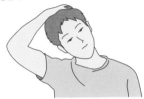

2 그 상태에서 10을 센다.

광배근 스트레칭

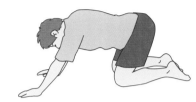

1 엎드려 기는 자세를 취한다.

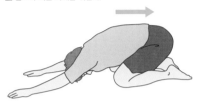

2 팔꿈치를 편 채 엉덩이는 뒤편으로 수평 방향으로 내리고, 30초 정도 그 상태로 늘인다.

스트레칭 시 주의점

- 무리하게 가동 범위를 넓히려고 하지 않는다.
- 몸이 따뜻해진 상태에서 실시한다(특히 겨울철).
- 호흡을 멈추지 말고 릴랙스 상태로 실시한다.
- 부상을 입은 부위는 실시하지 않는다.
- 유연성을 서로 겨루지 않는다.

유연성 측정

SLR 테스트
(햄스트링의 유연성 측정)

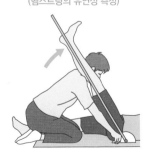

넙다리의 측면과 고관절의 유연성을 측정하는 방법. 양 다리를 펴고 위를 향해 누운 상태에서 무릎을 굽히지 않고 한쪽 다리를 들어 올린다. 들어 올린 각도가 작을수록 다리의 뒤쪽 근육이 뻣뻣하다고 할 수 있다.

종전 간 거리 측정법
(대퇴사두근의 유연성 측정)

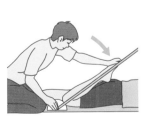

넙다리의 전면 근육을 측정한다. 엎드려 누워 한쪽 무릎을 굽히고 발뒤꿈치를 엉덩이에 붙이듯이 움직인다. 발뒤꿈치가 엉덩이에 붙지 않으면 대퇴사두근의 유연성이 낮고 무릎 장애로 이어진다.

지추 간 거리 측정법
(어깨의 유연성 측정)

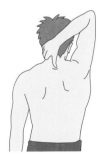

팔을 목 뒤에서 등 방향으로 돌려서 엄지손가락을 제7경추에서 아래쪽으로 얼마나 내릴 수 있는가로 판정한다.

워밍업/쿨다운

POINT

- 워밍업은 주 운동 전에 반드시 해야 하는 준비 운동이다.
- 쿨다운은 운동 후 신체를 안정시키기 위해 실시한다.
- 운동 전의 정적 스트레칭은 일시적으로 최대 근력을 저하시키므로 추천하지 않는다.

주 운동의 기량을 최대한으로 이끈다

스포츠의 주 운동에서 기량을 최대한으로 이끌어내기 위한 준비 운동이 워밍업이다. 워밍업의 주요 목적은 문자 그대로 체온을 상승시키고 근육이나 힘줄의 온도를 올리는 것에 있다. 근육이나 힘줄의 온도가 상승하면 이들의 유연성과 탄성이 높아지고, 그 결과 근수축 속도도 올라가고 보다 큰 힘을 발휘할 수 있게 된다. 또 근육과 힘줄의 향상은 부상을 예방하기 위해서 필요하다. 또 신경 전달 속도나 반사 시간의 단축, 집중력 향상 등에도 워밍업은 효과적이다.

워밍업의 일반적인 방법은 조깅, 워킹, 바이크, 마사지 등이다. 스트레칭도 효과적이지만, 정적 스트레칭을 실시하면 부교감신경이 우위가 되어 일시적으로 최대 근력이나 반응 시간이 저하되기 때문에 워밍업으로는 적합하지 않다. 경기 전에는 동적 스트레칭을 추천한다.

혹사당해 열이 나는 근육을 식혀준다

쿨다운을 실시하면 신체에 쌓인 피로 물질을 신속하게 제거할 수 있다. 워킹이나 조깅 등 가벼운 운동은 혈액의 순환을 안정시키고 심장 등의 부담을 경감시킨다. 워밍업과 마찬가지로 스트레칭이나 마사지도 효과가 있다. 혹사한 근육에 열이 날 때는 그 열을 없애기 위해 아이싱을 실시하기도 한다. 쿨다운은 어디까지나 피로 해소를 빠르게 하려는 것이 목적이기 때문에 과도한 운동은 금물이다.

시험에 나오는 용어

주 운동
각 경기에서 실제로 요구되는 움직임을 말한다. 예를 들어 축구라고 하면 볼을 차는 동작이 주 운동에 해당한다.

부교감신경
교감신경과 함께 자율신경을 구성하는 말초신경. 많은 장기들이 교감신경과 부교감신경의 이중 지배를 받고 있으므로, 부교감신경이 활발해지면 심장의 움직임이 억제되고 소화계나 비뇨기계는 촉진된다.

키워드

아이싱
운동 후에는 근육의 온도가 상승해서 에너지 소비가 커지고, 그것이 피로의 축적으로 연결된다. 따라서 물이나 얼음을 사용해 아이싱을 실시한다. 근육 부상으로 통증을 느끼는 경우에도 아이싱이 통각신경을 마비시켜 근육통을 완화시킬 수 있다.

워밍업~쿨다운의 흐름

워밍업, 쿨다운의 내용은 계절이나 기후, 주 운동의 종류 등에 따라서 각 개인마다 달라진다. 자신이 하고 있는 경기의 특성에 맞춰 운동을 도입하여, 실제로 경기나 연습에 들어간 사이에 집중력 향상도 기대할 수 있다.

워밍업

- 조깅
- 워킹
- 러닝
- 바이크
- 동적 스트레칭
- 마사지

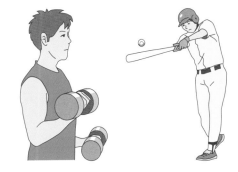

주 운동 (연습, 시합 등)

- 각종 경기의 연습·실전
- 웨이트 트레이닝 등

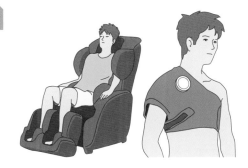

쿨다운

- 조깅
- 워킹
- 스트레칭
- 마사지
- 입욕
- 아이싱

워밍업, 쿨다운 시 주의점

- 워밍업 시에는 정적 스트레칭은 피한다.
- 워밍업을 위한 운동은 가벼운 것부터 강한 것 순으로 실시한다.
- 쿨다운은 힘들지 않은 정도의 운동으로 제한한다.

자중 트레이닝

● 기구를 쓰지 않고 손쉽게 실시할 수 있다.

● 부하가 작기 때문에 무리 없이 할 수 있는 것이 장점이다.

● 속도나 리듬보다 근육의 움직임을 의식하면서 실시하는 것이 효과적이다.

부하가 작아서 초보자도 시작하기 쉽다

자중(自重) 트레이닝은 기구를 사용하는 트레이닝에 비해 자신의 체중을 이용해서 실시하는 트레이닝이다. 머신이나 바벨을 사용하는 트레이닝은 근력 높이기에는 확실히 효과적이지만, 초보자에게 갑자기 고부하가 걸리면 부상의 위험이 동반된다. 자중 트레이닝은 자신의 체중만 부하로 걸려 부하가 작기 때문에 적절한 지도자가 없는 경우나 초보자는 우선 이것부터 시작하는 것이 무난한다. 또 고부하의 머신 트레이닝에서는 근육에 비해 큰 자극을 가하기 때문에 근육을 제대로 회복시키기 위해서 트레이닝 중 1~3일 정도, 단련한 근육 부위를 쉬게 해야 한다. 그러나 자중 트레이닝은 근육통이 생기기 어렵고, 만일 통증이 생겨도 회복이 빠른 것이 특징이다. 구체적인 방법으로는 푸시업, 딥스, 스쿼트 등이 있다.

포인트는 부하가 걸리기 어려우므로 각각 실시하는 횟수를 최대로 설정하는 것이다. 더 이상은 불가능할 정도로 한계에 가까운 횟수를 실시하면 근력 높이기 효과를 기대할 수 있다.

예를 들어, 스쿼트를 20회 하는 것이 한계라면 반드시 20회를 해내는 방식이다. 회복이 빠르기 때문에 인터벌도 짧게 설정한다.

자중 트레이닝을 실시할 때는 리듬이나 속도보다 동작 하나하나를 확실히 하는 것을 중요시한다. 근육의 수축과 긴장을 느낀다고 생각하면서 천천히 실시하는 것이 중요하다.

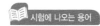
시험에 나오는 용어

푸시업
팔굽혀펴기

키워드

근육통
자중 트레이닝으로 근육통을 느낀다면 다른 트레이닝과 마찬가지로 휴식이 필요. 그러나 회복도 빠르기 때문에 주 3회 정도의 페이스로 실시한다. 효과도 빨리 나타난다.

메모

자중 트레이닝의 인터벌
회복이 빠르기 때문에 1세트에 대한 인터벌은 30초 정도를 기본으로 한다.

자중 트레이닝의 예

자중 트레이닝은 근육통이 없는 한 매일 실시해도 괜찮지만 똑같은 운동을 계속하면 효과가 올라가기 어려워진다. 그런 경우에는 횟수를 늘리거나 내용을 바꾸는 등 변화를 줘야 다시 효과가 상승될 가능성이 높다. 한 부위에 부담을 너무 집중시키지 않는 것도 포인트이다.

푸시업

양팔을 어깨너비보다 조금 넓은 위치에 놓으면 대흉근에, 양팔을 좁게 하면 상완삼두근에 효과.

> **트레이닝 예**
> ● 대흉근에 효과 …… 20회 × 3세트
> ● 상완삼두근에 효과 …… 20회 × 2세트

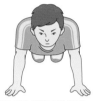

1 양팔을 어깨너비로 벌리고 엎드린다.

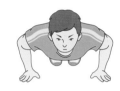

2 팔꿈치를 굽히면서 전신을 천천히 내린다.

딥스

팔을 굽히는 각도는 직각 정도. 팔의 폭을 넓히면 대흉근, 팔의 폭을 좁히면 상완삼두근에 효과.

> **트레이닝 예**
> ● 20회 × 3세트

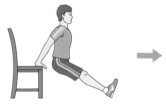

1 등 뒤에 놓인 의자에 양팔을 짚고, 바닥에 발꿈치를 대고 몸을 지탱한다.

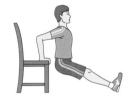

2 앞을 향한 채로 팔꿈치를 굽혀 몸을 내린다.

스쿼트

스쿼트를 할 때는 등을 굽히지 않고, 허리를 아래로 내릴 때는 무릎이 전방으로 움직이지 않도록 주의하면서 고관절 주변의 근육을 움직인다. 몸통의 근육을 균형 있게 단련하는 효과가 있다.

> **트레이닝 예**
> ● 20회 × 3세트

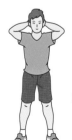

1 양팔을 전방으로 똑바로 편 뒤 머리 뒤에서 맞잡고, 다리를 허리 너비 정도로 벌리고 선다.

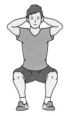

2 허벅지와 바닥이 평행이 되도록 허리를 천천히 내리면서 앉고, 이어서 천천히 일어선다.

프리 웨이트 트레이닝

POINT

- 프리 웨이트는 바벨, 덤벨의 총칭이다.
- 작은 부위에서 큰 부위까지 전신 근육을 트레이닝을 할 수 있다.
- 부상을 예방하기 위해서도 올바른 자세를 습득하는 것이 중요하다.

관절의 각도나 가동 범위의 설정이 쉽다

프리 웨이트는 바벨이나 덤벨 등 무게가 있는 운동 기구를 사용하는 웨이트 트레이닝을 말하며, 그것을 사용하는 트레이닝의 명칭이기도 하다. 프리 웨이트의 장점은 머신과 달리 운동의 궤도가 고정되어 있지 않기 때문에 관절의 각도나 가동 범위를 자유롭게 설정해서 관절에 자극을 줄 수 있다는 점이다. 머신과 같이 일정 방향으로 움직임을 제한하는 것은 올바른 움직임을 배운다는 점에서 초보자에게는 장점이다. 그러나 경험이 풍부한 운동선수에게는 단점이 될 수도 있다. 예를 들어 덤벨을 들어 올리는 동작은 단순히 위아래로 움직이는 것만이 아니라 그 움직임이 좌우나 대각선 방향으로 흔들리지 않도록 컨트롤하는 힘도 필요한데, 머신에서는 그러한 힘을 펴는 것이 어렵다고 할 수 있다. 바꿔 말하자면, 프리 웨이트는 주요 트레이닝의 부위뿐 아니라 모든 근육군이 관계된 트레이닝이 될 수 있다는 것이다. 실제 경기에서의 기량을 발휘하기 위해서도 프리 웨이트로 조정력이나 밸런스 능력의 향상을 도모하는 것이 중요하다.

부하가 너무 크면 부상의 원인이 되기도

바벨이나 덤벨은 개인이 쉽게 구입 가능하다는 장점도 있다. 때문에 초보자도 손쉽게 시작할 수 있다는 인상을 주지만, 본격적인 트레이닝에 사용할 때는 부하의 설정 기준을 알기 어렵다는 단점도 있다. 너무 부하를 많이 걸면 허리를 다치거나 다리 위에 떨어뜨리는 등 부상 위험도 있으므로 주의해야 한다.

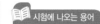
시험에 나오는 용어

프리 웨이트
바벨이나 덤벨을 사용하는 트레이닝 방법. 머신을 사용하는 트레이닝에 비해 여러 방향으로 움직임이 가능하다.

바벨
샤프트(가로봉)의 양끝에 플레이트(원반형의 추)를 끼워서 사용한다. 플레이트는 샤프트에 탈착이 가능해서 무게 조정이 가능하다. 잡을 때의 폭이나 잡는 방법은 사용하는 사람에 따라 다르다.

덤벨
철제 아령이라고도 한다. 한 손으로 들어 올리는 것이 기본. 바벨과 마찬가지로 플레이트의 교환에 따라 무게 조정이 가능한 것과 고정식인 것이 있다.

메모

프리 웨이트와 머신의 차이
머신 트레이닝은 몸통의 근육을 크게 사용하지 않으면서 단련하려는 부위에 운동을 집중시킬 수 있다. 반면 프리 웨이트는 몸통과 보조 근육군에도 큰 자극이 있어 근육군의 근건(筋腱)이나 인대 등 결합 조직을 강화하는 데도 적합한다.

그립과 스탠스의 종류

■ 그립의 종류

오버 그립	언더 그립	얼터네이트 그립

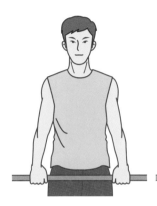 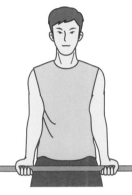 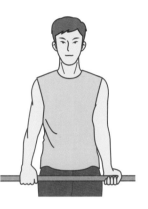

순방향. 양쪽 허벅지에 엄지손가락이 가볍게 닿을 정도의 위치에서 바를 위에서부터 잡는다.

역방향. 오버 그립과 같은 위치를 아래에서부터 잡는다.

한 손은 순방향, 다른 한 손은 역방향. 잡는 위치는 다른 것과 같음. 무거운 웨이트를 들 때 안정적이라는 장점이 있다.

■ 스탠스의 종류

스탠더드 스탠스	와이드 스탠스	내로우 스탠스

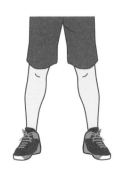 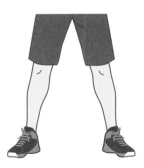 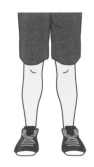

양다리를 허리 너비로 벌린다. 기준이 되는 스탠스. 발끝과 무릎이 같은 방향을 향하는 것이 올바른 얼라인먼트.

스탠더드 스탠스보다 한쪽 다리를 한 발 정도 바깥으로 넓히는 스탠스.

스탠더드 스탠스보다 한쪽 다리를 한 발 정도 좁히는 스탠스.

■ 프런트 레이즈(삼각근 전부, 승모근 상부 등)

삼각근의 전부부터 삼각근의 중앙부, 대흉근 상부나 승모근까지, 주로 삼각근의 전부를 단련하는 트레이닝. 가슴을 펴면서 조금 앞으로 기울어진 자세를 취하면 어깨의 가동 범위가 넓어진다.

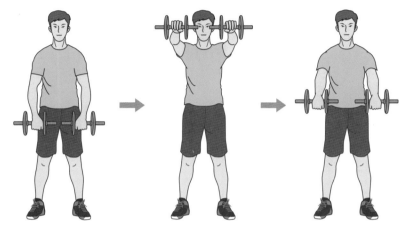

1 덤벨을 몸의 전방으로 들고 똑바로 선다. 스탠스는 허리 너비로.

2 가볍게 팔꿈치를 굽혀 덤벨을 눈높이까지 올린다.

3 천천히 덤벨을 내린다. 계속해서 실시할 때는 완전히 내리지 않는다.

■ 사이드 레이즈(삼각근 중앙부)

어깨 주변의 삼각근을 단련하는 운동으로, 팔뚝이나 덤벨을 잡은 팔에 필요 이상으로 힘이 들어가지 않도록 하는 것이 중요하다. 자연스럽게 어깨의 가동 범위에서 들어 올리려면 바로 옆으로 팔을 벌리는 것이 아니라 약간 앞쪽으로 팔을 올린다고 의식한다.

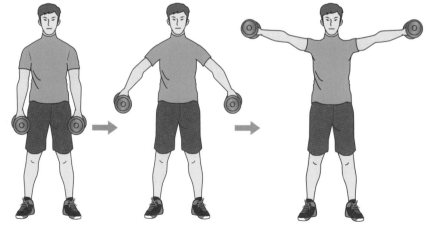

1 덤벨을 몸 쪽으로 양손에 든다. 스탠스는 어깨너비 또는 그보다 조금 넓게 벌린다.

2 팔꿈치를 가볍게 굽힌 채 덤벨을 옆으로 들어 올린다. 바로 옆으로가 아니라 덤벨이 자연스럽게 시야에 들어오도록 약간 앞쪽으로 한다.

3 어깨보다 조금 높게, 목 높이까지 들어 올렸을 때 덤벨을 1초 정도 유지한 후 아래로 내린다. 내릴 때의 팔꿈치는 편 상태 그대로이다.

■ 데드리프트

바벨을 바닥부터 들어 올렸다 내리는 트레이닝. 허리에 부담이 가기 쉽기 때문에 처음에는 가벼운 무게로 자세를 체크하는 등 워밍업을 빠뜨리지 않도록 한다. 동작을 실시할 때는 바가 정강이, 무릎, 넙다리를 스치는 것 같은 궤도를 의식한다.

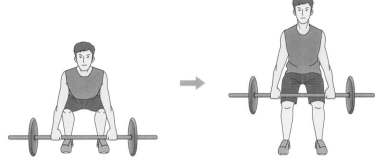

1 바가 정강이에 스치는 정도의 위치에 선다. 발끝은 똑바로 앞으로, 스탠스는 허리 너비보다 조금 넓게. 그립은 어깨너비보다 조금 넓게. 등은 웅크리지 않고 확실하게 젖힌다.

2 숨을 들이마시다가 멈추고, 바를 들어 올린다. 허리는 젖힌 상태로 양 무릎을 펴는 동작에 상체를 일으켜 세운다.

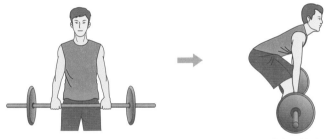

3 바가 양쪽 무릎을 통과하는 높이에서 상체를 일으켜 세우고, 무릎이 완전히 펴지면 견갑골을 중앙으로 끌어당긴다.

4 바벨을 내릴 때도 등을 웅크리지 말고 가슴을 편 채로 한다.

■ 벤트 오버로잉(광배근)

바벨을 들어 올리는 로잉(보트 젓기) 동작에 따라 광배근을 단련하는 트레이닝. 삼각근 후부나 승모근 등의 등 근육, 상완이두근에도 효과가 있다. 엉거주춤한 자세로 견갑골을 중앙으로 끌어당기는 이미지로 바벨을 들어 올린다.

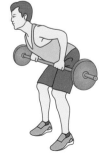

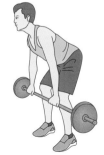

1 바벨을 오버 그립으로 잡고, 상체를 앞으로 기울인 채 바벨을 들어 올린다.
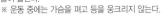
※ 운동 중에는 가슴을 펴고 등을 웅크리지 않는다.

2 들어 올린 바벨을 원래 위치로 되돌린다.

머신 트레이닝

POINT

- 단련 부위나 목적별로 다양한 종류의 머신이 있다.
- 무게의 설정이 비교적 용이해 안전성이 높다
- 특정 근육의 단련에 적합한 기능을 갖추고 있다.

보조가 없어도 특정 근육을 단련할 수 있다

트레이닝에 있어서 '머신'은 근육을 비대하게 하거나 지구력을 키우는 목적으로 고안된 전용 기구의 총칭이다. 궤도가 정해져 있는 스미스 머신 외에도 벤치프레스, 레그 익스텐션 등 특정 부위의 단련을 목적으로 한 기구도 있다. 최고의 장점은 혼자서도 안전하게 고중량 트레이닝이 가능하다는 점이다. 바벨이나 덤벨과는 달리, 머신은 부하가 낙하할 우려가 적고 안전성이 높은 구조로 되어 있다. 또 운동의 궤도가 일정하고, 무게 설정 변경이 용이하다. 보조가 거의 필요하지 않기 때문에 특히 초보자에게 적합하다. 프리 웨이트는 거의 세로 방향 운동에 한정되어 있지만, 머신은 대각선 방향의 움직임에 대응하는 것도 있다. 때문에 근육에만 집중해서 단련하는 데도 적합한다.

프리 웨이트와 병행하면 상급자에게도 효과가 있다

상급자에게 있어서도 관절에 부담이 가지 않고, 부상 후 재활 치료 목적의 트레이닝에 적합하다는 장점이 있다. 그러나 움직임의 방향이 머신에 따라서 결정되기 때문에, 경기 종목에 가까운 자세를 취하기가 곤란하다.

또 쉬지 않고 근육에 긴장을 주는 머신은 한계로 몰아가기 쉽기 때문에 트레이닝을 시작할 때는 프리 웨이트를 실시하고, 마무리에 가까워지면 머신을 사용하는 것도 상급자에게는 효과적인 트레이닝 방법의 하나라고 할 수 있다. 머신은 날마다 개발되고 있으므로 각각의 장점을 적극적으로 도입하는 것이 중요하다.

키워드

머신 트레이닝
체육관 등에 설치, 초보자도 안전하게 실시할 수 있는 전용 머신을 사용하는 트레이닝. 부하의 설정이 쉬운 반면 움직임의 자유도는 낮다.

메모

초보자에게 머신 트레이닝의 장점
머신의 움직임은 생물역학에 따라 설정되어 동작이 일정한 형태로 제한된다. 그것이 오히려 근육과 신경 시스템에 움직임의 패턴을 기억시켜 습관 효과를 만들어낸다. 프리 웨이트 트레이닝으로 바꿔도 몸에 밴 패턴이 도움을 줄 가능성이 높다.

머신을 사용한 재활 치료에 적합한 트레이닝
프리 웨이트는 관절의 결합 조직에 부담을 주는 반면, 머신은 통증이 적고 재활 치료 시 체력 저하를 막는 데도 움이 된다.

■ 스미스 머신

프리 웨이트의 스쿼트나 바벨과 같은 효과를 기대할 수 있는 것이 스미스 머신. 몸이 전후좌우로 흔들리지 않고, 바벨의 궤도가 수직선상을 오르내리기 때문에 고관절의 움직임을 의식할 수 있다. 또 고중량을 안전하게 다룰 수 있는 것도 장점이다.

> **스미스 머신을 사용한 스쿼트의 기본자세**
>
> 스쿼트는 턱이 올라가면 상체가 과신전(過伸展, 관절각이 정상의 범위를 넘은 상태)이 되기 쉬워 허리에 부하가 걸려 버린다.

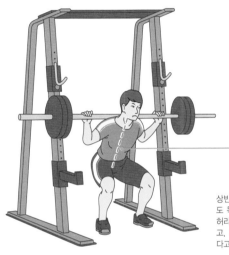

○ 좋은 예

- 몸통이 똑바르다.
- 턱을 당긴다.
- 오르내리는 바벨의 샤프트 궤도와 동일선상에 다리를 놓는다.

상반신은 앞으로 굽히더라도 똑바로 유지한다. 등이나 허리, 어깨 등을 웅크리지 않고, 직선으로 앞으로 기울인다고 생각한다.

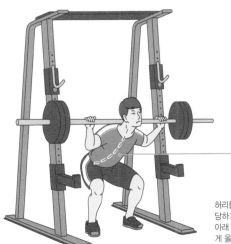

× 나쁜 예

- 몸통이 비스듬해서 허리가 너무 젖혀진다.
- 턱이 올라가 있다.

허리를 뒤로 젖혀버리면 부상을 당하기 쉽다. 시선을 비스듬히 아래 방향으로 향하면 턱이 쉽게 올라가지 않는다.

■ 주요 머신의 종류 ···

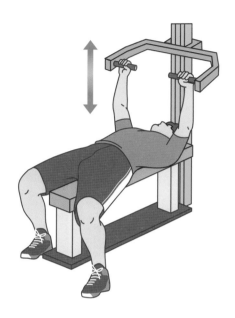

벤치 프레스

벤치에 누워서 웨이트를 올렸다 내렸다 하면서 근력이나 파워를 향상시키는 머신. 웨이트를 내릴 때는 가능한 한 천천히, 가슴에 붙는 높이까지 내린다. 올릴 때는 거기에서 100%에 가까운 파워로 한 번에 밀어 올린다. 부상 예방을 위해서 익숙해질 때까지는 가벼운 부하로 실시한다.

벤치 프레스의 기본자세

1 벤치에 앞으로 누운 자세로 등을 가볍게 젖히면서 눕는다.
2 바는 어깨너비보다 주먹 하나 정도씩 바깥쪽으로 잡는다.
3 등을 확실히 젖혀서 위치를 고정하고 그립을 밀어 올린다.
4 그립을 천천히 내린다. 가슴 높이까지 내린 후, 다시 재빨리 올린다.

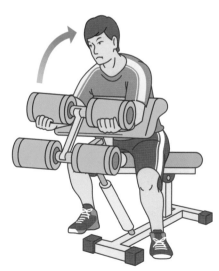

프리처 컬 (상완이두근)

팔꿈치를 고정해서 상완이두근에 부하가 집중되게 하는 머신. 반동을 사용하지 않고 손목이 꺾이지 않을 정도의 부하로 실시한다. 팔꿈치를 완전히 펴면 관절이 다칠 우려가 있으므로 관절은 완전히 펴지 않는 것이 좋다.

1 암(arm) 지점과 팔꿈치 위치를 맞춘다.
2 언더 그립으로 핸들을 잡는다.
3 팔꿈치를 충분히 굽힌 후, 숨을 들이마시면서 원래 위치로 돌린다.

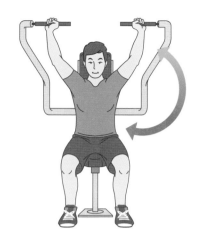

숄더 프레스 (삼각근, 상완삼두근 등)

숄더 프레스는 상완삼두근, 삼각근, 승모근의 근비대나 근력 향상에 효과가 있다. 덤벨이나 바벨을 들어 올리는 운동으로 고안되었지만, 머신으로도 실행하는 것이 가능하다. 머신은 암의 궤도에 맞춰 팔꿈치를 움직인다. 가능한 한 와이드 그립으로 실행하는 것이 포인트.

1 의자의 높이와 부하를 조절하고 핸들을 오버 그립으로 잡는다. 팔은 자신의 입 높이 정도에 놓는다.
2 양팔을 수직 상향으로 천천히 올린다.
3 어깨와 팔꿈치가 완전히 펴지면 다시 양팔을 내린다.

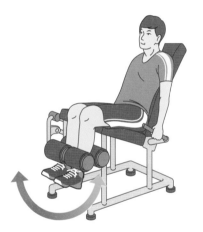

레그 익스텐션 (대퇴사두근)

전용 의자에 앉아 발목을 롤패드에 건 상태로 양발을 들어 올림으로써 대퇴사두근에 부하를 주는 머신. 양발을 확실히 롤에 거는 것이 중요하므로 등받이를 조절하면서 앉는 위치를 정한다.

1 머신이 앉은 뒤 다리 길이에 맞춰 등받이를 조절한다.
2 무릎을 굽혀 롤의 하부에 발목을 건다.
3 천천히 무릎을 폈다가 다시 무릎을 굽히면서 **2**의 자세로 돌아온다.

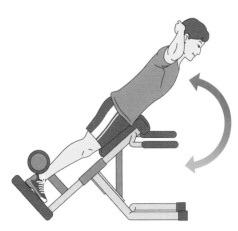

백 익스텐션 (척주기립근)

척주기립근은 장배근 중에서 척추의 등 쪽에 위치한 근육군의 총칭. 상반신의 자세를 유지, 뒤로 몸을 젖히는 동작에 관여한다. 트레이닝을 할 때는 허리가 너무 많이 젖혀지지 않도록 주의한다.

1 머신에 올라가 상체를 전방으로 기울인다.
2 가볍게 가슴을 편다는 이미지로 상체를 올린다.
3 하반신의 자세를 유지하면서, 다시 상체를 전방으로 기울인다.

슬로 트레이닝

POINT

- ● 의식적으로 동작의 속도를 천천히 하는 트레이닝이다.
- ● 근육에 장시간 부하를 주어 성장 호르몬의 분비를 촉진한다.
- ● 최소한의 기구로 무리 없이 안전하게 단련할 수 있다.

작은 리스크로 고부하 운동과 같은 효과

'슬로 트레이닝'의 '슬로'는 근육 단련을 천천히 실시한다는 의미이다. 천천히 하기 때문에 부하도 통상의 트레이닝보다는 강하지 않다. 그러나 시간을 들여서 실시하므로 지근 섬유에 이어서 속근 섬유도 동원되어 결과적으로 고부하의 운동과 같은 효과를 얻을 수 있다. 또 수축한 근육의 압력에 따라 혈류가 제한되어 각종 대사 물질이 축적돼 성장 호르몬의 분비가 활발해진다고도 한다.

이처럼 슬로 트레이닝은 보통 빠르기의 트레이닝과 같은 정도의 효과가 기대되며, 가벼운 무게로 천천히 실시하기 때문에 안전성이 높다는 것도 장점이다. 그러나 실제로 경기의 움직임 중에 살릴 수 있는 근육을 만들기 위해서는 경기를 상정한 빠른 동작의 트레이닝을 병행해서 실행할 필요가 있다.

반동이 따르지 않아서 힘줄이나 인대에 부담이 적다

슬로 트레이닝은 덤벨 등의 기구를 사용하는 것 외에도 팔굽혀펴기나 복근, 스쿼트 등 기구를 사용하지 않는 방법으로도 실시할 수 있다. 이때 중요한 것은 관절을 완전히 펴거나 완전히 굽히지 않는다는 것. 그렇게 하면 운동의 사이에 근육이 항상 긴장을 유지할 수 있다. 게다가 반동이 따르지 않기 때문에 부하가 근육에만 걸리게 되어, 힘줄이나 인대가 부상당할 위험을 피할 수 있다. 천천히 실시하는 움직임 속에 보다 높은 부하를 걸고 싶을 때는 의식적으로 힘을 주면서 근육을 움직인다.

시험에 나오는 용어

슬로 트레이닝
가벼운 부하로 근육의 긴장을 유지하면서 긴 시간을 들여 실행하는 트레이닝. 실제의 부하 이상으로 높은 효과를 얻을 수 있다.

키워드

지근 · 속근
근육을 구성하는 근섬유. 수축되는 속도의 차이에 따라 두 종류로 나뉜다. 지근은 지구력을 이끌어낼 때 사용되고, 속근은 순발력을 이끌어낼 때 사용된다.

메모

성장 호르몬
뇌하수체 전엽의 분비 세포에서 분비되는 호르몬. 성장에 관한 작용과 대사를 컨트롤하는 기능이 있다.

슬로 트레이닝의 예

슬로 트레이닝에서는 수축한 근육의 압력으로 혈류가 제한된다. 그로 인해 각종 대사 물질이 축적되고 성장 호르몬의 분비가 활발해진다.

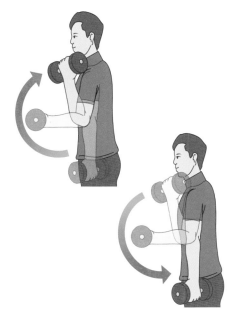

보통의 트레이닝

올리기 ⇔ 내리기 동작에 2~3초

슬로 트레이닝

올리기 ⇔ 내리기 동작에 6초 이상

슬로 트레이닝을 실시할 때의 포인트

■ 힘을 완화하지 않고 근육을 움직인다

천천히 실시하는 움직임 속에 부하를 크게 하기 위해서는 의식적으로 힘을 주면서 근육을 움직이는 것이 좋다.

■ 반동을 더하지 않는다

반동을 더하면 필요한 근육이 충분히 움직이지 않는다. 하나하나의 동작을 천천히 실시한다.

■ 관절을 완전히 펴지 않고, 완전히 굽히지 않는다

관절을 완전히 펴거나, 또는 완전히 굽힌 상태로 만들어 버리면 그 사이 근육의 부하가 작아진다. 관절이 꺾이기 전에 원래로 돌아오는 동작으로 전환한다.

피라미드법

POINT
- 근비대와 근육량 향상을 동시에 실시하는 트레이닝이다.
- 가벼운 중량에서 무거운 중량으로 단계적으로 높여간다.
- 최대에 이르면 다시 단계적으로 무게를 내려간다.

부하의 양과 횟수를 피라미드 형태로 배분한다

'피라미드법'은 근비대와 근육량 향상 효과를 동시에 기대할 수 있는 트레이닝 방법이다. 보통 근력 트레이닝을 시작한 직후 어느 정도의 중량을 들어 올릴 수 있는 것은 지금까지 사용하지 않았던 근육의 신경이 활발해지기 때문이므로, 이 시점에서는 아직 근비대나 근육량 향상이 실현된 것은 아니다. 이 단계에서부터 다시 근비대와 근육량 향상을 목표로 하기 위해서는 고중량의 적은 횟수 운동과 저중량의 많은 횟수 운동을 도입해, 젖산의 발생과 성장 호르몬의 분비를 촉진할 필요가 있다. 가벼운 중량으로 시작해 최대 거상 중량까지 다다르면, 이번에는 반대로 조금씩 중량을 내리는 방법이 일반적인 피라미드법이다. 가벼운 부하에서 시작하기 때문에 부상의 위험도 최소한으로 줄일 수 있다.

근육량 증가와 근비대

피라미드법에는 여러 가지 방식이 있지만, 예를 들어 벤치 프레스의 경우에는 그 사람의 최대 거상 중량이 100kg이라면 1~3세트까지는 50~90%의 중량을 들고, 4세트에 최대 중량인 100kg이 되도록 한다. 그리고 그 후에는 1~3세트와는 반대로, 5~7세트 순으로 90~50% 정도의 중량으로 내린다. 각각 들어 올리는 횟수는 1~3세트는 부하에 맞춰서 횟수를 줄여나가고, 최대 거상 중량에서는 1회, 5~7세트는 모두 한계 횟수. 1~3세트는 워밍업, 4세트가 근육량 향상을 위해, 5~7세트는 근비대를 위한 운동이 된다.

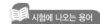

시험에 나오는 용어

피라미드법
근력 트레이닝을 실시할 때, 각각의 세트 중에 순서대로 부하를 올려가고, 부하가 최대가 되었을 때 이번에는 역으로 부하를 내리는 트레이닝 시스템. 부하를 천천히 올려가는 이미지를 피라미드에 빗댄 명칭이다. 부하를 내리는 세트(피라미드의 방향이 상하 반대가 된 이미지)를 디센딩 피라미드라고도 한다.

최대 거상 중량
벤치 프레스 등에서 그 사람이 들어 올릴 수 있는 최대의 중량을 말한다. 한계 중량이기 때문에 보통 1회 이상 들어 올리는 것이 불가능하다.

피라미드법의 방식

피라미드법은 작은 부하에서 최대 부하로 피라미드 형태처럼 운동량을 변화시키는 트레이닝 방법. 부하가 최대가 되었을 때 근육량 향상을, 부하를 천천히 줄이면서 운동 횟수로 몸을 몰아넣는 후반 세트에서 근비대를 목표로 한다.

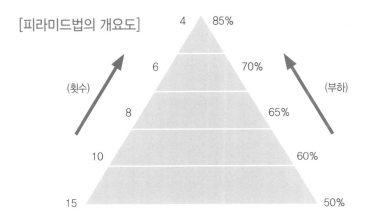

[피라미드법의 개요도]

4	85%
6	70%
8	65%
10	60%
15	50%

(횟수)　　　　　　(부하)

트레이닝 예 (벤치 프레스)

1세트째	50% 중량(최대 거상 중량 대비)으로 10회
2세트째	70% 중량(위와 같음, 이하 같음)으로 7회
3세트째	90% 중량으로 3회
4세트째	100% 중량(최대 거상 중량)으로 1회
5세트째	90% 중량으로 한계 횟수
6세트째	70% 중량으로 한계 횟수
7세트째	50% 중량으로 한계 횟수

각 세트의 인터벌은 3세트 종료에서 4세트 시작까지 사이에 길게(3분 정도), 그 외는 짧게(1분 정도) 하는 등 조절하고, 최대 거상 중량을 들어 올릴 때 정점이 될 수 있도록 한다.

아이소메트릭 트레이닝

POINT

- ●근육의 등척성 수축을 사용하는 정적 운동이다.
- ●관절에 부담이 적고, 부상이나 근육통이 발생하기 어렵다.
- ●혈압의 변동이 심하기 때문에 심장에 대한 부담은 고려할 필요가 있다.

자중만으로 지금 바로 시작할 수 있는 운동

'아이소메트릭'은 생리학에 있어서 '근육의 수축이 등척성인'이라는 의미로, '아이소메트릭 트레이닝'은 근육을 움직이지 않는 정적인 운동을 가리킨다. 일정한 힘을 일정 시간 유지하는 것에 의한 운동 효과를 기대하고 실시한다.

이 트레이닝의 장점은 특별한 기구나 장소가 필요하지 않다는 것이다. 기본적으로 근육을 움직이지 않는 트레이닝이기 때문에 안전성이 높고, 각각의 운동 능력에 맞춰서 부하나 페이스를 설정할 수 있다. 반대로 단점은 전문 경기의 특수한 움직임에는 대응할 수 없는 점, 자중의 범위 내에서 실시하기 때문에 기구를 사용하는 트레이닝과 비교해 운동 효과가 다소 낮다는 점을 들 수 있다.

단련하는 부위를 의식하면서 힘을 넣는다

아이소메트릭 트레이닝은 신체의 여러 부위를 사용해서 실시할 수 있지만, 동작을 일으키지 않고 근육이 힘을 발산하는 상태를 만든다는 점에서는 어느 부위를 단련하는 경우라도 공통이다. 1세트의 운동 시간은 6~10초 정도. 처음에는 짧은 시간으로, 익숙해지면 조금씩 길게 해도 좋다. 단련하는 부위를 의식하면 그 근육에 힘을 넣기 쉽게 된다. 그 사이에 호흡은 멈추지 않고, 얕은 호흡을 계속하는 이미지이다. 여유가 있다면 3세트를 기준으로 실시하면 더 효과적이지만, 혈압의 변동이 비교적 심하기 때문에 심장혈관계의 질환이나 고혈압이 걱정되는 사람은 이 트레이닝 자체를 피하는 것이 좋다.

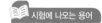
시험에 나오는 용어

아이소메트릭 트레이닝
'아이소(iso)'는 '같은' '동일한' 의미의 접두어. 예를 들어 방의 벽을 계속해서 미는 동안, 자세는 크게 변하지 않는다. 따라서 근육의 길이는 거의 변하지 않지만, 근력은 사용하고 있다. 이와 같은 상태를 트레이닝 중에 만들어내는 것이 아이소메트릭법이다.

메모

근육의 등척성 수축
근육에 있어서 등척성 수축은 근육의 길이는 변하지 않은 채 힘을 발휘하는 상태를 말한다. 근력이 부하와 정확히 균형이 잡히는 상태가 등척성 수축이라고 바꿔 말할 수도 있다.

아이소메트릭 트레이닝의 효과
독일의 테오도르 헤팅거 박사의 연구에 의하면, 최대 근력의 약 40% 이상으로 이 트레이닝을 실시하면 근력이 향상된다고 한다. 또 트레이닝의 간격은 14일 미만이면 유효하다고 한다.

158

아이소메트릭 트레이닝의 예

'아이소메트릭 트레이닝'은 근육을 움직이지 않고 최대 근력을 발휘해 일정 기간 유지한다. 호흡은 얕게 하지만 멈추지는 않는
다. 심장혈관계 질환 또는 고혈압이 있는 사람은 피하는 것이 좋다.

대흉근

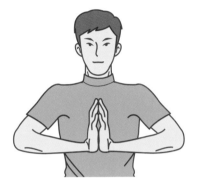

1 양 손바닥을 마주대거나 맞잡는다.
2 손을 가슴 앞에 고정하고, 팔꿈치를 옆으로 편다.
3 양쪽 손을 강하게 서로 밀면서 8~12초간 자세를 유지한다.

광배근

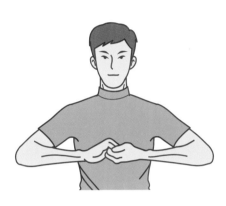

1 엄지손가락 이외의 좌우 네 손가락을 갈고리 모양으로 해서 가슴
앞에서 깍지를 낀다.
2 양 팔꿈치를 좌우로 펴는 자세를 취한다.
3 좌우의 견갑골을 향해 모으는 이미지로, 양쪽 손을 바깥쪽으로
강하게 잡아당기면서 8~12초간 자세를 유지한다.

다열근군, 전근군, 햄스트링 등

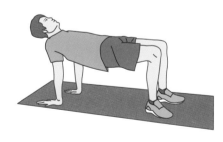

1 하늘을 향해 누워 양손·양발을 바닥에 붙인 자세로, 척추가 바닥
과 평행이 될 때까지 둔부를 들어 올린다.

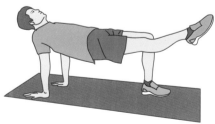

2 그 자세에서 한쪽 무릎 관절을 뻗어 다리가 바닥과 평행이 될 때
까지 들어 올리고 그대로 10초 이상 유지한다.

3 장

각종 트레이닝의 이론과 실천

159

몸통 트레이닝

POINT

● 신체의 중심인 몸통을 중점적으로 단련하는 트레이닝이다.
● 다양한 부상 예방으로 이어진다.
● 등뼈나 골반을 지탱하는 이너 머슬의 밸런스 능력이 높아진다.

몸에 중심이 생기면 기량이 향상된다

횡격막, 다열근, 복횡근, 골반기저근군의 총칭인, 이른바 몸통을 단련하는 트레이닝은 고도의 스포츠 경기 선수부터 초보자의 기초 트레이닝, 다이어트까지 폭넓게 응용할 수 있다. 스포츠 퍼포먼스 향상의 관점에서 보면 어깨나 고관절 주변의 이너 머슬을 단련하는 것으로, 몸통의 파워가 손발의 말단까지 전달되기 쉬워지고, 상체와 하체를 보다 기능적으로 연동시킬 수 있다. 몸통 주변의 근육과 신경계의 움직임이 개선되면 몸에 중심이 생겨 밸런스 능력이나 회복 능력도 향상될 수 있다. 부상 예방 관점에서도 몸통의 트레이닝은 중요하다. 밸런스 능력이 향상되면 에너지의 손실이 낮아지고, 지구력 향상으로 이어진다.

자신의 몸을 통제한다는 의식을 갖고 단련한다

몸통 트레이닝에는 밸런스 볼이나 어질리티 디스크 등 도구를 사용하는 것부터, 자기 체중을 이용해서 실시하는 것까지 여러 가지 종류가 있다. 강도가 높은 트레이닝 방법을 마스터하려면 그 전 단계로서 비교적 강도가 낮은 초보자용 프로그램부터 시작하는 것이 일반적이다. 트레이닝을 효과적으로 하기 위해서는 한 종류만 계속해서 실시하지 않고, 복수의 종류를 조합하는 것이 중요하다. 그렇게 함으로써 여러 가지 근육으로 구성되어 있는 몸 전체를 균형 있게 단련할 수 있기 때문이다. 트레이닝의 수준과는 관계없이 반동을 사용하지 않고 자신의 몸을 확실히 통제한다는 의식을 갖고 실시한다.

시험에 나오는 용어

몸통
좁은 의미로는 몸통의 심층에 위치하고 있는 이너 머슬의 총칭이다. 넓은 의미로는 흉곽이나 골반·고관절 주변을 포함해 몸통 전체의 근육을 가리킨다.

메모

균형 있게 단련하기
예를 들어, 오른쪽 페이지에 소개한 4가지 트레이닝을 1세트씩 순서대로 실시한 후 다시 처음의 트레이닝으로 돌아가 2세트째에 들어가는 방식이다.

기초적인 몸통 트레이닝

프런트 플랭크

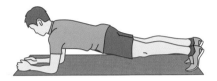

팔꿈치와 발끝을 바닥에 대고 팔굽혀펴기 자세를 유지한다. 머리를 숙이지 않고 허리를 휘지 않게 하는 것이 포인트.

백 익스텐션

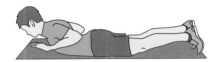

엎드린 자세에서 팔꿈치를 굽힌 상태로 가슴을 펴고, 등을 위로 젖힌다.

힙 리프트

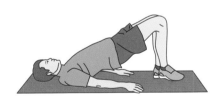

바로 누워서 무릎을 세운다. 그 자세로 숨을 내쉬면서 천천히 허리를 들어 올린다. 등뼈를 하나씩 내려가는 순서대로 바닥에서 떼는 이미지로 실시하는 것이 포인트. 허리를 내릴 때도 천천히 내린다.

레그업

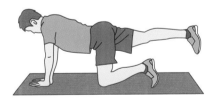

엎드려 기어가는 자세로 한쪽 다리씩 바닥과 평행이 되도록 들어 올린다. 발끝이 천장을 향하지 않도록 주의한다.

밸런스 볼, 튜브

POINT

- 밸런스 볼은 전신을 구석구석까지 단련하는 데 효과적인 도구이다.
- 몸통이나 큰 근육을 단련하는 다양한 트레이닝 방법이 있다.
- 튜브는 고무의 장력을 이용해서 다양한 움직임에 대응할 수 있다.

가벼우면서 작고 편리한 트레이닝 도구

밸런스 볼은 염화비닐이 소재인 직경 30~80cm 정도의 말랑말랑한 볼이다. 트레이닝 효과가 높고, 장소를 차지하지 않으며, 경량이라는 특징이 있어 각종 트레이닝에 폭넓게 채용되고 있다. 형태가 변하기 쉽고 불안정한 볼 위에 앉아 밸런스를 유지하는 것이 일반적인 사용법이지만, 이 외에도 여러 가지 사용법이 있다. 특히 밸런스 볼의 둥근 모양과 말랑말랑하다는 특징 때문에 몸에 비틀기를 더한 움직임을 쉽게 만들 수 있고, 부하의 강도를 세밀하게 변화시킬 수 있는 등, 연구에 따라서 각각의 목적에 적합한 트레이닝을 실시할 수 있다. 그중에서도 몸통이나 큰 근육을 단련하는 데 매우 적합하다.

웨이트로는 불가능한 트레이닝이 가능하다

튜브는 스포츠 트레이닝용으로 개발된 고무 소재의 튼튼한 좁고 긴 도구이다. 밸런스 볼과 같이 소재가 말랑한 것이 특징이지만 튜브는 고무의 장력을 부하로 활용한다.

주요 사용법은 양끝을 손으로 잡고 늘였다 줄였다 하기, 발로 감아서 같은 동작 하기 등이 있지만, 웨이트 트레이닝과의 차이점은 '무게'가 아니라 장력을 이용하는 것이다. 웨이트는 들어 올리는 동작밖에 할 수 없지만, 튜브는 상하에 더해 앞뒤, 좌우, 대각선 등 모든 방향으로 움직임이 가능하다. 튜브를 잡은 손의 위치에 따라 쉽게 부하의 강약이 더해진다는 것도 장점이다.

키워드

염화비닐
염화비닐수지의 원료. 아세틸렌과 염화수소, 또는 에틸렌과 염소에서 합성된다.

메모

튜브의 특성
손으로 잡거나 발로 감아서 사용하기 적합한 것에서부터, 팔이나 어깨, 발목 등을 단련할 수 있는 것이 특징이다. 큰 근육을 단련하기 좋은 밸런스 볼과 조합해서 사용하면 트레이닝 효과가 더 높아집니다.

밸런스 볼을 사용한 트레이닝
뒤집힘에 주의. 초보자는 보조하는 사람과 함께하는 것이 좋다.

튜브의 부하 설정
튜브의 부하 강도를 높이고 싶을 때는 튜브를 접어서 짧게 하거나 잡은 손의 위치를 좁게 하면 된다.

밸런스 볼/튜브를 사용한 트레이닝의 예

밸런스 볼 사용

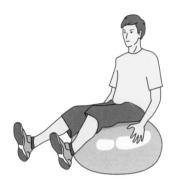

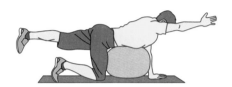

우선 밸런스 볼에 앉아본다. 등줄기를 펴고 볼의 정중앙에 앉는다. 1일 15분 앉아 있는 것만으로 몸통을 단련할 수 있다.

엎드린 자세를 하고, 복부 아래쪽으로 밸런스 볼을 넣는다. 왼쪽 다리와 오른쪽 팔을 들고 1분 정지. 반대로도 실시한다.

튜브 사용

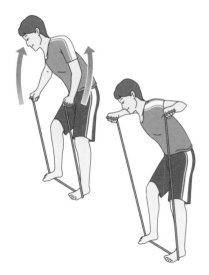

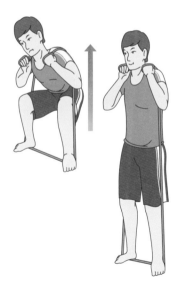

다리를 허리 너비로 벌려 튜브를 밟은 후, 튜브의 양끝을 잡고 몸을 앞으로 굽힌다.
양팔을 옆으로 벌리면서, 어깨 높이까지 튜브를 당겨 올린다. 10회 실시한다.

다리를 허리 너비로 벌려 튜브를 밟은 후, 튜브를 어깨 위로 모아서 잡는다. 스쿼트 동작(P.145 참조)을 10회 반복한다.

밸런스 트레이닝

POINT

- 평형 감각을 향상시키면 경기력이 높아진다.
- 불안정한 자세 중에 밸런스를 유지하는 동작이 기본이다.
- 기구를 사용해 실시하는 트레이닝법도 있다.

많은 동작에서 요구되는 몸의 밸런스

인간을 포함해 동물은 온갖 동작을 정상적으로 유지하기 위해 평형 감각을 갖추고 있다. 또 일정 수준의 스포츠 경기를 행하기 위해서는 몸의 자세가 무너지지 않게 하면서 플레이하거나, 가령 다른 선수와 접촉해서 무너지더라도 곧바로 다시 돌아올 것이 요구된다. 따라서 평형 감각을 단련하는 트레이닝이 중요하다.

도구를 사용하지 않고 평형 감각을 키우는 방법으로는 스태빌라이제이션 (stabilization) 트레이닝을 들 수 있다. 이것은 자기 체중을 이용한 트레이닝으로 엎드린 상태로 여러 가지 포즈를 취해서 밸런스의 무너짐을 조정하는 능력을 높이는 것이 목적이다.

여러 가지 밸런스 트레이닝

기존의 요가 등에 '무용수 자세'나 '독수리 자세' 같은 밸런스 포즈가 많이 도입되어 있고, 근래에는 기구를 사용한 밸런스 트레이닝도 스포츠 트레이닝 분야에 많이 도입되어 있다. 말랑말랑한 수지로 만든 밸런스 볼(P.162 참조)에 계속 앉아 있는 것만으로도 몸통을 단련할 수 있으며, 역시 수지 소재로 속에 공기가 들어가 있는 밸런스 디스크도 사용 방법이 같다. 그러나 볼보다 안정되어 있어서 위에 서거나 한쪽 다리로 서서 동작을 더하는 등 보다 액티브한 트레이닝이 가능하다.

또 두 개의 봉 사이에 벨트 상태의 천을 팽팽하게 펼치고 그 위를 걷는 슬랙라인은 다시 말해 줄타기이다. 단지 걷는 것만으로도 몸통을 단련할 수 있어 주목을 모으고 있다.

키워드

밸런스 디스크
소재나 구조는 거의 밸런스 볼과 같음. 원반형이기 때문에 볼보다 안정성이 높아 다리로 선 채 밸런스를 단련하는 트레이닝에 적합하다.

슬랙라인
팽팽하게 펼친 벨트 상태의 천 위를 걷거나 뛰거나 하는 트레이닝. 실내에서도 야외에서도 즐길 수 있다.

메모

스태빌라이제이션 트레이닝
기구를 사용하지 않고 자기 체중을 이용해 평형 감각을 키우는 트레이닝. 원래는 유럽과 미국의 병원에서 재활 치료에 적합한 체조로 실시되었다.

밸런스 트레이닝 방법 (예)

불안정한 자세에서는 밸런스가 무너지지 않도록 하는 데 최적인 트레이닝. 평형 감각만이 아니라 다른 트레이닝에서 단련하기 어려운 이너 머슬을 자극하는 데에도 효과적이다.

스태빌라이제이션 트레이닝

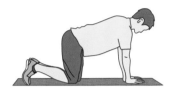

1 기본자세. 손과 무릎을 바닥에 대고 기어가는 자세를 취한다.

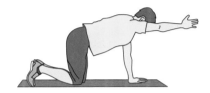

2 한쪽 팔을 앞으로 뻗는다.

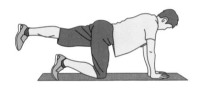

3 팔을 원래 자세로 하고, 한쪽 다리를 뒤로 뻗는다.

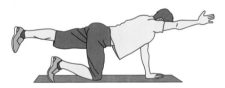

4 보다 고도의 밸런스 트레이닝. 좌우 다른 팔과 다리를 한쪽씩 동시에 뻗는다.

요가

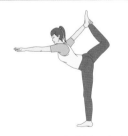

요가의 밸런스. 위는 무용수(댄서 포즈). 직립에서 왼쪽 다리를 앞으로 한 걸음 나가 상체를 바닥과 평행으로 한 후, 오른쪽 다리를 올리고 무릎부터 구부린다. 왼쪽 팔은 뻗고, 오른쪽 팔은 오른쪽 발등을 잡는다.

밸런스 디스크

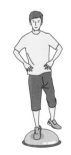

1 한쪽 다리로 밸런스 디스크 위에 선다.

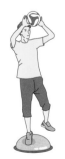

2 그 자세에서 날아오는 공을 받는다.

워킹/조깅

POINT

- 가볍게 실시할 수 있는 지구력 향상을 위한 트레이닝이다.
- 워킹과 조깅은 운동 강도에 차이가 있다.
- 올바른 자세와 운동 강도로 적절한 페이스를 지킨다.

적은 부담으로 체력 향상에 도움이 되는 워킹

워킹과 조깅은 가볍게 실시할 수 있고 확실한 효과를 얻을 수 있는 트레이닝이다. 워킹은 조깅과 비교해 발에 대한 충격이나 심장에 대한 부담이 작고, 고령자부터 재활 치료 중인 운동선수까지, 또 워밍업에도 쿨다운에도, 여러 수준의 사람이 폭넓은 분야에 활용할 수 있다. 걷는 동작을 워킹이라는 트레이닝으로 높이려면 운동 강도와 올바른 자세가 열쇠이다. 자세에서의 포인트는 등줄기를 세우고, 가슴을 넓게 펴는 것. 보폭도 일상적인 보행보다 조금 크게 한다. 운동 강도는 주관적인 감각으로 '편하게 느껴짐'에서 '조금 힘들게 느껴짐' 정도를 기준으로 한다.

운동 강도가 높고 사용하는 근육의 양이 많은 조깅

조깅은 워킹보다 운동 강도가 높은 것이 특징이다. 그만큼 발의 근육이나 힘줄, 관절에 대한 부담도 크기 때문에 올바른 자세로 달리고, 슈즈도 신중하게 선택할 필요가 있다.

달릴 때의 자세는 보폭이 좁고, 근육과 관절에 대한 부담이 작은 피치(pitc) 주법이 기본이다. 보폭이 넓은 스트라이드(stride) 주법은 스피드를 낼 수 있지만 발에 가해지는 부담이 크기 때문에 지구력을 중시하는 트레이닝에는 적합하지 않다. 호흡은 입과 코 양쪽을 사용해서 가능한 한 많이 산소를 들이마시는 동시에, 가능한 한 많이 이산화탄소를 배출하도록 한다. 슈즈는 조깅 전용 슈즈를 선택해 아스팔트에서 전달되는 충격을 완화시키도록 한다.

시험에 나오는 용어

피치 주법
'피치'는 한 걸음에 걸리는 시간을 의미한다. 보폭을 작게 하면서 발의 회전을 어느 정도 빠르게 하는 것으로, 걸음수를 많게 하는 달리기 방법이다. 한 걸음의 길이(스트라이드)를 의미하는 스트라이드 주법은 착지 시 충격이 크기 때문에 트레이닝에는 적합하지 않다. 심장에 대한 부담은 양쪽 주법 모두 페이스를 너무 올리지 않으면 문제가 없다.

메모

운동 강도의 기준
주관적인 감각을 기준으로 할 때 사용되는 경우가 많은 것이 '보그 지수'. 이는 20점 만점에서 '굉장히 힘듦' 19, '상당히 힘듦' 17, '힘듦' 15, '조금 힘듦' 13, '편함' 11로 하는 경우로, 운동 강도를 주관적인 수치로 나타낸 것이다. 워킹도 조깅도 각각 주관적인 감각으로 10∼13 정도의 강도를 기준으로 한다.

올바른 워킹 및 조깅 방법

트레이닝으로 실시한다면 워킹도 조깅도 '편함' 내지는 '조금 힘듦' 정도의 페이스로 실시한다. 또 연령이 높은 사람일수록 1분간의 심박수가 적은 상태가 적절한 실시 방법이다.

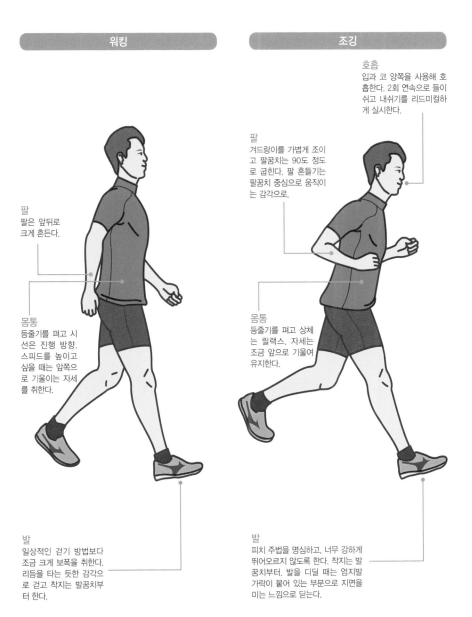

워킹

팔
팔은 앞뒤로 크게 흔든다.

몸통
등줄기를 펴고 시선은 진행 방향. 스피드를 높이고 싶을 때는 앞쪽으로 기울이는 자세를 취한다.

발
일상적인 걷기 방법보다 조금 크게 보폭을 취한다. 리듬을 타는 듯한 감각으로 걷고 착지는 발꿈치부터 한다.

조깅

호흡
입과 코 양쪽을 사용해 호흡한다. 2회 연속으로 들이쉬고 내쉬기를 리드미컬하게 실시한다.

팔
겨드랑이를 가볍게 조이고 팔꿈치는 90도 정도로 굽힌다. 팔 흔들기는 팔꿈치 중심으로 움직이는 감각으로.

몸통
등줄기를 펴고 상체는 릴랙스. 자세는 조금 앞으로 기울여 유지한다.

발
피치 주법을 명심하고, 너무 강하게 뛰어오르지 않도록 한다. 착지는 발꿈치부터. 발을 디딜 때는 엄지발가락이 붙어 있는 부분으로 지면을 미는 느낌으로 딛는다.

기재 트레이닝(바이크)

- 신체에 대한 부담이 적고 릴랙스 상태로 실시할 수 있다.
- 유산소 운동용 머신으로서 실용적이다.
- 운동 강도를 미세하게 설정할 수 있다.

지구력 전반에 트레이닝 효과가 있다

바이크는 러닝이나 워킹, 수영과 함께 유산소 운동의 대표적인 스포츠이다.

유산소 운동은 근섬유에 공급되는 모세 혈관 수를 증가시켜 근육의 피로를 억제하고, 심폐 기능을 높이는 등 지구력 전반에 트레이닝 효과를 기대할 수 있다.

그중에서도 바이크는 러닝에 비해 무릎이나 발목의 관절에 가해지는 충격이 적고, 수영보다 초보자가 실시하기 쉽다는 장점도 있다. 특히 넙다리를 중심으로 한 하반신의 근력 향상에 효과가 있다.

페이스의 변화에 맞춰 운동 강도 조정

그러나 일반 도로에서의 바이크 주행은 강도나 페이스를 임의로 설정하기 어려워서 과학적인 이론에 근거한 스포츠 트레이닝에는 적합하지 않다.

실내에서 사용하는 자전거 에르고미터는 그 점에서 운동 강도를 미세하게 설정할 수 있고, 과학적인 데이터를 취하기 쉽다는 장점이 있다.

자전거 에르고미터는 일반적으로 와트 수가 일정하도록 설계되어 있다. 페달을 밟는 사람의 페이스가 일정하지 않아도 기계가 자동적으로 마찰력을 조절해 동일한 와트 수를 유지할 수 있다. 이처럼 부하를 유지하는 트레이닝 외에도 일정 시간마다 강도를 높여가는 '지구력 향상형' 트레이닝 등 기계를 조작해서 여러 가지 방법을 선택할 수 있다.

키워드

와트 수
일률을 말함. 단위 시간 내에 소비되는 에너지의 양에 따라 표시된다.

메모

바이크의 운동 강도
'페달을 밟을 때 저항의 강도' X '회전수'로 표시된다.

자전거 에르고미터를 사용한 트레이닝

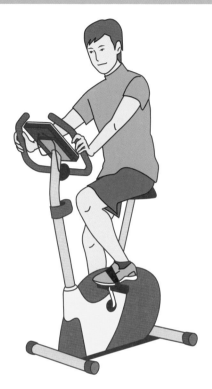

안장 높이 조절

자전거 에르고미터를 사용할 때는 신장이나 체격에 맞춰 안장을 조절한다.

1 안장에 올라 탄다.
2 높이가 맞지 않다고 느껴지면 안장을 조절한다.
3 안장의 높이는 가장 낮은 위치에 있는 페달에 발을 놓았을 때 무릎이 조금 굽혀지는 정도.

지구력을 높이기 위한 트레이닝

● 일정 시간마다 운동 강도를 높여간다.

일정 부하형 트레이닝

● 심박수에 맞춰 여유가 있게 부하 설정을 한다. 심박수를 계측하면서 일정 페이스를 유지한다.

---

column **다이어트에도 우선순위 원칙이 있다**

바이크를 타고 공공 도로를 달리면서 트레이닝을 하는 경우는 장소를 선택하는 방법이 중요하다. 자동차나 보행자의 왕래가 많고 신호가 이어지는 도로에서는 생각했던 페이스로 달릴 수 없을 가능성이 높으므로 트레이닝에는 적합하지 않다. 추천하는 것은 바이크 전용 도로가 있는 산책로나 사이클링 로드. 운동 강도를 높이고 싶을 때는 그 코스에 오르막길이 포함되어 있는 장소를 선택하면 된다. 실외이므로 헬멧 착용과 충분한 수분 보충도 필수이다.

LSD(Long Slow Distance)

POINT

● 천천히, 긴 거리를 달리면 지구력이 높아진다.
● 호흡순환계의 향상에는 유산소 운동이 효과가 있다.
● 장시간 운동하면 감량 효과도 있다.

무리 없이 효과가 있는 '스마일 페이스' 운동

LSD 트레이닝은 '길고(Long)' '느린(Slow)' '거리(Distance)'의 머리글자를 딴 약자로, 달리기 방법의 스타일 중 하나이다. 지구력을 높이는 데는 호흡순환계를 활발히 움직이게 하는 유산소 운동이 효과가 있는데, 이를 무리하지 않고 효과적으로 실시하는 방법으로 주목받고 있다. 원래 유산소 운동은 최대 산소 섭취량을 70% 정도로 설정하고 실시하는 것이 일반적이지만, 이후의 연구에서 그보다 여유 있게 운동해도 충분한 효과를 얻을 수 있는 것이 밝혀졌다. 생리학적으로는 무산소성 작업 역치(P.118 참조)보다 조금 가벼운 정도의 운동으로, 안전성이 높다는 장점이 있다. 그만큼 힘든 운동을 하지 않아도 효과가 있다는 의미에서 LSD를 대표하는, 무리가 없는 동시에 효과가 있는 운동을 가리켜 '스마일 페이스' 운동이라고 부르기도 한다.

감량이나 생활 습관병 예방에도 효과

'스마일 페이스' 운동의 조건을 수치 면에서 살펴보면, 운동 중 심박수가 심박 예비량의 50% 이하인 상태를 일정하게 유지할 것, 운동 후의 혈중 젖산이 2mmol/L 이하일 것이다. 주관적인 운동 강도로 보면, 운동 중에 숨쉬기가 어렵다고 느끼지 않는 정도이다.

무리 없이 장시간 달리는 LSD 트레이닝은 전체적인 에너지 소비량이 크고, 감량을 원하는 운동선수나 생활 습관병을 예방하고 싶은 중장년층에게도 효과가 있다. 조깅보다 더 느긋한 페이스로 성인이 1km를 7~8분에 달리는 것이 기준이다.

시험에 나오는 용어

LSD
Long(길고), Slow(느린), Distance(긴 거리)의 머리글자를 딴 약자. 달리면서 대화가 가능한 정도의 페이스로 느긋하게 달리는 트레이닝을 말한다.

혈중 젖산
젖산은 동물 체내에 존재하는 유기산의 하나. 급격한 운동을 하면 근육의 세포 내에 에너지원으로 당이 분해되고, 혈중 젖산 농도가 높아진다.

키워드

최대 산소 섭취량
운동 중 산소 소비량의 최대치. 유산소 운동 능력이 반영되어 운동 지구력을 결정하는 요소가 된다.

심박 예비량
최고 심박수(힘든 운동을 할 때의 심박수의 한계치)와 안정 심박수(자는 상태나 의자에 앉은 상태에서 측정하는 심박수)의 차이. 트레이닝 강도의 설정에 사용되는 경우가 많다.

LSD 트레이닝 방법

LSD 트레이닝은 열심히 하지 않고 길고 느긋하게 운동하는 것으로 호흡순환계의 기능을 높이는 데에 효과가 있다. 유산소 운동이므로 '스마일 페이스'를 유지할 수 있다.

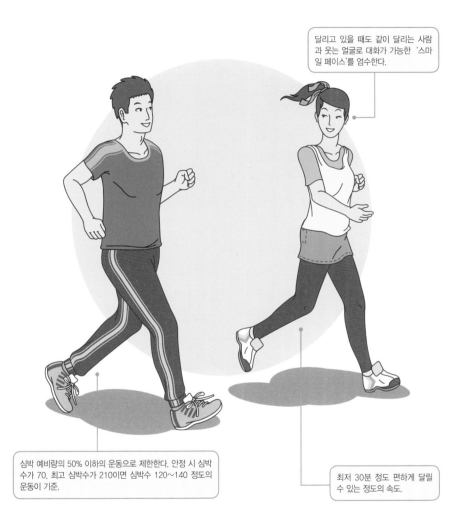

달리고 있을 때도 같이 달리는 사람과 웃는 얼굴로 대화가 가능한 '스마일 페이스'를 엄수한다.

심박 예비량의 50% 이하의 운동으로 제한한다. 안정 시 심박수가 70, 최고 심박수가 210이면 심박수 120~140 정도의 운동이 기준.

최저 30분 정도 편하게 달릴 수 있는 정도의 속도.

LSD 트레이닝의 포인트

- 일정한 페이스를 유지한다.
- 올바른 자세로 달린다.
- 달리기 전후로 충분한 스트레칭을 한다.

스피드 트레이닝

POINT

- ●최대 스피드에 도달할 때까지의 가속을 효율적으로 실시한다.
- ●가속을 위한 기술과 스피드를 유지하는 트레이닝이다.
- ●자신의 능력을 뛰어넘은 스피드를 체감한다.

가속과 최대 스피드의 유지가 포인트

　육상 경기만 아니라 각각의 운동 중에 가속도나 등속에 있어 **최대 스피드**를 끌어올리는 트레이닝이 필요하다. 최대 스피드를 높이기 위해서는 단지 근육에 걸리는 부담을 크게 하는 것만으로는 좋은 효과를 얻을 수 없다. 오히려 릴랙스 상태로 달리는 편이 효과적으로 최대 스피드에 도달할 가능성이 높고, 목적에 맞는 트레이닝을 적확하게 거듭하면 최대 스피드를 더 높일 수 있다.

　최대 스피드를 높이고 그 빠르기를 유지하는 트레이닝은 주로 3가지이다. 첫째는 최대 스피드에 효율적으로 도달하기 위해 **가속력**을 붙이는 트레이닝. 가장 기본이 되는 것은 직선 주로를 사용한 **스타트 대시**(start dash)이다. 20m, 30m, 40m, 50m 등 짧은 거리를 신호에 맞춰 스타트 대시하는 것으로, 20m에서는 신호에 대한 반응과 차고 나가는 것을 의식하고, 그 이상의 거리에서는 도중에 속도를 올리기 위한 자세 만들기가 중심이 된다.

　둘째는 최대 스피드에 도달한 후, 그 속도를 유지하는 트레이닝이다. 예를 들어 가속 50m 달리기를 두 개의 구간으로 나누고, 처음 30m를 가속 구간, 나머지 20m를 최고속으로 완주하는 방법을 취한다. 셋째는 오버스피드 트레이닝. 자신의 능력을 넘어서는 속도로 달리는 상태를 체감해, 감각적으로 빠르게 달리기 위해 발의 움직임을 습득하는 것이 목적이다.

　스피드 트레이닝은 근육에 걸리는 부담이 커지기 때문에, 특히 **햄스트링**에 부상을 당하지 않도록 주의해야 한다.

 키워드

최대 스피드
최대 스피드에는 2가지 관점이 있다. 하나는 등속으로 속도가 최대. 또 하나는 가속도가 최대.

오버스피드 트레이닝
튜브에 의한 견인이나 내리막길을 이용하는 트레이닝. 한계를 넘어가는 스피드로 달리기 때문에 전문 트레이너의 지도하에 실시해야만 한다.

 메모

최대 스피드의 달리기 자세
여기에서 말하는 기어 체인지라는 것은 스타트 할 때의 앞으로 숙인 자세에서 서서히 상체를 들어 올리면서 안정된 자세를 취하는 것을 말한다.

스피드 트레이닝의 방법 (예)

스피드 트레이닝은 짧은 거리의 스타트 대시가 기본. 육상 경기의 100m나 200m 등과는 달리, 레이스의 끝을 의식하는 것이 아니라 효율적으로 가속과 최대 스피드의 유지만을 의식하면서 정해진 거리를 완주한다.

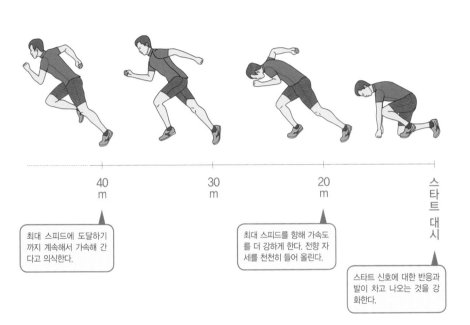

40 m — 최대 스피드에 도달하기까지 계속해서 가속해 간다고 의식한다.

30 m

20 m — 최대 스피드를 향해 가속도를 더 강하게 한다. 전향 자세를 천천히 들어 올린다.

스타트 대시 — 스타트 신호에 대한 반응과 발이 차고 나오는 것을 강화한다.

최대 스피드를 유지하기 위한 포인트

상체
- 힘보다 릴랙스를 명심한다.
- 허리에서부터 윗부분을 전후좌우로 흔들지 않는다.
- 허리를 낮추지 않는다.
- 시선을 앞으로 향하고, 턱을 내리지 않는다.
- 팔 흔들기를 사용해 다리의 움직임을 선도하는 감각으로 달린다.

하반신
- 착지한 발은 곧바로 발꿈치가 엉덩이 아래로 오는 것 같은 자세를 취해야 함을 명심한다.
- 고관절을 크게 움직여 추진력을 높인다.
- 무릎은 똑바로 전방을 향하도록 한다.

인터벌 트레이닝

POINT

- 고부하와 저부하 운동을 번갈아 가며 실시하는 트레이닝이다.
- 인터벌 트레이닝은 무산소 운동 트레이닝의 하나이다.
- 심폐 기능 강화에 효과가 있고, 장거리 달리기 등 지구력 계열에 적합하다.

장거리 달리기를 위한 것에서 보다 폭넓은 트레이닝 수단으로

인터벌 트레이닝은 강도가 높은 운동(고부하)과 강도가 낮은 운동(저부하)을 번갈아서 반복하는 트레이닝 방법이다. 심폐 기능의 강화에 큰 효과가 있어서 주로 장거리 달리기 연습에 도입되어 있지만, 요즘은 수영, 자전거, 복싱 등 특히 지구력이 요구되는 경기에서도 일반적으로 실시되고 있다.

육상 선수 에밀 자토펙(Emil Zatopek)이 확립한 트레이닝으로 알려져 있으며, 러닝으로 말하자면 빠르게 달리기와 느리게 달리기를 번갈아서 반복하는 것이 기본이다. 휴식 시간에도 달리기를 멈추지 않고 저속, 다시 말해 저부하 운동을 쉬지 않고 계속하는 것이 특징이다. 이를 불완전 휴식이라고 한다.

모티베이션이 유지되면 오래 계속할 수 있다

이 트레이닝의 장점은 단시간 내에 강도가 높은 트레이닝을 할 수 있고, 심폐 기능의 향상을 도모할 수 있다는 점이다. 또 항상 일정한 페이스로 운동하는 것보다 움직임에 높낮이가 있기 때문에 트레이닝을 하는 사람의 동기가 유지되기 쉽고, 결과적으로 오래 계속하기 쉽다는 것도 장점이라고 할 수 있다.

인터벌 트레이닝은 무산소 운동 트레이닝의 한 가지로 높은 효과를 기대할 수 있지만, 그만큼 피로도가 높아 신체에 대한 부담도 크기 때문에 전문 지식을 지닌 지도자와 함께 실시할 필요가 있다. 오버워크를 피하기 위해서 심박수를 기준으로 프로그램을 짜는 것이 효과가 있다. 최대 심박수를 산정해서 운동량을 조절한다.

시험에 나오는 용어

인터벌 트레이닝
고부하와 저부하 운동을 번갈아서 반복하는 무산소 운동 트레이닝이다.

최대 심박수
남성은 '220 – 자신의 연령', 여성은 '226 – 자신의 연령'이라는 계산식으로 산정한다. 30세의 남성이라면 220 – 30 = 190이 된다.

메모

에밀 자토펙
20세기에 활약한 체코슬로바키아(당시) 출신의 육상 선수. 1952년 헬싱키 올림픽에서 남자마라톤을 포함해 3개의 금메달을 획득했다.

불완전 휴식
운동을 멈추지 않은 상태로 취하는 휴식을 말한다. 인터벌 트레이닝에 비해, 운동을 완전히 멈추는 '완전 휴식'과 운동을 번갈아서 반복하는 트레이닝을 리피티션(repetition) 트레이닝이라고 한다.

인터벌 트레이닝의 이론

인터벌 트레이닝은 생리학 이론을 기반으로 개발되었다.

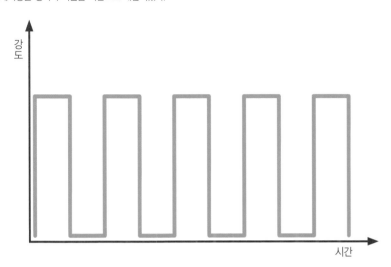

짧은 시간 사이에 강도가 높은 운동과 낮은 운동을 반복하면 같은 시간, 같은 거리를 운동하더라도 몇 번이고 심박수를 최대까지 올릴 수 있다.

그 결과

심폐 기능을 효율적으로 단련하는 것이 가능하다.

같은 시간, 같은 거리를 쉬지 않고 달릴 경우, 대부분의 거리를 70% 정도의 파워로 달리는 것이 한계. 다시 말해 심박수를 몇 번이나 최대까지 올리는 것은 어렵다.

인터벌 트레이닝을 구성하는 요소

❶ 강도가 높은 운동을 실시할 때 강도의 정도(거리 또는 횟수, 시간 등)
❷ 세트 수(❶을 몇 세트 반복하는가)
❸ 강도가 낮은 운동(불완전 휴식)을 실시할 때 강도의 정도.

빈도 … 1주일에 4회 정도의 인터벌 트레이닝

기간 … 6~7주 정도

다바타식 트레이닝

POINT

- 일본인이 고안한 고강도 인터벌 트레이닝이다.
- 유산소 운동 능력과 무산소 운동 능력 양쪽에 효과가 있다.
- 특별한 도구나 넓은 장소가 필요하지 않은 것이 특징이다.

고강도 운동과 휴식을 조합한다

다바타식 트레이닝은 인터벌 트레이닝(P.174 참조)의 일종으로 간주할 수 있다. 가장 큰 특징은 고강도 부하를 더하는 인터벌 트레이닝이라는 점이다. 릿쓰메이칸대학의 다바타 이즈미 교수 중심의 그룹에 의한 연구를 토대로, 처음에는 스피드 스케이트 선수를 대상으로 20초간 초고강도 운동 (170%VO2max)과 10초간 휴식을 조합한 후, 이를 8세트(합계 4분) 실시하는 형식을 취했다. 그 후 부하를 마음대로 설정할 수 있는 자전거 에르고미터를 사용해서도 실시할 수 있게 되었다. 다바타식 트레이닝은 유산소 운동 능력과 무산소 운동 능력 양쪽에 효과가 있다.

1회 트레이닝 시간은 4분간

다바타식 트레이닝이 일반 스포츠 애호가부터 운동선수까지 폭넓은 층에 제공하는 가장 큰 장점은, 단시간에 트레이닝 효과를 얻을 수 있다는 점이다. 다바타식 트레이닝은 1회 트레이닝을 4분간으로 설정하는 것이 기본이지만, 이 4분간의 운동 부하는 약 1시간의 운동 부하에 상당한다. 또 자전거 에르고미터가 없어도, 예를 들어 튜브나 덤벨 등의 운동 기구를 사용해 실시할 수 있으므로 특별한 장소를 마련할 필요가 없다. 오히려 필요한 것은 운동 시간을 정확히 측정할 수 있는 타이머이다. 가볍게 실행할 수 있는 반면, 고강도 부하를 가하기 때문에 부상당한 부위가 있을 때는 그 부분에 대한 부하를 피하는 등 주의가 필요하다.

시험에 나오는 용어

다바타식 트레이닝
고강도 운동 20초, 휴식 10초의 2:1 비율을 1세트로 해서, 이를 합계 8세트(4분간) 실시하는 구성이 기본인 트레이닝. 1990년대에 다바타 박사가 체력 코치를 맡았던 스피드 스케이트 일본 대표 팀 트레이닝에서 나가노 올림픽 스피드 스케이팅 500m 금메달리스트 시미즈 히로야스 선수가 채택했던 트레이닝법으로 널리 알려져 있다.

키워드

고강도 인터벌 트레이닝
High-Intensity Interval Training(HIIT 또는 HIT)의 번역. 스프린트 인터벌 트레이닝이라고도 불리고, 단시간의 무산소 운동과 부하가 낮은 회복 시간을 번갈아서 반복하는 방법을 취한다. 다바타식 외에도 1970년대 고안된 피터 코(Peter Coe)법 등 몇 가지 종류가 있다.

다바타식 트레이닝 실천 방법

다바타식 트레이닝은 고강도 트레이닝이기 때문에 익숙한 사람은 주 3회, 초보자는 주 2회 정도 페이스로 실시하는 것이 좋다.

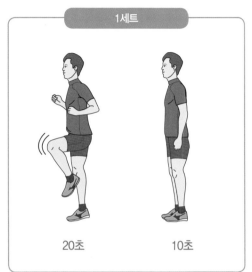

1세트

20초   10초

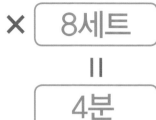

× **8세트**

= **4분**

20초 움직이고, 10초 쉰다. 운동 강도는 그 사람의 한계의 90% 정도를 기준으로 한다. 이를 8세트, 4분간에 걸쳐 실시한다. 릿쓰메이칸대학 다바타 박사의 연구 데이터에 의하면, 주 3회, 총 6주간 다바타식 트레이닝을 실시하면 유산소성 운동 능력이 10%, 무산소성 운동 능력이 30%, 각각 증진되는 것이 입증되었다.

특징

1 연속해서 실시할 때, 약 50초 만에 기진맥진 상태에 도달하는 고강도 운동을 실시한다.

2 20초 운동과 10초 휴식이 1세트.

3 위 운동을 합계 8세트, 4분간에 걸쳐 실시한다.

※ 운동 내용은 위의 조건에 맞으면 상관없다. 예를 들어 스쿼트, 팔굽혀펴기, 복근 운동, 배근(背筋) 운동을 2세트씩, 총 8세트를 한다고 해도 좋다.

다바타식 트레이닝을 할 때의 주의점

몸 상태가 나쁠 때는 쉰다

가볍게 할 수 있다고는 하지만 고강도 운동임에는 변함이 없다. 몸 상태가 좋지 않을 때는 절대로 무리하지 않는다.

부상 예방을 위해서 반드시 준비 운동을 한다

운동 내용에 맞춰 스트레칭을 하는 등 적당한 준비 운동은 필수이다.

끝난 후에는 쿨다운 시간을 갖는다

전력으로 운동을 한 후라서 기진맥진 상태이다. 끝난 후에는 호흡이 정리되는 것을 기다려서 움직일 수 있게 되면 스트레칭 등 쿨다운 시간을 충분히 갖는다.

프라이오메트릭

POINT

- 단시간 내 탄성 근력의 향상을 목적으로 하는 트레이닝이다.
- 스프린트 능력이나 점프 능력의 향상으로 이어진다.
- 점프를 주체로 하는 움직임이므로 부상을 입지 않도록 충분히 주의한다.

프라이오메트릭의 목적과 효과

프라이오메트릭은 SSC 운동을 이용한 트레이닝이다. 주요 목적은 점프나 풋워크 동작을 습득해서 근건(筋腱) 연합체의 강화, 탄성 에너지 효과, 신장 반사 효과 등을 촉진하고 탄성 근력을 높이는 것이다. 근육은 급격하게 빨리 신전하는 것에 의해 신장 반사 작용이 생기고 보다 큰 근수축을 얻을 수 있다.

이 트레이닝은 플랫 점프, 바운딩, 니업 점프같이 기구를 사용하지 않는 방법부터 허들을 사용해 실시하는 허들 점프, 대에서 뛰어내리는 드롭 점프까지 여러 가지 방법이 있다. 트레이닝을 실시할 때는, 점프에서 착지한 시점에 급격한 근육의 신장을 이용해서 재빨리 다음 점프 동작으로 넘어가는 것이 포인트이다. 폭발적인 파워 발휘 능력이 높아지면 관련된 스프린트 능력이나 점프 능력의 향상으로 이어진다.

트레이닝 시 주의점

프라이오메트릭은 고강도 부하가 걸린다. 점프를 할 때는 발꿈치부터 착지하지 않도록 한다.

일정 수준의 근력을 몸에 붙인 사람이라도 피로한 상태에서 실시하면 안 된다. 운동 시간은 전체적으로 45분 정도를 최대로 한다. 그 이상의 시간을 계속하더라도 최대 파워가 발휘되지 않기 때문에 트레이닝에 적합하지 않다. 경기자의 연령이나 탄성 근력의 신장 수준, 가동 범위 등도 고려할 필요가 있다.

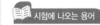

시험에 나오는 용어

SSC 운동
Stretch-Shortening Cycle의 준말이다. 근육이나 힘줄이 신장된 후 한 번에 단축하는 움직임으로, 신장·단축 사이클 운동이라고도 한다. SSC 운동에는 파워의 출력 향상, 에너지 소비량의 감소 효과가 있다.

탄성 근력
단시간·고부하의 SSC 운동을 실시할 수 있는 근력. 신경계, 근육의 신장에 동반하는 생화학적 효과, 탄성 에너지, 신장 반사 등의 요소에 따라 근력의 강도가 정해진다.

키워드

근건 연합체
신체의 운동에 관여하는 골격근은 밀생(密生) 결합 조직인 힘줄로 골격과 연결되어 있다.

프라이오메트릭의 종류와 방법

근육의 신장·단축 사이클(SSC) 트레이닝으로 실시되고 있는 각종 방법. 고강도의 부하가 걸리기 때문에 운동선수나 젊은 층이
점프나 풋워크 등의 동작을 습득할 목적으로 하기에 적합한다. 니업 점프는 도약력을 높이는 데에 궁극적으로 효과가 있지만,
아킬레스건 등에 큰 충격을 주기 때문에 부상을 입지 않도록 충분히 주의해야 한다.

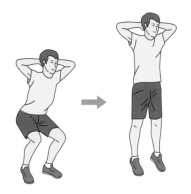

플랫 점프

1 평평한 바닥에 양발로 선다.
2 고관절과 무릎 관절의 구부려진 곳을 작게 하면서 점프.
3 착지 후에는 접지 시간을 가능한 한 짧게, 다시 점프.
4 5초를 1세트로 해서 여러 세트를 반복한다.

바운딩

1 조금 앞으로 내민 자세에서, 양쪽 팔다리를 크게 흔들어
　올리면서 앞쪽을 향해 한쪽 다리로 점프한다.
2 내딛은 발과는 반대편 발의 앞부분부터 착지한다. 착지
　하면 접지 시간을 가능한 한 짧게 다시 한쪽 발로 점프.
　볼이 바운드하는 것과 같은 이미지다.
3 5초를 1세트로 해서 여러 세트를 반복한다.

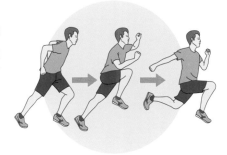

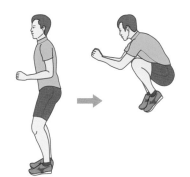

니업 점프

1 플랫 점프와 같은 자세에서 더 높게 점프한다.
2 점프할 때의 자세는 양 무릎을 가능한 한 가슴에 가까워지
　도록 한다.
3 5초를 1세트로 해서 여러 세트를 반복한다.

SAQ 트레이닝

- ●스피드, 민첩성, 동작을 시작할 때의 빠르기를 단련하는 트레이닝이다.
- ●기초 동작의 토대가 되는 신체 능력을 단련하는 효과가 있다.
- ●전문 종목을 의식하면서 방법을 선택하면 보다 효과적이다.

동작 스피드를 높이기 위한 기본 트레이닝

'SAQ'(P.102 참조)는 '스피드(Speed, 직선적인 빠르기)', '어질리티(Agility, 민첩성)', '퀵니스(Quickness, 날렵함)'의 머리글자이다. 모두 빠르기에 관련된 용어지만, 몸을 움직이는 방법이나 사용되는 근육이 다르기 때문에 어떤 요소가 결여되어도 스포츠의 기본 동작을 최고의 상태로 유지하는 것이 불가능하다.

이들 '스피드', '어질리티', '퀵니스'를 단련하는 트레이닝을 'SAQ 트레이닝'이라고 한다. '스피드'는 각각의 선수가 도달 또는 유지 가능한 최고 속도이다. '어질리티'는 신체의 밸런스를 잃지 않고 방향 전환 또는 재가속한다는 의미에서의 날렵함. '퀵니스'는 동작을 시작할 때의 빠르기라고 생각할 수 있다. 이러한 스킬을 향상시키기 위해서는 정지한 상태에서 갑자기 움직이기 시작하기, 일정 시간 내에 많은 동작을 수행하기 등의 움직임을 동반한 트레이닝이 효과가 있다.

가로 방향의 움직임에는 반복 옆뛰기가 효과가 있다

구체적인 방법으로는 말타기나 반복 옆뛰기, 기구를 사용하는 래더, 밸런스 디스크를 사용하는 어질리티 디스크 등을 들 수 있다. 이때 전문 종목의 특징을 의식한 움직임이 있는 트레이닝을 선택하면 한층 효과적이다. 예를 들어, 가로 방향으로 빠르고 크게 움직이는 테니스나 탁구라면 반복 옆뛰기. 야구나 축구, 농구 등 동작을 시작한 후에 달리는 힘이 요구되는 경기라면 래더를 선택하는 식이다. 래더는 그 자체가 표식이 되어 정확한 움직임이 되고 있는지 지침도 된다.

 시험에 나오는 용어

SAQ
스피드(직선적인 빠르기), 어질리티(민첩성), 퀵니스(날렵함)의 머리글자를 합친 단어로, 여러 스포츠의 기본 동작과 관계가 있다.

 메모

제너럴 스킬
스포츠의 기본 동작, 다시 말해 모든 스포츠 선수에게 요구되는 기능을 '제너럴 스킬'이라고 한다. SAQ는 특히 중요한 제너럴 스킬이다.

동작을 시작할 때의 빠르기
예를 들어, 농구에서 패스를 받은 경기자가 그때까지 정지해 있던 상태에서 즉시 드리블 동작으로 바꿀 때의 스피드가 이에 해당한다.

SAQ 트레이닝의 예

어떠한 동작도 가능한 한 안정된 자세에서 재빠르게 움직이는 것이 포인트. 반복 옆뛰기는 위로 뛰지 않고 낮은 자세를 유지, 래
더는 허벅지를 너무 올리지 않도록 주의하면서 조금씩 움직이는 것을 의식하면 재빠른 움직임을 취할 수 있다.

반복 옆뛰기

1

2

3

1 지면에 같은 간격의 선을 긋고, 중앙의 선에 다리를 벌리고 선다.

2 좌우 중 한쪽 선을 밟고 다리를 벌리고 넘어갈 수 있는 위치 까지 사이드 스텝으로 간다.

3 가운데 선으로 돌아와, 계속해서 반대쪽 선 방향으로 같은 방법으로 사이드 스텝을 한다.

래더

어질리티 디스크

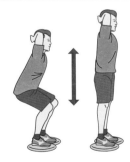

지면에 SAQ용 래더(사다리)를 놓고 빈칸에 들어가 좌우의 발을 가능한 한 재빠르게 움직이면서 나아간다.

밸런스 디스크 위에 서서 전문 종목의 동작을 실시한다. 예를 들어 야구라면 디스크 위에서 스윙하기 등. 무릎 굽혔다 펴기나 스쿼트를 하는 것도 좋다.

크로스 트레이닝

- 전문종목 이외의 트레이닝을 도입해서 편향을 시정한다.
- 오프 시즌에 체력을 키우기에 적합하다.
- 스포츠 장애나 과사용 예방에 적합하다.

보통 때 사용하지 않는 근육이나 관절을 균형 있게 움직인다

크로스 트레이닝은 평소 단련 중인 근육이나 관절 이외의 부위에 자극을 부여하는 트레이닝이다. 하나의 스포츠 경기를 전문적으로 실시하면 특정 근육이나 관절에만 부하가 걸리기 쉽다. 장기간 똑같은 동작만 반복하면 '과사용 증후군'이 될 우려가 있고, 또 스포츠 장애로 이어질 위험성도 있다.

크로스 트레이닝은 그런 트레이닝이나 경기의 편향을 방지하고, 균형 있는 기량을 향상하는 데 적합한 트레이닝이라고 할 수 있다. 어떻게 해도 하반신에 부하가 치우치기 쉬운 육상 경기에, 수영과 같이 상반신 또는 전신 근육을 크게 움직이는 종목을 트레이닝으로 채용하는 방법이 전형적인 예이다.

다른 종목을 적절하게 도입하는 방법

크로스 트레이닝은 보통 때와는 다른 근육을 움직이기 위해 실시하는 것이므로, 마라톤 선수가 경보를 도입하는 것처럼 전문 종목과 비슷하게 움직이는 경기를 도입하면 큰 효과를 기대할 수 없다. 조합할 수 있는 경기는 종목 자체를 바꾸기, 부하가 걸리는 부위를 바꾸기, 실내 경기에 대해서는 옥외 경기를 실시하기 등과 같은 고안법도 있다.

또 계절 스포츠에는 그 경기에 있어 오프 시즌이 메인이 되는 스포츠를 도입해도 좋다. 다시 말하자면 스키 선수가 여름철에 수영을 트레이닝에 도입한다 같은 것이다. 보통 때와는 다른 자극(부하)을 신체에 주는 효과를 노린다.

 시험에 나오는 용어

크로스 트레이닝
복수의 경기 종목을 조합해서 체력 요소의 편향을 바로잡고 스포츠 장애 등의 트러블을 미연에 방지하는 효과가 있는 트레이닝. '크로스'이는 교차, 횡단의 의미가 있다

 메모

과사용 증후군
한 가지 운동을 반복해서 시합으로써 몸의 일부를 너무 많이 사용한 상태가 되어 만성적인 기능 장애에 빠지는 것. 근육이나 관절의 회복에 필요한 기간에는 개차가 있어서, 그 사람에 따라 휴식이나 영양 등이 충분하지 않은 경우에 부하와 회복의 불균형이 발생한다.

스포츠 장애
장기적으로 스포츠를 실시한 결과 발생하는 부상이나 장상의 총칭. 과사용 증후군은 그 초기 단계이며 스포츠 장애의 일부로도 파악할 수 있다. 피로 골절은 그 한 가지 예이다.

크로스 트레이닝의 효과

같은 종목 경기를 계속함에 따라 발생한다

과사용 증후군
스포츠 장애

이러한 트러블의 방지, 초기 회복을 위해서……

크로스 트레이닝

전문적으로 사용하는 신체 부위 이외의 근육과 관절을 강화시킴으로써 균형을 맞춰 보충해 준다.

크로스 트레이닝의 구체적인 예

관절에 순간적인 스트레스가 걸리는 전문 종목

예) 야구, 축구, 농구, 육상 경기, 유도 등

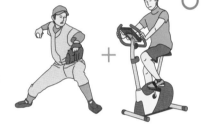

관절 운동에 부하가 걸리기 어려운 운동

예) 수영, 수중 워킹, 바이크

게임 주체의 경기

예) 테니스, 탁구, 배드민턴 등 라켓 경기

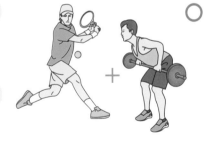

전신 근육을 사용하는 운동

예) 근력 트레이닝

크로스 트레이닝 시 주의점

- 사용하는 근육이나 관절이 같은 종목을 조합하는 것은 피한다.
  예) 마라톤과 경보

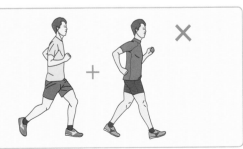

고지 트레이닝

POINT

- 고지에서 운동하면 산소 섭취 능력이 높아진다.
- 고지는 산소 농도가 낮기 때문에 운동 강도가 높다.
- 근육의 수축력을 저하시켜 젖산이 생성되기 어렵다.

지구력의 향상에 도움이 되는 트레이닝

지구력이 요구되는 운동을 할 때, 에너지 생성에 산소를 필요로 한다. 바꿔 말하자면, 산소의 섭취량과 운동량은 비례한다. 따라서 마라톤 등 지구력 트레이닝에는 산소 섭취 능력의 향상이 효과가 있는 방법이라고 생각할 수 있다. 표고가 높은 장소에서 실시하는 고지 트레이닝에서는 산소 섭취 능력 향상을 기대할 수 있다. 표고가 높고 기압이 낮은 장소는 산소 농도가 낮아서, 해발 1500m 이상에서는 고도가 1000m 상승해 최대 산소 섭취량이 약 10% 감소한다고 한다. 인간이 이와 같은 환경에 있으면 신체가 순응을 일으켜 적혈구, 헤모글로빈, 혈류량 등이 증가해 산소의 섭취량과 이를 운반하는 힘이 향상된다. 산소 농도가 낮고 심폐 기능에 부담이 크다는 점도 운동 강도의 높이와 연결되기 때문에 트레이닝 효과가 강해진다. 또 근육의 수축력을 저하시키는 젖산이 쌓이기 어려워지기 때문에 운동의 지속력이 높아진다.

고지 트레이닝의 방법은 주로 세 종류가 있다. 한 가지는 실제로 고지에 체재하면서 실시하는 트레이닝, 또 한 가지는 고지와 평지의 트레이닝을 번갈아서 실시하는 '인터벌법', 마지막은 고지에 체재하면서 트레이닝은 저지에서 실시하는 방법이다.

고지 트레이닝은 신체에 대한 부담이 크기 때문에 적절한 방법으로 실시하지 않으면 효과를 얻을 수 없을 뿐만 아니라, 고산병의 위험에 노출돼 몸 상태를 무너뜨리는 원인이 된다. 최근에는 고지와 동일한 산소 농도나 기압을 재현할 수 있는 저압·저산소실에서의 트레이닝 연구도 이루어지고 있다.

메모

순응
생물의 개체가 환경의 변화에 대응해 기온의 변동, 물이나 음식의 입수 상황, 그 외의 스트레스 환경에서 살아나가기 위해서 행하는 프로세스를 말함. 개체뿐만 아니라 유전적인 변화로서의 '적응'과는 나누어 생각할 필요가 있다.

저압·저산소실
기압이나 산소 농도를 고지와 같이 설정해 고지 트레이닝 등을 시뮬레이션할 수 있는 설비. 몸 상태의 관리가 용이해지고 시차나 생활 환경의 변화가 적다는 장점이 있다.

고지 트레이닝의 단점
고지 트레이닝의 최대 단점은 트레이닝의 질적·양적 저하라고 생각할 수 있다. 고지에서는 몸 상태 관리도 어렵고, 오히려 평지에서의 퍼포먼스를 저하시킬 가능성도 있다.

고지 트레이닝의 기본 패턴 (미국 애덤스주립대학 조 비힐 교수의 설)

- ■ 트레이닝 패턴은 평지와 동일하다.
- ■ 운동 강도는 조금 낮추지만 트레이닝 양은 평지와 거의 동일하다.
- ■ 트레이닝은 아래의 단계로 나누어 실시한다.

| 제1단계
(순응 기간 = 4~6일) | ● 고지에서의 최초 트레이닝 부하는 가벼운 정도로 한다. |

| 제2단계
(트레이닝 기간 =
12~14일간) | ● 유산소적 트레이닝은 양적으로 평지와 같은 양.
● 강도는 10km당 2~3분 정도 느린 페이스.
● 무산소적 트레이닝(400m 달리기 등)도 평지와 거의 같은 속도로 실시한다.
● 트레이닝 2주째에 양적으로 최대로 하고, 5주째까지 강도를 점차 증가시킨다.
　또 근력 트레이닝을 도입한다. |

| 제3단계
(평지에 돌아오기 전의 회복 기간 = 4~5일) | 마라톤의 경우는 평지에 돌아온 후 4~14일
후에 좋은 기록이 나오기 쉽다. |

고지 트레이닝의 예 (일본육상연맹의 마라톤·장거리 선수를 대상으로 한 고지 트레이닝)

1990년, 중국 곤명산(표고 1886m)에서 3주간, 미국 콜로라도주 알라모사(표고 2300m), 미국 미시시피주 거니슨(표고 2350m)에서 6~8주간 고지 트레이닝을 실시했다.

▶ 선수에 의한 자기 컨디션 체크 항목

전날 취침 시간		본 연습 전후의 체중	
수면 시간		연습 내용, 주행 거리	
기상 시 맥박		자기 평가 항목(연습 시 주관, 연습 의욕, 전신의 피로, 근육 피로, 근육통, 두통, 현기증, 불면, 식욕 부진, 식사, 생리, 변비, 전반적인 몸 상태) 통증, 그 외의 자각 증상	
기상 시 혈압			
기상 시 체온(혀밑 온도)			
기상 시 체중(정밀 체중계 10g 단위로 계측)			

위 사항을 토대로 의과학반이 선수와의 면접과 건강 체크, 건강관리·지도를 실시. 자전거 에르고미터로 최대 부하 3단계의 생체 반응을 체크한 결과, 트레이닝을 통해서 선수의 신체 컨디션에 명확한 변화가 나타났다. 또 직후의 마라톤(하프 마라톤을 포함) 경기에서 자신의 최고 기록을 경신하거나 보다 좋은 성적을 거둔 선수가 대부분이었다.

정형외과 VS. 한의원?

스포츠가 원인이 되어 부상을 입었을 때, 정형외과와 한의원 중 어디를 갈 것인가 망설이는 사람이 적지 않다. 우선은 양쪽의 차이를 확실히 확인하고, 증상에 맞춰 치료법을 선택하자.

정형외과에서는 정형외과 전문의가 진찰한다. 엑스레이도 있기 때문에 뼈에 이상이 있는 경우는 판단과 치료 방침의 결정이 원활하다. 반면, 한의원에서 치료를 맡는 것은 주로 한의사와 물리치료사이다. 한의원에서는 촉진(觸診)을 주로 하기 때문에 뼈와 관련된 부상을 진단하는 데 한계가 있다. 그러나 근육이나 힘줄, 인대 등은 엑스레이에 찍히지 않는다. 따라서 근육 손상이나 염좌, 아킬레스건이나 인대의 파열 등, 뼈 이외의 부분이 부상당한 경우는 눈으로 보는 것과 촉진에 뛰어난 한의원이 신뢰할 만하다고 하는 경우도 있다.

또 한의원은 한 사람을 치료하는데 충분한 시간을 들이기 때문에 환자의 만족도가 높다고 한다. 치료 중의 대화로 기분이 편안해졌다는 이야기도 자주 들린다. 마음이 편해지면 그만큼 부상의 회복도 빨라진다. '3시간 기다려서 진료 3분'이라고 비난을 당하는 큰 병원에서는 도저히 따라 할 수 없는 정중한 케어라고 할 수 있겠다.

그러나 경증이라고 하더라도 뼈에 이상이 있었다는 경우도 드물지 않다. 금이 가 있으면 마사지로는 낫지 않기 때문에 초진을 어디에서 할 것인지 신중하게 선택해야 한다. 정형외과에서 엑스레이를 찍어본 뒤 뼈에 이상이 없다면 치료는 한의원으로 가고, 골절되어 있다면 정형외과에서 그대로 치료를 받는 것을 선택할 수도 있다. 또 한의원에서는 약에 의존하지 않고 자연 치유력을 이끌어내서 낫게 하는 방법도 취하고 있으므로, 도핑에 민감한 운동선수에게는 적합한 측면도 있다.

4장

스포츠 트레이닝과
부상 관리

운동으로 인한 부상의 종류

부상 관리

- 부상에는 급성 외상과 만성 장애가 있다.
- 과사용(overuse)은 운동으로 인한 부상의 주요 원인이다.
- 근력과 워밍업 부족이 장애를 발생시킨다.

운동으로 인한 부상은 만성적인 요인에서

운동을 하다가 발생하는 부상은 그 요인에 따라 크게 2가지로 나눌 수 있다. 하나는 '외상'으로, 순간적인 강한 힘에 의해 발생하는 급성적인 것이다. 넘어짐 또는 충돌 등에 의해 발생하는 타박상이나 창상, 힘줄이나 근육 등의 파열, 근육이나 관절에 강한 힘이 가해져서 생기는 근육 파열이나 염좌, 골절 등이 이에 해당한다.

또 하나는 비효율적 움직임, 장기간에 걸쳐 반복된 연습이나 충격이 축적되어, 그 부담이나 피로에 의해 근육이나 힘줄, 관절 등에 통증이나 부기 등의 증상이 나타나는 만성적인 '장애'이다. 과사용 증후군이라고도 불리지만, 피로 골절이나 달리기 충격에 의한 족저근막염, 점프를 반복해서 무릎에 염증이 생기는 점퍼스 니, 이 밖에 테니스 엘보, 야구 어깨, 요추 추간판 탈출증 등이 있다.

스포츠 장애의 원인은?

스포츠 장애가 발생하는 원인으로는

- 근육의 불균형이나 근력 부족 등으로 인해 무릎 등의 부분에 집중적으로 부하가 걸릴 때
- 잘못된 자세로 신체에 부담을 줄 때
- 장시간 연습을 반복, 휴식이 부족할 때
- 워밍업 부족
- 단백질 등 영양 부족

등을 생각할 수 있다. 장애 발생으로 이어지지 않도록 평상시의 대처가 필요하다. 장애가 의심되면 응급 처치를 실시하고 전문의에게 진찰을 받아 치료해야 빠른 회복으로 이어진다.

시험에 나오는 용어

장애, 스포츠에 의한 장애
반복적으로 강한 부담이 신체 일부에 가해져서 통증 등의 증상이 나타남. 만성적인 부상을 말함.

스포츠에 의한 장애는 과사용에 의해 발생하는 경우가 많다. 근력을 단련하고 워밍업을 실시하며 쿨다운으로 피로가 쌓이지 않도록 주의함으로써 예방할 수 있다.

■ 스포츠에 의한 장애의 종류

부위	장애 명칭	발생하기 쉬운 경기
어깨	회전근개 부상	야구, 테니스, 배구, 수영 등
	야구 어깨	야구
팔꿈치	상완골 외측상과염 · 내측상과염	테니스, 골프, 배드민턴, 검도 등
	야구 엘보	야구, 배구, 유도, 레슬링 등
손목	건초염	테니스, 배드민턴, 골프, 검도 등
허리	요추 분리증	야구, 배구, 유도, 수영 등
	요추 추간판 탈출증	농구, 럭비, 유도, 레슬링 등
무릎	장경인대염	러닝, 축구, 야구, 수영 등
	오스굿 슐라터(Osgood–Schlatter)병	축구, 농구, 육상, 야구 등
	추벽 증후군	배구, 축구, 달리기, 야구 등
하퇴부	신스프린트	육상, 축구, 농구, 배구 등
	아킬레스건 주위염	야구, 축구, 육상, 배구 등
발	족저근막염	육상, 축구, 검도, 농구 등
	발뒤꿈치 통증	검도, 축구, 육상, 배구 등

스포츠에 의한 외상의 종류

외상은 운동 시 넘어짐이나 충돌 등 돌발적인 사건으로 생긴 부상. 피하기 어렵다.

염좌	뼈와 뼈를 연결하는 인대나 힘줄 등에 부상이 발생한 것. 발생률이 높은 부상으로 손가락이 삐는 것도 염좌의 하나다.
탈구	관절의 뼈와 뼈 사이 정상적인 위치 관계가 무너진 것. 어깨에 발생하는 일이 많다.
골절	뼈에 강력한 힘이 가해져서 뼈가 부러지는 것. 쇄골이나 손가락뼈, 하퇴부의 뼈 등에 발생하기 쉽다.
근육 파열	근육의 확장이나 급격한 수축으로 근섬유가 파열되어 발생한다. 피로할 때 발생하기 쉽다.
힘줄 파열	힘줄이 갑자기 늘어나서 발생한다. 과도한 사용이 원인인 경우도 있으므로 주의한다.

근육, 힘줄 부상

POINT

- 근육 파열은 근육의 급격한 수축으로 발생한다.
- 근육 파열은 근력의 불균형이나 유연성 저하가 원인이다.
- 힘줄 파열의 대표적인 것이 아킬레스건 파열이다.

근육 파열은 허벅지와 종아리에 발생하기 쉽다

근육 파열은 근육을 급격하게 수축하거나 강하게 확장했을 때, 근섬유나 근막이 손상되어 발생한다. 예를 들어, 육상 경기의 스타트 대시나 배구의 스파이크 점프 등과 같이 움직이기 시작하는 순간에 강한 충격이 가해지는 동작을 했을 때 발생하기 쉽다.

근육 파열이 발생하기 쉬운 곳은 허벅지 전면과 후면, 종아리 등으로 근섬유가 완전히 끊어지면 격심한 통증이 생겨 움직일 수 없게 된다. 재발하기 쉽다는 특징도 있으므로 완치 후에 복귀해야 한다는 것을 명심한다. 근력의 불균형이나 저하, 유연성 저하나 신체의 피로 등이 발생률을 높이므로 재발 예방을 위해 스트레칭 등 운동 전 워밍업이 중요하다.

힘줄이 완전히 파열되는 힘줄 파열

대표적인 힘줄 장애로 아킬레스건 파열이 있다. 아킬레스건은 발꿈치 바로 위, 발목 뒤쪽에 있으며, 이 힘줄이 갑자기 끊어지는 상해이다. 경기 중 발동작이나 점프, 대시 등의 동작으로 인해 종아리 근육이 갑자기 수축하거나 당겨졌을 때 발생한다.

파열 시에는 발꿈치를 차인 것 같은 느낌이 들거나, 끊어지는 소리가 들리면서 격심한 통증이 몰려온다. 걸을 수는 있지만, 발끝으로 서는 것은 불가능하다. 파열이 발생하면 그 자리에서 환부를 냉각, 고정하고 곧바로 전문의의 진단을 받아야 한다. 운동 전 스트레칭이 부족해도 파열될 수 있으므로 준비 운동을 충분하게 하는 것이 좋다.

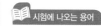

근육 파열이나 아킬레스건 파열 치료를 위해서는 일정 기간이 필요하다. 재발 방지를 위해서도 무리하지 말고 치료를 계속해야 한다. 또 근력의 유연성을 높이는 것도 중요한 요소이다.

■ 근육 파열

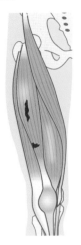

해설

근육 파열은 근육이 늘어나 있는 상태에서 급격한 근 수축이 더해졌을 때 근육이 견디지 못하고 파열되어 발생한다. 근육피로나 유연성 저하, 워밍업 부족 등이 이를 유발시킨다고 알려져 있다. 근육 파열의 외상 정도는 손상 상태에 따라 아래 3가지로 나뉜다.

제1단계: 근섬유가 부분적으로 소규모로 파열. 통증이 가볍고 자력 보행 가능.

제2단계: 근섬유의 일부 파열, 또는 근막 손상으로 강한 통증이 있다. 자력 보행이 어렵다.

제3단계: 근섬유가 부분 또는 전부 파열되어 격심한 통증이 있다. 자력 보행 불가.

- **증상** 심한 통증이 있고 움직일 수 없음. 내출혈이나 부기가 나타나는 경우도 있다.
- **대처법** 아이싱, 고정시키는 응급 처치를 실시하고, 병원에서 진찰을 받는다. 고정 등 보존 치료를 한다. 파열이 큰 경우에는 봉합 수술을 하기도 한다.

■ 아킬레스건 파열

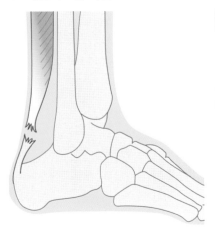

해설

아킬레스건은 종아리에 있는 하퇴삼두근의 힘줄로 발 뒤꿈치 뼈에 붙어 있다. 힘줄이 갑자기 수축되어 파열된다. 파열되는 순간은 종아리를 딱딱한 것으로 때린 것 같은 느낌이 들거나 툭 끊어지는 소리가 들리기도 한다. 끊어진 부분은 피부 위가 움푹 파인다.

- **증상** 파열되면 격심한 통증이 있다. 어떻게든 걸을 수는 있지만 발끝으로 서는 것은 불가능하다.
- **대처법** 아이싱, 고정시키는 응급 처치를 실시하고, 병원에서 진찰을 받는다. 치료에는 힘줄을 봉합하는 수술 치료와 고정, 보호대로 회복시키는 보존 치료법이 있으며, 회복에는 6개월 정도 소요된다.

지발성 근육통

POINT
- 지발성 근육통은 일반적으로 간단히 근육통이라고 부른다.
- 지발성 근육통은 근섬유가 상처를 입고 염증이 생겨 증상이 발생한다.
- 운동이 습관화되어 있는 사람은 근육통이 적다.

신축성 수축이 근육의 통증으로 이어진다

근육통에는 운동 중에 통증이 나타나고 운동을 멈추면 통증이 사라지는 현발성 근육통과, 운동 후 몇 시간에서 1~2일 후에 통증이 나타나는 지발성 근육통(Delayed Onset Muscle Soreness: DOMS)이 있다. 일반적으로 근육통이라고 부르는 것은 지발성 근육통이다. 근섬유에 미세한 상처가 생겨 염증을 유발하고, 통증이 되어 나타난다고 알려져 있지만, 현재 상태에서 확실한 것은 알 수 없다. 통증은 24~48시간 후에 가장 심해져서 며칠간 계속되는 경우도 있다.

지발성 근육통은 근육이 단축되면서 힘을 발휘하는 '단축성(concentric) 수축'보다 근육이 늘어나면서 힘을 발휘하는 '신장성(eccentric) 수축'이 발생하기 쉽다고 한다. 신축성 수축 운동은 근육에 대한 손상이 커서, 근섬유와 함께 근육막이나 근외막 등 결합 조직에도 상처가 생겨 염증을 유발하고 통증이 나타난다. 운동에서부터 염증 반응이 일어나기까지 시간이 걸리기 때문에 근육통은 늦게 나타난다.

운동 간격을 짧게 해서 통증을 예방한다

평소 운동을 하는 사람은 근육 손상이 발생하기 어렵기 때문에 근육통이 쉽게 진정된다고 한다. 따라서 운동하는 간격을 너무 벌리지 말고 정기적으로 하는 것이 근육통을 예방할 수 있다. 또 운동 전날 근육을 따뜻하게 해둔다거나 스트레칭으로 부하를 걸어두면 통증의 경감으로 이어진다. 통증이 있을 때는 운동을 삼가고 휴식을 취할 것을 권한다.

시험에 나오는 용어

지발성 근육통
운동 후 몇 시간에서 1~2일 후에 근육이 아픈 근육통을 말함. 24~48시간 후가 최고조.

키워드

단축성 수축
(콘센트릭 수축)
근수축의 활동 양식 중 하나지로 근육이 짧아지면서 힘을 발휘하는 것.

신장성 수축
(에센트릭 수축)
근수축의 활동 양식 중 하나지로 근육이 늘어나면서 힘을 발휘하는 것.

지발성 근육통은 신장성 수축으로 생기기 쉽다

이른바 근육통은 근육이 늘어나면서 힘을 내는 신장성 수축 운동을 실시하는 쪽에 증상이 발생하기 쉽다.

■ 언덕길에서의 달리기

언덕길을 뛰어 올라간다.

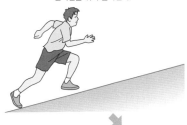

■ 추 올렸다 내리기

추를 올린다.

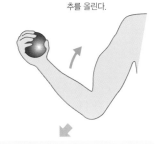

단축성 수축
근육을 수축해 근력이 충분히 사용되기 때문에 근육에 대한 손상이 없다.

언덕길을 내려간다.

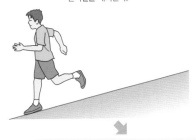

추를 내린다.

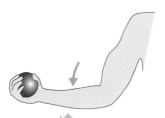

신장성 수축
근육이 수축하는 방향과는 반대로 늘어나기 때문에 부하가 크고, 근육에 대한 손상이 크다.

근육통에 대한 짧은 지식

● **젖산은 근육통의 원인이 아니다**
운동 후에는 혈중 젖산 농도가 높아지기 때문에 근육통의 원인이 젖산이라고 하는 경우도 있다. 하지만 최근 연구에서 젖산은 1시간 정도 지나면 운동 전의 수치로 돌아간다고 밝혀졌고, 운동 중에는 에너지원이 되며 근육의 통증과는 관계가 없다고 한다.

● **늘어나는 방향에 능숙하지 못한 근육**
근육은 수축하는 방향으로 움직이는 것은 능숙하지만 늘어나는 방향으로 움직이는 것은 수축할 때와 비교해 부담이 크다. 따라서 근육을 늘일 때 근섬유에 대한 부하가 커지고 손상을 입어 아프게 된다.

● **무리하지 말고 휴식을 취하는 것이 효과적**
근육을 단련한 후 2일간은 완전 휴식을 취하는 것이 효과적이다. 근육통이 있을 때 휴식을 취하고, 근섬유의 손상이 회복될 때까지 기다린다. 근육통이 심한 만큼 트레이닝 효과가 있다는 얘기는 질못된 것이며, 근육통은 실시했던 운동의 종류나 강도, 개인의 체질 등에 따라 달라진다.

팔꿈치 부상

POINT

- 팔꿈치 통증은 근육과 뼈의 접합부 염증에 의해 발생한다.
- 테니스 엘보는 팔꿈치에 대한 충격으로 증상이 발생한다.
- 야구 엘보는 투구 동작이 발생시킨다.

테니스 엘보는 근육과 뼈의 접합 부분에 염증이 발생한다

라켓 휘두르기로 인해 팔꿈치에 통증이 생기는 장애가 테니스 엘보이다. 라켓으로 공을 칠 때, 상완부와 전완부의 근육이 강한 힘을 받아서 팔꿈치 바깥쪽과 안쪽의 근육과 뼈의 접합부에 염증이 발생한다. 팔꿈치 바깥쪽에 통증이 생기는 것을 상완골 외측상과염, 안쪽에 생기는 것을 상완골 내측상과염이라 부르며, 상완골 외측상과염은 백핸드 스트로크가, 내측상과염은 포핸드 스트로크가 원인이다.

처음에는 공을 치는 순간에 통증이 느껴질 뿐이지만, 악화되면 손목을 뒤로 젖힐 때나 물건을 들어 올리거나 수건을 짜는 동작에서도 통증을 느끼게 된다. 근육의 피로가 원인이므로 안정을 취하고, 손목을 굽혔다 폈다 하는 스트레칭을 실시한다. 무거운 라켓은 팔뚝에 부하가 걸리므로 적절한 것을 선택하는 것이 좋다.

야구 엘보는 팔꿈치 관절에 대한 반복적인 부하로 발생한다

야구 엘보의 원인은 투구 동작 때문이다. 공을 던질 때 팔꿈치 관절이 바깥쪽으로 젖혀지는데, 이때 팔꿈치 관절의 안쪽(새끼손가락 쪽)에는 끌어당겨지는 힘이, 바깥쪽(엄지손가락 쪽)에는 서로 압박하는 힘이 작용한다. 이런 반복이 장애를 유발하고, 안쪽에는 인대나 근육의 파열과 박리골절이, 바깥쪽에는 관절 연골이 압박되어 파열되는 증상이 나타나며, 던질 때마다 통증을 느끼게 된다. 증상에 따라서는 팔꿈치 관절의 가동이 제한되거나 격심한 통증을 수반하는 경우도 있다. 평소 스트레칭이나 아이싱 등으로 관절을 보호하고 너무 많이 던지지 않는 것이 최선이다. 투구 자세를 개선해 보는 것도 방법이다.

시험에 나오는 용어

테니스 엘보
팔꿈치의 바깥쪽이 아픈 것을 상완골 외측상과염, 안쪽이 아픈 것을 상완골 내측상과염이라고 한다. 테니스 라켓을 휘두르는 동작을 반복함으로써 팔꿈치에 통증이 발생한다고 해서 테니스 엘보라고 부른다.

야구 엘보
야구의 투구 자세가 원인이다. 투구 시에는 팔꿈치 관절이 바깥쪽으로 젖혀지고, 근육에 대한 부하가 발생되어 장애로 이어진다.

테니스 엘보는 테니스의 스트로크를 반복해서 실시함으로써, 야구 엘보는 투구 동작을 거듭함으로써 발생한다. 스트레칭이나 아이싱 등으로 처치한다.

■ 테니스 엘보

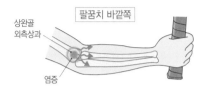

팔꿈치 바깥쪽

상완골
외측상과

염증

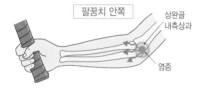

팔꿈치 안쪽

상완골
내측상과

염증

해설

라켓에 공이 닿을 때의 충격이 손목에 전해지고, 팔꿈치의 근건부착부에 반복해서 충격이 가해져 염증이 생긴다. 백핸드에서는 팔꿈치의 바깥쪽, 포핸드에서는 안쪽에 통증이 나타난다. 골프나 배드민턴 등의 경기에서도 비슷한 증상을 볼 수 있다.

- **증상** 손목을 움직였을 때 통증이 있다. 안정 시에는 통증이 없다.
- **대처법** 보존 요법을 실시한다. 안정을 취하고 손목이나 손가락 스트레칭을 꼼꼼하게 한다. 테니스용 팔꿈치 보호대를 착용하는 것도 효과가 있다.

● **회복 효과가 있는 스트레칭**

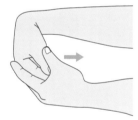

[전완 외측]
손등을 위로 향하게 해서 가볍게 잡고, 팔을 똑바로 앞으로 편다. 손가락이 붙어 있는 부분을 잡고 몸 쪽으로 잡아당긴다.

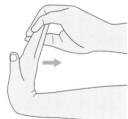

[전완 내측]
손바닥을 아래로 향하게 하고 팔을 똑바로 앞으로 편 후, 손가락이 붙어 있는 부분을 잡고 몸 쪽으로 잡아당긴다.

■ 야구 엘보

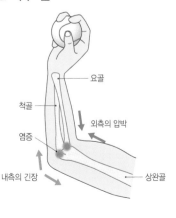

요골

척골

외측의 압박

염증

내측의 긴장

상완골

해설

공을 던질 때 팔꿈치 관절이 바깥쪽으로 젖혀지기 때문에 부담이 간다. 팔꿈치 관절의 안쪽에는 잡아당겨지는 힘이, 바깥쪽에는 압박하는 힘이 작용하고, 그러한 반복이 팔꿈치 관절의 염증으로 이어진다.

- **증상** 공을 던질 때 통증이 발생한다. 팔꿈치 관절의 부기나 가동 제한, 격심한 통증을 수반하는 경우도 있다.
- **대처법** 아이싱이나 스트레칭을 실시하고, 안정을 유지한다. 투구를 멈추면 자연스럽게 회복된다. 증상이 심할 때는 수술도 고려한다. 과도한 투구 주의.

무릎 부상

POINT

- ●무릎 부상은 대퇴사두근의 근력과 유연성 저하가 원인이다.
- ●점퍼스 니는 무릎을 굽혔다 펴면서 슬개건이 상처를 입어 발생한다.
- ●러너스 니는 장경인대의 염증을 동반하는 장애이다.

점퍼스 니는 슬개골의 아랫부분이 아프다

허벅지 전면에 있는 대퇴사두근의 근력이 약해지면 무릎에 대한 부담
이 커져서 통증이나 부상의 원인이 된다. 넙다리의 근력을 높이고 피로를
푸는 것으로 부상을 예방할 수 있지만, 과사용(overuse)이 원인으로 발생
하는 부상도 있다.

그중 하나가 점퍼스 니(Jumper's Knee, 슬개건염)이다. 점퍼스 니는 농구나
배구 등 점프 동작이 많은 경기나 대시가 빈번한 경기를 하는 운동선수에
게 많은 장애이다. 무릎을 굽혔다 펴기를 반복함으로써 슬개건에 큰 부하
가 걸려 염증이 생기고, 그 결과 슬개골 아래 부분에 통증이나 부기가 나타
난다. 초기에는 위화감을 느끼는 정도지만 악화되면 운동 중이나 운동 후
에 통증이 나타나게 된다. 허벅지 전면에 스트레칭을 실시해 근력을 키우
고 근육의 유연성을 높이며 아이싱을 철저히 하면 개선할 수 있지만, 통증
이 심할 때는 점프 자체를 중지할 필요도 있다.

러너스 니는 무릎의 바깥쪽이 아프다

러너스 니(Runner's Knee)는 달리기로 대표되는, 무릎을 굽혔다 펴기를 동
반하는 스포츠에서 발생하기 쉬운 장애로, 무릎의 바깥쪽에 있는 장경인대
와 대퇴골외과가 스쳐서 무릎 바깥쪽에 염증을 일으킨다. 통증이나 위화감
이 느껴지면 달리기를 멈추고 안정을 취하는 것이 중요하다. 환부를 아이
싱 하는 것도 좋다. 장경인대를 늘이는 스트레칭을 실시하면 회복을 촉진할
수 있다. 근육이나 관절의 유연성이 저하되면 러너스 니가 되기 쉬우므로
달리기 전에 워밍업을 충분히 실시한다.

시험에 나오는 용어

점퍼스 니
점프 동작과 같이 무릎을 굽
혔다 펴기를 동반하는 운동
을 할 때 발생하기 쉬움. 슬
개건염이라고도 함.

러너스 니
달리기와 같이 무릎을 굽혔
다 펴기를 동반하는 운동을
할 때 발생하기 쉬움. 장경인
대염이라고도 함.

키워드

슬개건
슬개골에서 경골(정강이뼈)
로 이어지는 힘줄.

슬개골
무릎에 있는 접시 모양의 뼈.

장경인대
대퇴부(넙다리) 바깥쪽에 있
는 폭넓은 막 상태의 조직.

점퍼스 니, 러너스 니 모두 과사용 장애이다. 무릎에 염증이 발생하면 운동을 줄이고 안정을 취할 것이 요구된다.

■ 점퍼스 니

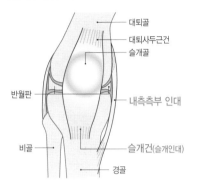

대퇴골
대퇴사두근건
슬개골
반월판
내측측부 인대
비골
슬개건(슬개인대)
경골

해설

점프 등에 의한 강한 부하가 반복적으로 무릎에 걸려서 슬개건에 작은 균열 등 손상이 생기는 장애. 슬개건은 슬개골에서 경골로 이어지는 힘줄로, 무릎을 굽혔다 펼 때마다 슬개건도 잡아 늘려지거나 장력을 받아 손상으로 이어진다.

● 발생하기 쉬운 종목
농구, 배구, 육상

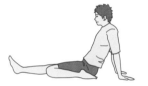

● 증상　슬개골 아래에 통증이 나타난다.
● 대처법　점프 동작 등 운동을 줄이고 안정을 취한다. 대퇴사두근의 유연성 저하는 슬개건에 대한 부담을 커지게 하기 때문에 대퇴사두근 스트레칭을 실시한다. 재발 방지에도 효과적.
● 회복 효과가 있는 스트레칭
　허벅지 전면을 늘인다(상반신은 세운 채로 한쪽 무릎을 굽혀 허벅지 바로 옆에 둔다).

■ 러너스 니

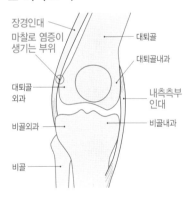

장경인대
마찰로 염증이 생기는 부위
대퇴골
대퇴골내과
대퇴골 외과
내측측부 인대
비골외과
비골내과
비골

해설

다리 바깥쪽에 있는 장경인대가 무릎을 굽혔다 펼 때 대퇴골외과의 돌출된 부분과 마찰이 반복되어 염증이 발생한다. 장거리 육상 선수 등에게 많이 나타나며, 발의 바깥쪽에 체중이 실리는 O형 다리인 사람에게 발생하기 쉽다.

● 발생하기 쉬운 종목
육상(장거리)
● 증상
무릎의 바깥쪽에 통증이 나타난다.

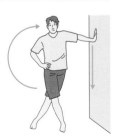

● 대처법　먼저 달리기를 피한다. 달린 후에 통증이 나타나면 반드시 아이싱을 실시한다. 대퇴부의 근육 피로는 증상 악화의 원인이 되므로 장경인대나 대퇴사두근의 스트레칭을 실시한다.
● 회복 효과가 있는 스트레칭
　대퇴근막 장근을 늘인다(다리를 교차시키고 벽에 손을 짚은 후, 천천히 벽 쪽으로 기울인다).

골절, 탈구

- 뼈가 부러지는 완전 골절과 금이 가는 불완전 골절이 있다.
- 피로 골절은 반복적인 부하가 원인이 되어 발생한다.
- 탈구는 관절의 결합 조직이 어긋나 발생한다.

강함 힘이 가해지면 뼈가 손상된다

뼈에 균열이 생기는 손상을 골절이라고 한다. 부러지거나 어긋난 상태를 완전 골절, 금이 간 상태를 불완전 골절이라고 한다. 금이 간 것도 골절에 포함된다. 넘어짐이나 충돌 등이 원인이 되어 강한 힘이 뼈에 가해졌을 때 발생하지만, 공이나 배트 등 딱딱한 것에 부딪쳤을 때도 부러지는 경우가 있다. 극심한 통증이나 부기, 발열 등의 증상이 나타난다. 골절된 뼈의 일부가 피부를 찢고 몸 밖으로 나오는 개방 골절의 경우에는 감염증을 일으키기도 하기 때문에 즉시 의료 기관의 진단을 받아야 한다.

또 뼈의 같은 부분에 반복적으로 부하가 걸려 뼈의 일부가 서서히 파괴되면서 균열이 생기는 것이 피로 골절이다. 하지에 발생하는 경우가 많고, 부상을 입은 부분은 통증을 수반하며, 그대로 두면 완전 골절로 이어지기도 한다. 치료에는 단순 골절보다도 긴 휴식이 필요하다.

탈구는 움직임의 범위가 넓은 어깨 관절에 발생하기 쉽다

탈구는 관절을 구성하는 뼈가 정상적인 위치에서 완전히 벗어난 것으로, 일시적으로 벗어나도 자연스레 원래 상태로 돌아오는 것을 불완전 탈구라고 부른다.

경기 중에 넘어짐이나 접촉 등으로 강한 힘이 가해지면 발생하기 쉽고, 관절이 움직이는 범위의 한계를 넘어섰을 때 관절의 결합 조직이 어긋나 발생한다. 움직임의 범위가 넓은 어깨 관절은 어긋나기 쉬우므로 주의가 필요하다. 어깨가 탈구되면 극심한 통증이 생겨서 움직일 수 없게 된다. 의료 기관에서 진찰을 받고 관절을 정상 상태로 고치면서 부상이 나을 때까지 고정한다.

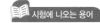

개방 골절
골절된 뼈의 일부가 피부를 찢고 몸 밖으로 노출되어 있는 골절.

피로 골절
뼈의 같은 부분에 반복적으로 부하가 산발적으로 가해져서 뼈에 균열이 생기는 것. 하지에 발생하는 경우가 많고, 하지를 혹사하는 육상이나 농구 선수에게 많이 나타난다.

탈구
강한 힘이 가해져서 관절을 구성하는 뼈의 위치가 어긋나 손상된 상태. 박리 골절을 일으키는 경우도 있다.

골절과 피로 골절은 뼈에 대한 부하가 원인이 되어 발생한다

뼈에 강한 힘이 가해지면 골절이나 탈구가 일어날 확률이 높아진다. 근력이나 유연성을 키우는 것이 예방책이다.

골절

넘어짐이나 충돌 등에 의해 뼈에 강한 힘이 가해져서 부러지거나 금이 가는 것을 말한다. 완전히 부러지는 것을 완전 골절, 금이 가거나 일부가 손상된 것을 불완전 골절이라고 한다.

● **발생하기 쉬운 부위**: 강한 힘이 가해지기 쉬운 부분.

● **증상**: 통증이나 부기, 염증을 동반한 발열 등. 변형이나 어긋남을 수반하는 경우도 있다.

● **대처법**: 뼈의 접골을 실시하고, 깁스나 부목으로 환부를 고정한다. 개방 골절은 감염증 예방을 위해서 즉시 의료 기관을 찾아 진찰을 받는다.

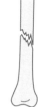

피로 골절

뼈의 동일한 부분에 반복적으로 부하가 걸리고, 그 부분이 견디지 못하게 되어 손상에 이른다. 뼈에 대한 충격, 뒤틀림, 비틀림 등의 힘, 착지 충격 등이 부하로 작용한다.

● **발생하기 쉬운 부위**: 정강이, 넓적다리, 발가락 등 하지.

● **증상**: 통증이나 압박감이 있다.

● **대처법**: 뼈의 치료가 끝날 때까지 안정을 취한다. 장기 치료가 필요한 경우가 많고, 증상에 따라 수술이 필요하다.

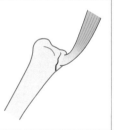

탈구

경기 중 넘어짐이나 접촉 등 외부의 강한 충격으로 관절을 구성하는 뼈들이 빠지거나 어긋나 발생한다.

● **발생하기 쉬운 부위**: 어깨, 팔꿈치, 손가락 등.

● **증상**: 극심한 통증이 있고, 손을 움직일 수 없게 된다. 관절의 변형.

● **대처법**: 의료 기관에서 진찰을 받는다. 환부를 접골하고, 관절의 손상이 회복될 때까지 고정시켜 안정을 취한다. 반복성 탈구로 불안정감이 강한 경우에는 수술을 실시하기도 한다.

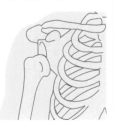

노화와 골밀도

POINT
- 골밀도는 단위 면적당 뼈의 양을 말한다.
- 20대 중반이 지나면 골밀도는 감소하기 시작한다.
- 골밀도의 감소를 억제하려면 적당한 운동과 식사가 필요하다.

노화와 함께 골밀도는 감소한다

골밀도는 단위 면적당 뼈의 양을 말한다. 뼈에 포함되어 있는 칼슘 등의 미네랄 성분이 많으면 골밀도가 높아진다. 뼈는 매일 새로 태어나기 때문에 약 10년이면 전부 교체되어 새로운 것이 된다고 하지만, 골밀도는 남녀 모두 20대 중반 전후를 기점으로 서서히 감소한다. 남성보다 여성의 감소율이 큰 것은 여성 호르몬인 에스트로겐의 영향이 있기 때문이다.

골밀도가 감소해서 뼈가 약해지고 골절되기 쉬워지는 것을 골다공증이라고 한다. 골다공증을 예방하기 위해서는 워킹이나 근력 트레이닝 등 뼈에 자극을 주는 운동을 추천한다.

칼슘 등의 영양소 섭취로 감소를 방지한다

골밀도를 높이기 위해서 칼슘 섭취는 필요하지만 많은 한국인들은 칼슘 섭취량이 부족하다. 칼슘은 뼈를 튼튼하게 만들기 위해서만이 아니라 근육이나 혈액의 작용에도 역할을 한다. 운동선수는 부상이나 피로 골절을 방지하기 위해서도 의식적으로 섭취하도록 한다.

칼슘은 체내에서 만들어지지 않기 때문에 음식물에서 섭취해야 한다. 칼슘을 많이 함유하고 있는 대표적인 식품은 유제품이며 콩이나 건새우, 소송채, 참깨 등 여러 가지가 있다. 또 칼슘 흡수율을 높이기 위해서 비타민 D와 K_2, 마그네슘 등의 영양소 섭취도 중요하다.

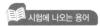

시험에 나오는 용어

골밀도
뼈의 단위 면적당 뼈의 양.

골다공증
골밀도가 감소해서 뼈가 약해지고, 골절이 발생하기 쉬워지는 것.

메모

골밀도 감소를 예방하는 방법
우선 적당한 운동을 일상적으로 실시하고, 그에 더해 칼슘과 비타민 D 등을 함유한 식품을 섭취한다. 또 비타민 D의 생성을 위해 햇볕을 적절히 쬐어야 한다는 것도 명심한다.

우리 몸에 꼭 필요한 영양소의 하나가 칼슘이다. 뼈의 건강을 유지하기 위해서는 적당한 운동과 칼슘을 함유한 식품을 섭취하는 것이 열쇠이다.

■ 칼슘 권장량

칼슘 권장량 (mg/일)

연령	남성	여성
10~11세	700	750
12~14세	1000	800
15~17세	800	650
18~29세	800	650
30~49세	650	650
50~69세	700	650
70세 이상	700	650

〈일본인의 식사 섭취 기준〉(2015년) 후생노동성

뼈의 강도를 유지하기 위해서는 칼슘의 섭취가 중요하지만 일본인의 칼슘 섭취량은 부족하다. 칼슘 권장량에 비해, 남성은 150~300mg, 여성은 100~200mg, 모든 연령대가 부족(일본 후생노동성 '국민건강·영양조사'(2015년도)에서 추산)하기 때문에 적극적인 섭취가 요구된다.

■ 뼈를 강하게 하는 영양소와 식품

영양소	역할	많이 함유되어 있는 식품	
칼슘	뼈를 만든다.	우유, 요구르트, 치즈, 두부, 두부튀김, 열빙어, 말린 정어리, 치어, 건새우, 소송채, 무청, 무말랭이 등	
비타민 D	칼슘 흡수를 돕는다.	연어, 참치 붉은 살, 정어리, 표고버섯, 목이버섯, 송이버섯 등	
비타민 K₂	칼슘의 고정을 촉진한다.	브로콜리, 시금치, 부추, 낫토, 해조류 등	
마그네슘	부족하면 칼슘이 녹는다.	아몬드, 참깨, 두부, 유부, 바지락, 말린 치어 등	
콜라겐	부족하면 칼슘이 줄어든다.	닭껍질, 닭날개, 연골, 생선 니코고리*	
비타민 C	칼슘 흡수를 촉진, 콜라겐 생성을 돕는다.	딸기, 오렌지, 레몬, 키위, 파프리카, 피망, 파슬리, 여주 등	

※ 나코고리(煮凍) – 젤라틴이 많은 생선이나 고기 등을 국물과 끓이다가 졸여서 식힌 다음 굳힌 요리를 말한다.

부상 예방

- 기초 체력을 키우고 근력을 붙이는 것이 중요하다.
- 운동 시에는 반드시 부상 예방 대책을 적절히 실시한다.
- 컨디션을 정확히 파악하는 것이 중요하다.

부상 예방의 기본은 기초 체력과 근력

운동 시 부상을 예방하려면 원인을 파악해서 그 요소를 줄이거나 제거하는 등 대책을 충분히 해두는 것이 중요하다.

부상 예방 대책은 다음과 같다.

① 기초 트레이닝을 실시해 근력과 유연성을 키운다.

근력의 부족이나 저하, 유연성의 저하는 부상으로 이어진다. 트레이닝으로 기초 체력과 근력, 관절의 가동 범위를 향상시킨다.

② 올바른 자세를 몸에 배게 한다.

예를 들어 야구 선수에게서 볼 수 있는 야구 어깨, 야구 엘보 같은 장애는 잘못된 투구 자세가 원인이 되는 경우가 적지 않다. 올바른 자세를 몸에 배게 해서 신체에 대한 부하를 줄인다.

③ 운동 전후의 워밍업과 쿨다운, 스트레칭을 철저히 한다.

운동 전에는 워밍업으로 근육 온도를 높여 관절과 근육의 유연성을 높이고, 운동 후에는 쿨다운으로 신체에 대한 부하를 줄이며, 스트레칭으로 유연성을 높여 피로를 해소하도록 노력한다.

④ 자신의 컨디션을 파악하고 관리한다.

충분한 수면을 취하고, 목욕으로 피로를 풀며, 균형적 식사를 하는 등 매일의 생활에 주의를 기울인다. 뼈나 근력을 높이는 영양소를 적극적으로 섭취하는 것도 부상 예방으로 이어진다. 정기적으로 메디컬 체크를 받는 것도 추천한다.

⑤ 피로를 쌓지 말고, 무리하지 않는다.

피로가 쌓인 채로 트레이닝을 하면 부상으로 이어진다. 충분히 휴식을 취하는 것도 예방 대책의 하나이다.

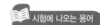 시험에 나오는 용어

워밍업
운동 전에 신체를 조절해 운동에 적응하기 위한 준비 운동이다.

쿨다운
운동 후에 신체의 피로를 풀고 회복을 촉진하는 케어이다. 쿨링이라고도 한다.

컨디션
신체의 상태나 조건. 몸 상태를 가리킨다.

🖊 메모

부상의 원인이 되는 요소
근력 부족이나 근육의 유연성 저하, 또는 피로 외에도 관절의 불안정성, 체중 지지력 저하 등을 들 수 있다. 워밍업이나 쿨다운의 부족이 원인이 되기도 한다. 제대로 확인해서 대처할 필요가 있다.

운동선수의 메디컬 체크
여기에서는 운동선수가 운동 또는 시합을 행하기 전에 받는 건강 진단을 가리킨다. 외과적 메디컬 체크에서는 스포츠 장애의 조기 발견, 체력이나 운동 능력 등의 현상 파악이 주요 목적인 데 비해, 내과적 메디컬 체크에서는 혈액 검사나 심폐 기능을 체크해서 빈혈이나 심장의 상태를 확인한다.

운동 중의 부상을 예방하기 위해서

부상을 예방하는 데는 근력과 유연성 높이기, 운동 전후의 워밍업과 스트레칭도 중요한다. 피로할 때는 무리하지 말고 충분한 휴식을 취하는 것도 예방으로 연결된다.

■ 부상 예방 대책과 효과

대책	내용	효과
● 근력 트레이닝	근육에 부하를 가해 근력의 증가, 근비대, 기초 체력을 높인다.	관절 고정 방어력 증가
● 워밍업	운동 전에 각 부위의 관절 온도와 관절의 가동 범위를 높인다. 호흡과 순환계의 기능을 촉진시켜 운동에 적응시킨다.	근력 증가 유연성 향상
● 스트레칭	근육을 천천히 늘이고, 관절이 움직이는 범위를 넓힌다.	근력 증가 유연성 향상 피로 해소
● 쿨다운	운동 종료 시 부하를 서서히 줄이면서 신체를 안정시킨다.	순환기에 대한 부담 경감 피로 해소
● 테이핑	관절이 움직이는 범위를 제한해 부상의 악화나 통증을 억제한다.	관절의 불안정성 방지 부상 재발 억제
● 피로 해소	충분한 휴식이나 목욕, 영양의 균형을 맞춘 식사 섭취	근력 저하 방지 유연성 저하 방지

■ 부상 예방을 위한 자기 관리 체크리스트

	확인란	비고란
● 몸 상태 확인, 기본적인 근력		
● 몸 상태 확인, 유연성		
● 몸 상태 확인, 통증이나 압박이 느껴지는 곳이 있는가		
● 수면은 충분히 취했는가		
● 균형 잡힌 식사를 했는가		
● 연습 전 스트레칭, 워밍업을 실시했는가		
● 사용하는 용구나 설비의 안전성 확인		
● 연습 후 쿨다운을 실시했는가		
● 연습 후 사용한 부위나 손상 부위에 아이싱을 했는가		
● 테이핑, 서포터 등을 적절히 사용하고 있는가		
● 연습 계획에 무리는 없었는가		

페어 스트레칭과 마사지

POINT
- 스트레칭은 부상의 예방과 피로 해소에 도움이 된다.
- 페어 스트레칭은 긴장 완화와 피로 해소 효과가 높다.
- 마사지와 스트레칭을 조합하면 효과가 높아진다.

늘이기 어려운 근육을 늘일 수 있는 페어 스트레칭

스트레칭은 근육과 힘줄을 늘이는 것으로 관절이 움직이는 범위를 넓히고, 유연성을 개선하는 운동이다. 부상의 예방과 피로 해소, 재활 치료를 목적으로 하며, 정적 스트레칭과 동적 스트레칭, 발리스틱 스트레칭(P.140 참조) 등이 있다.

스트레칭 중에서도 파트너에게 도움을 받아 보다 효과를 기대할 수 있는 것으로 페어 스트레칭이 있다. 페어 스트레칭의 장점은 파트너의 힘을 빌려 실시하기 때문에, 셀프 스트레칭에 비해 긴장 완화 상태가 가능하다는 점. 혼자서는 늘이기 어려운 근육을 늘일 수 있고, 자력으로 벌릴 수 없는 각도까지 관절을 움직일 수 있기 때문에 피로 해소 효과가 높아진다. 또 혼자서는 신경 쓰지 못했던 근육 상태를 체크할 수 있어, 몸 상태 관리나 페어 사이의 커뮤니케이션 형성에도 도움이 된다.

운동 기능을 높이는 마사지

마사지도 스트레칭과 같은 효과를 기대할 수 있다. 마사지로 혈류를 활성시키고 근육의 피로 해소를 촉진하면 운동 효과가 높아지고 부상의 예방으로 이어진다. 각 경기에 따라서 사용하는 근육과 피로의 상태가 다르므로 마사지의 종류나 실시하는 부위 등을 고려한다. 스트레칭이나 근력 트레이닝 등을 조합해서 실시하는 것으로 마사지 효과가 보다 높아진다. 그러나 부상으로 염증이 있을 때나 신체 어딘가의 부위에 통증이 있을 때, 발열 시, 음주 후, 그 외에 의사가 멈추라고 했을 때는 중지한다.

메모

마사지할 때 주의해야 할 것은?
마사지를 할 때는 가감에 주의 필요. 너무 강하게 하면 근육이 피로해지는 경우가 있으므로 기분 좋은 정도의 강도로 각 부위를 5~10분 정도, 손이나 발 등의 말단에서 심장을 향해 실시한다. 혈액의 흐름을 손발에서 심장으로 되돌려서 피로 해소를 빠르게 한다.

페어 스트레칭으로 신체의 유연성을 높인다

스트레칭은 부상의 예방과 피로 해소에 도움을 주므로 적극적으로 도입한다. 페어 스트레칭은 파트너의 힘을 빌리므로 보다 큰 효과를 기대할 수 있다.

■ 어깨 주위

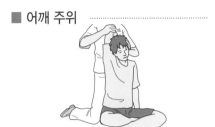

기본자세: 한쪽 팔을 위로 올리고, 굽힌 팔의 손바닥을 반대편 견갑골 주변에 놓는다.
파트너: 팔꿈치와 머리를 손으로 누르면서 팔꿈치를 반대편으로 밀어준다.

■ 허리

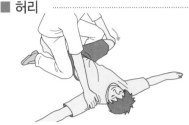

기본자세: 똑바로 누워서 양팔을 좌우로 벌리고, 90˚로 굽힌 한쪽 다리를 반대편으로 보낸다. 머리는 보낸 쪽의 반대편으로 향한다.
파트너: 늘이는 쪽의 어깨와 굽힌 다리의 무릎을 누르면서 늘여준다.

■ 허리 부분에서 등 부분

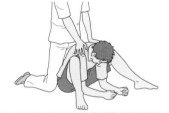

기본자세: 다리를 벌리고 양 무릎을 세운 자세를 취하고, 상반신을 앞으로 숙인다.
파트너: 어깨나 등의 상부를 양손으로 천천히 대각선 방향으로 누른다.

■ 고관절

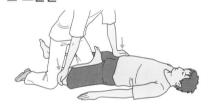

기본자세: 하늘을 보고 누워 한쪽 다리를 굽혀 발바닥을 안쪽으로 향하게 한다.
파트너: 굽힌 다리의 무릎과 반대편 골반 부근을 지지하면서, 무릎을 아래 방향으로 천천히 누른다.

스포츠 마사지를 실시하는 시기

스포츠 마사지는 운동선수의 운동 기능 향상이나 피로 해소를 위해 실시한다. 실시하는 시기에 맞춰서 내용도 바꿔 나간다.

● 연습 전이나 시합 전의 마사지	워밍업의 보조로 단시간 실시한다. 피로해지기 쉬운 부위나 유연성이 적은 근육에 실시함으로써 혈액 순환을 촉진하고 긴장을 완화한다.
● 연습 중이나 시합 사이의 마사지	시합의 사이, 다음 시합을 대비해서 실시한다. 스트레칭과 병용하기도 한다.
● 연습 후나 시합 후의 마사지	다음 날에 피로가 남지 않도록, 피로가 강한 부위를 중심으로 주의를 기울여 실시한다. 근육이나 관절에 통증이 있을 때는 아이싱을 실시한 후에 주의 깊게.
● 오프 시즌이나 트레이닝 기간의 마사지	전신의 피로 해소나 컨디션 조절, 부상의 치료를 목적으로 실시한다. 전신과 부상 부위에 집중적으로 실시하는 것이 필요.

RICE

- 응급 처치의 기본을 총칭해서 RICE라고 한다.
- 부상을 입으면 즉시 운동을 중지한다.
- 응급 처치 후에는 전문 기관에서 진찰을 받는다.

응급 처치의 기본 'RICE'를 파악한다

　운동 중에 골절이나 염좌, 타박상 등 부상을 입거나, 관절에 갑자기 통증이 나타나면 운동을 중지하고 응급 처치를 실시한다. 부상을 입은 부위를 움직이면 부기나 통증 등이 염증을 확대시켜 증상을 악화시키는 원인이 된다. 염증을 최소화시켜 억제하고 빠른 회복을 촉진하기 위해서도 신속한 응급 처치가 중요하다.

　응급 처치의 기본은 'RICE(라이스)'라고 하는 방법이다. 이는 Rest(안정), Ice(냉각), Compression(압박), Elevation(거상)의 4가지 응급 처치의 머리글자를 따서 만든 말이다. 또 RICE는 어디까지나 응급적인 처치이다. 가능한 한 빨리 전문의에게 진단을 받도록 한다.

1. R: Rest(안정)

　부상을 입으면 즉시 운동을 멈추고 안정을 취한다. 환부의 악화를 방지하기 위해서 움직이지 않는 것이 최선의 방법이다. 부상의 정도에 따라서는 테이핑 등으로 고정한다.

2. I: Ice(냉각)

　얼음을 넣은 아이스팩이나 비닐봉지로 환부를 냉각한다. 피하 출혈을 막거나 통증을 완화시키는 효과를 기대할 수 있다.

3. C: Compression(압박)

　부기나 출혈을 방지하기 위해서 환부를 테이핑이나 탄성 붕대로 적당히 압박한다. 환부의 고정에도 도움이 된다.

4. E: Elevations(거상)

　환부를 심장보다 조금 높은 위치로 유지한다. 환부에 대한 혈류를 낮춰 부기나 통증을 경감할 수 있다.

시험에 나오는 용어

응급 처치
부상당했을 때, 구급대원이나 의료 기관에 인계되기까지 사이에 부상 부위의 장애를 최소한으로 억제하기 위해 응급으로 처치를 실시하는 것.

키워드

탄성 붕대
신축성이 있는 두꺼운 붕대로 환부의 고정에 사용되고, 환부의 상태에 맞춰 압박 도구를 조절할 수 있다.

메모

부상당한 후의 일상생활
부상당한 직후에는 장시간 목욕이나 음주는 금지. 이런 행위는 혈액 순환을 활성화하기 때문에 염증을 악화시키고 RICE의 효과를 반감시킨다.

응급 처치(RICE)의 종류와 용구

운동 중에 부상당했을 때는 신속한 응급 처치가 필요하다. 조기 회복을 촉진하기 위해서도 적절한 조치를 실시하고, 전문 기관에서 진단을 받을 때까지 할 수 있는 것은 해둔다.

■ RICE의 포인트와 주의점 ···

STEP 1 Rest(안정)	• 부상을 당하면 운동을 중지하고 안정을 취한다. • 부상에 따라서는 환부가 움직이지 않도록 부목이나 테이핑 등으로 고정시키는 것도 필요.	
STEP 2 Ice(냉각)	• 부상 후 가능하면 빨리 얼음으로 냉각한다. 환부를 식혀 내출혈이나 염증을 막고, 통증도 완화할 수 있다. • 비닐봉지 등에 얼음을 넣어 환부에 댄다. 감각이 마비되기 시작하면 (약 20분 전후) 냉각을 멈추고, 1~2시간 간격으로 냉각, 24~72시간을 기준으로 계속해서 실시한다. • 지나친 냉각은 동상의 우려가 있으므로 주의한다. 붕대 위에서 냉각하거나, 언더랩을 감는 등의 대처가 필요.	
STEP 3 Compression (압박)	• 탄성 붕대나 테이프로 환부를 압박함으로써 부기나 출혈을 방지한다. • 부상을 입은 후 1~3일은 압박을 계속한다. • 붕대를 너무 강하게 감으면 혈액 순환 장애를 일으키므로 주의한다. 압박하고 있는 부위에서부터 말단 부분의 감각과 색을 체크해서 확인한다.	
STEP 4 Elevation (거상)	• 뭉친 이불이나 쿠션 등 적당한 높이의 물건을 다리 아래에 받쳐 환부를 심장보다 높은 위치에 놓아 부기나 출혈을 막는다. • 부상을 입은 후 3일째까지는 취침 중에도 거상 자세를 유지하는 것이 좋다.	

■ RICE 처치에 필요한 주요 용구 ···

- **환부를 고정·보호할 때 사용**
  삼각건, 부목, 잡지 등
- **환부를 냉각할 때 사용**
  얼음, 아이스팩, 냉각 스프레이, 냉각 밴디지, 아이싱 홀더, 비닐봉지, 랩, 타월 등
- **환부를 압박할 때 사용**
  패드, 펠트, 탄성 붕대, 언더랩 테이프, 엘라스틱 테이프 등
- **환부를 거상할 때 사용**
  이불, 쿠션, 수건 등

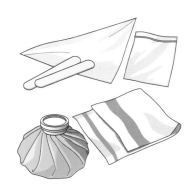

보조 기구의 활용

POINT

- 테이핑의 목적은 부상 예방, 재발 방지, 응급 처치이다.
- 테이핑용 테이프에는 신축성이 있는 것과 없는 것이 있다.
- 서포터의 목적은 관절의 움직임을 보조하는 것이다.

테이핑으로 부상 예방과 재발 방지

운동 중 부상을 방지하거나, 부상을 입은 부위의 재발 방지나 응급 조치로 대응하는 보조적 방법이 테이핑이다.

테이핑에는 다음과 같은 효과가 있다.

① 관절이 움직이는 범위를 제한해 부상의 통증과 악화를 억제한다.

② 인대나 힘줄 등 부상으로 약해진 부위를 보강해 환부를 지원한다.

③ 환부를 고정 또는 압박해서 부기나 통증 등을 억제한다.

④ 한번 부상을 입었던 부위를 고정·보강함으로써 재발에 대한 불안을 억제한다.

테이핑용 테이프에는 여러 가지 종류와 사이즈가 있으므로 사용 목적이나 부위에 맞춰 구분해 사용할 필요가 있다. 또 테이핑의 효과를 높이기 위해서 올바르게 붙이는 법과 감는 법을 익혀두자.

서포터는 관절의 움직임을 보조

테이핑과 유사한 효과를 발휘하는 것으로 서포터가 있다. 서포터는 테이핑과는 달리 전문적인 기술이나 노력이 필요하지 않으므로 가볍게 사용할 수 있다는 장점이 있다. 서포터도 관절의 고정과 보조가 가능하지만, 관절을 고정하기보다는 관절의 움직임을 보조하는 쪽에 특화되어 있다. 고정용으로는 테이핑 쪽이 적합하므로, 각각의 특징을 살려서 구분해 사용한다. 고정, 보조의 양쪽 효과가 필요하다면 서포터와 테이핑을 병용할 수도 있다.

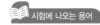
시험에 나오는 용어

테이핑
전용 테이프를 사용해 부상을 예방한다. 또는 부상을 입은 환부를 보호하거나, 압박할 목적으로도 감는다. 관절과 근육의 고정, 움직임을 지원한다.

메모

비신축 테이프와 신축 테이프의 사용 구분
테이핑용 테이프는 신축성이 없는 '비신축 테이프'와 신축성이 있는 '신축 테이프'로 나뉜다. 비신축 테이프는 고정과 움직이는 범위의 제한에 사용된다. 한편 신축 테이프는 고정만 아니라 압박이나 서포터에도 사용된다.

부상의 악화와 통증을 억제하고, 부위의 보강에도 도움을 주는 것이 테이핑이다. 테이핑에 사용되는 테이프에는 여러 종류가 있으므로 특징을 이해해 효과적으로 구분해 사용한다.

■ 주요 테이프의 종류와 특징

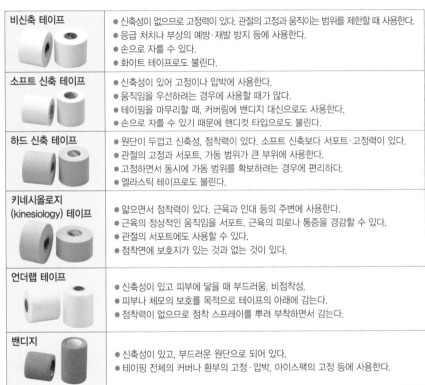

비신축 테이프	● 신축성이 없으므로 고정력이 있다. 관절의 고정과 움직이는 범위를 제한할 때 사용한다. ● 응급 처치나 부상의 예방·재발 방지 등에 사용한다. ● 손으로 자를 수 있다. ● 화이트 테이프로도 불린다.
소프트 신축 테이프	● 신축성이 있어 고정이나 압박에 사용한다. ● 움직임을 우선하려는 경우에 사용할 때가 많다. ● 테이핑을 마무리할 때, 커버링에 밴디지 대신으로도 사용한다. ● 손으로 자를 수 있기 때문에 핸디컷 타입으로도 불린다.
하드 신축 테이프	● 원단이 두껍고 신축성, 점착력이 있다. 소프트 신축보다 서포트·고정력이 있다. ● 관절의 고정과 서포트, 가동 범위가 큰 부위에 사용한다. ● 고정하면서 동시에 가동 범위를 확보하려는 경우에 편리하다. ● 엘라스틱 테이프로도 불린다.
키네시올로지 (kinesiology) 테이프	● 얇으면서 점착력이 있다. 근육과 인대 등의 주변에 사용한다. ● 근육의 정상적인 움직임을 서포트. 근육의 피로나 통증을 경감할 수 있다. ● 관절의 서포트에도 사용할 수 있다. ● 점착면에 보호지가 있는 것과 없는 것이 있다.
언더랩 테이프	● 신축성이 있고 피부에 닿을 때 부드러움. 비점착성. ● 피부나 체모의 보호를 목적으로 테이프의 아래에 감는다. ● 점착력이 없으므로 점착 스프레이를 뿌려 부착하면서 감는다.
밴디지	● 신축성이 있고, 부드러운 원단으로 되어 있다. ● 테이핑 전체의 커버나 환부의 고정·압박, 아이스팩의 고정 등에 사용한다.

(이미지 제공: 니치반주식회사)

■ 테이핑 시 주의점

테이핑을 실시할 때는 아래 사항에 주의한다.

▶ 외상 부위에는 사전에 반창고나 거즈로 보호하고 테이프를 직접 붙이는 것은 피한다.
▶ 감는 부분의 오염을 제거하고 청결하게 한다.
▶ 테이프가 벗겨지면 효과가 떨어지므로 체모는 미리 제거한다.
▶ 피부를 보호하기 위해 언더랩 테이프를 감는다.
▶ 올바른 자세로, 올바른 방향으로 감는다.
▶ 테이프는 느슨함이나 주름, 틈새가 벌어지지 않도록 일정한 힘으로 붙인다.
▶ 테이핑 후 움직이는 범위를 확실히 제한하고 있는지, 혈류 장애, 신경 장애, 통증이나 간지러움은 없는지 확인한다.
▶ 운동 후에는 혈류나 피부 장애의 원인이 되지 않도록 신속히 테이프를 제거한다.

온열 질환

POINT

- 고온·다습한 환경에서 증상이 나타나기 쉽다.
- 온도 지수(WBGT)가 높으면 발생하기 쉽다.
- 예방을 위해 염분과 당분을 함유한 수분을 적당히 보충하는 것이 좋다.

체내의 조절 기능에 이상이 생겨 증상이 나타난다

온열 질환은 고온·다습한 환경에서 체내의 조절 기능에 이상이 생겼을 때 증상이 나타나는 장애의 총칭으로 중증인 경우는 사망에 이르기도 한다.

운동을 하면 근육에서 열이 발생해 체온이 높아지고, 혈액량이 증가한다. 땀이 나는 것은 여분의 열을 몸 밖으로 발산시켜 체온을 조절하기 위해서이다. 그러나 고온의 환경에서는 다량으로 흘러나오는 땀으로 인해 탈수를 일으키고, 체온 조절이 불가능해져서 어지럼증이나 구역질, 두통, 무력감, 의식 장애 등의 증상이 나타난다. 온열 질환이 의심될 때는 시원한 장소로 이동해서 몸을 식히고 수분을 보충한다. 긴급한 경우에는 의료 기관에 호송하는 등의 대처도 필요하다.

더울 때나 컨디션이 나쁠 때는 무리해서 운동하지 않고, 흡습성·통기성이 좋은 의류를 착용하고, 자주 수분을 보충하며, 온도 지수(WBGT: Wet Bulb Globe Temperature)를 파악하는 등 적절한 예방 조치로 방지할 수 있다.

수분을 자주 보충한다

수분은 한 번에 대량으로 섭취하면 컨디션 불량의 원인이 되므로 적절한 양을 자주 섭취하도록 유의한다. 기온이 높을 때는 1회 200~250ml의 수분을 1시간에 2~4회로 나누어 보충한다. 물의 온도는 5~15℃가 마시기 쉽고 몸에 빨리 흡수된다고 하며, 0.1~0.2%의 식염(나트륨 40~80mg/100ml)과 당분을 함유한 것이 이상적이다. 특히 1시간 이상의 운동에는 4~8%의 당분을 함유한 음료수가 피로 예방에 효과가 있다고 한다.

 키워드

온열 질환
고온·다습한 환경에서 체내의 수분이나 염분의 균형이 무너지거나, 체내의 조절 기능에 이상이 생겨 발생하는 장애의 총칭. 열실신, 열경련, 열피로, 열사병 등이 있다.

열실신
혈압이 낮아지고, 일어설 때 느껴지는 현기증이 일어난다. 다리를 높게 해서 누워 몸을 식히며, 수분·염분을 보충한다.

열경련
대량의 땀으로 염분 부족 상태가 되고, 다리, 팔, 복부 등에 경련이 일어난다. 생리 식염수를 보충한다.

열피로
탈수와 수분 부족에 의해 어지럼증이나 구역질, 두통, 무력감 등이 일어난다. 몸을 식히고, 수분·염분을 보충한다.

열사병
과도한 체온 상승으로 뇌에 이상이 오거나, 체온 조절이 깨짐. 의식 장애나 구역질, 언동 이상 등이 일어난다. 긴급 사태이므로 구급 요청을 한다.

 메모

온도 지수(WBGT)
기온, 습도, 복사열, 기류 등 열사병(온열 질환)의 원인이 되는 더위의 요소를 종합적으로 고려한 지수.

경기에 집중하면 몸의 변화를 알아채기 어렵다. 더위로부터 몸을 지키기 위해서 적절한 수분 보충과 충분한 대책을 실시할 필요가 있다.

■ 온열 질환 예방 운동 지침

기온(참고)	온도 지수(WBGT)		온열 질환 예방 운동 지침
35℃ 이상	31℃ 이상	운동은 원칙적으로 중지	WBGT 31℃ 이상이면 특별한 경우 외에는 운동을 중지한다. 특히 어린이의 경우는 반드시 중지한다.
31~35℃	28~31℃	엄중 경계 (격렬한 운동은 중지)	WBGT 28℃ 이상이면 온열 질환의 위험성이 높으므로 격렬한 운동이나 오래달리기 등 체온이 상승하기 쉬운 운동은 피한다. 운동하는 경우에는 자주 휴식을 취하고, 수분·염분을 보충한다. 체력이 낮은 사람, 더위에 익숙하지 않은 사람은 운동 중지.
28~31℃	25~28℃	경계 (적극적인 휴식)	WBGT 25℃ 이상이면 온열 질환의 위험이 높아지므로 적극적인 휴식을 취하고, 적당히 수분·염분을 보충한다. 격렬한 운동에는 30분 정도 간격으로 휴식을 취한다.
24~28℃	21~25℃	주의 (적극적인 수분 보충)	WBGT 21℃ 이상이면 온열 질환에 의한 사망 사고가 발생할 가능성이 있다. 온열 질환의 징후에 주의하는 동시에, 운동 사이에 적극적으로 수분·염분을 보충한다.
24℃ 미만	21℃ 미만	거의 안전 (적당한 수분 보충)	WBGT 21℃ 미만이면 보통 온열 질환 위험이 작지만, 적당한 수분·염분의 보충이 필요하다. 시민 마라톤 등에서는 이런 조건에서도 온열 질환이 발생하므로 주의.

'스포츠 활동 중의 온열 질환 예방 가이드북(2013)' 일본체육협회

■ 운동 강도와 수분 보충의 기준

운동 강도			수분 섭취량의 기준	
운동 종류	운동 강도(최대 강도의 %)	지속 시간	경기 전	경기 중
트랙 경기, 농구, 축구 등	75~100%	1시간 이내	200~500ml	500~1000ml
마라톤, 야구 등	50~90%	1~3시간	250~500ml	500~1000ml/1시간당
울트라마라톤, 트라이애슬론 등	50~70%	3시간 이상	250~500ml	500~1000ml/1시간당 반드시 염분 보충

〈스포츠 활동 중의 온열 질환 예방 가이드북〉(2006) 일본체육협회

■ 온열 질환의 증상과 중증도 분류

분류	증상	증상으로 보는 진단	중증도
Ⅰ도	어지럼증·실신: '일어설 때 느껴지는 현기증' 상태로, 뇌에 혈류가 순간적으로 불충분해지는 것을 나타내며, '열실신'이라 부르기도 한다. 근육통·근육의 경직: 근육에 '쥐가 나는 것'을 가리키며, 해당 부분에 통증을 수반한다. 발한을 동반하고, 염분(나트륨)의 결핍에 의해 발생한다. 팔다리 저림·불쾌한 기분	열스트레스(총칭), 열실신, 열경련	현장에서 응급 처치로 대응 가능한 경증
Ⅱ도	두통·구역질·구토·권태감·허탈감: 몸이 늘어지고, 힘이 들어가지 않는 등 증상이 있고, '보통 때와 상태가 다름' 정도의 극히 가벼운 의식 장애가 확인되는 경우가 있다.	열피로(열피로곤비)	병원 호송이 필요한 중등증
Ⅲ도	Ⅱ도의 증상에 더해, 의식 장애·경련·팔다리의 운동 장애: 부름이나 자극에 대한 반응이 이상하고, 몸에 부들부들 경련이 있음(전신 경련), 똑바로 달리지 못함·걷지 못함 등. 고체온: 신체에 닿으면 뜨거운 감촉이 있다. 간 기능 이상, 위 기능 장애, 혈액 응고 장애: 이들은 의료 기관에서 채혈 검사로 판단한다.	열사병	입원 및 집중 치료가 필요한 중증

〈온열 질환 환경 보건 매뉴얼〉(2014) 일본 환경성

행거 노크

- 행거 노크는 신체가 에너지 고갈을 일으켜 저혈당 상태가 되는 것이다.
- 행거 노크를 예방하려면 부지런히 보충식을 섭취해야 한다.
- 시합이나 트레이닝 직후에 신속하게 탄수화물을 섭취하면 회복이 빠르다.

글리코겐 부족으로 저혈당이 된다

행거 노크란 장시간의 운동 등으로 저혈당이 된 상태를 가리킨다. 저혈당은 몸을 움직이는 에너지, 즉 글리코겐을 다 써버리면 일어난다. 허탈감이나 손가락 떨림, 두근거림, 사고력 감퇴 등의 증상이 나타나고, 중증의 경우는 의식을 잃기도 있다.

글리코겐은 근육과 간에 비축되어 있으며, 운동 시 에너지원이 되어 소비된다. 특히 지구력이 필요한 마라톤이나 트라이애슬론 등의 종목은 근육의 글리코겐을 1시간 정도에 전부 소모하게 된다. 공복을 느꼈을 때는 이미 에너지가 부족한 상태. 행거 노크가 되고 나면 급하게 보충식을 섭취해도 거의 흡수가 되지 않고, 몸을 움직이는 에너지가 되지 못하므로, 부족해지기 전에 당질을 함유한 보충식을 자주 섭취할 필요가 있다. 또 연습 중에도 장시간 필요한 에너지를 보충하지 않고 운동을 하면 행거 노크가 되는 경우가 있으므로 주의한다.

시합 전후에는 탄수화물을 섭취한다

시합 전에는 당질의 보충이 필수이다. 당일 아침에는 밥이나 빵 등 탄수화물(당질)을 반드시 섭취해서 글리코겐을 확보할 것. 에너지가 부족한 채로 장시간 운동하면 행거 노크는 물론이고 근육의 부상도 진행된다. 시합 직후에는 가능한 한 빠르게 탄수화물을 섭취하도록 한다. 이에 더해 근육 관리를 위해서 단백질을 동시에 섭취하면 회복을 촉진시킨다.

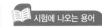

시험에 나오는 용어

행거 노크
장시간 운동으로 에너지원이 되는 당질이 없어져서 저혈당이 된 상태를 가리킨다. 마라톤이나 등산, 로드레이스, 트라이애슬론, 크로스컨트리 등 장시간 계속해서 운동하는 경기에서 발생하기 쉬우므로 주의해서 에너지를 보충할 필요가 있다.

저혈당
운동 등으로 혈당을 많이 소비해 버려 혈당 농도가 정상보다도 상당히 낮아진 상태를 말한다.

글리코겐의 섭취 타이밍

운동 직후에 당질을 보충하면 2시간 이내의 글리코겐 회복 속도가 빨라지고, 피로 해소가 신속히 이뤄져 피로를 남기지 않게 된다.

■ 근글리코겐의 회복에 대한 당질 섭취 타이밍

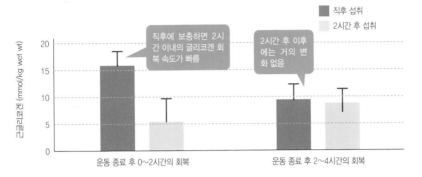

근글리코겐 (mmol/kg wet wt)

■ 직후 섭취
□ 2시간 후 섭취

직후에 보충하면 2시간 이내의 글리코겐 회복 속도가 빠름

2시간 후 이후에는 거의 변화 없음

운동 종료 후 0~2시간의 회복　　운동 종료 후 2~4시간의 회복

시합 전후에는 당질 보충이 필수

운동에 필요한 에너지원을 확보하기 위해서는 탄수화물 등 당질을 중심으로 소화가 잘되는 것을 섭취한다.

■ 시합 전후에 추천하는 보충식

시합까지의 시간	보충식 예시	
2시간	● 당질 중심의 소화가 잘되는 가벼운 음식 　주먹밥, 떡, 롤빵, 카스텔라, 바나나 등	
1시간~30분 전	● 소화 흡수가 잘되는 당질을 소량으로 　바나나, 에너지 젤리, 100% 과즙 주스	
시합 직전	● 흡수가 빠른 당을 소량으로 　꿀, 스포츠 드링크, 사탕 등	
시합 중	● 시합 시간이 길 때는 수분과 당질을 보충 　스포츠 드링크, 미네랄 워터, 에너지 젤리 등	
시합 후	● 당질과 단백질을 함유한 것 　주먹밥, 고기만두, 요구르트 드링크, 과일 등	

※ 섭취 메뉴는 당일의 상황이나 몸 상태에 맞춰 선택한다.

칼로리 소모와 보급

 POINT
- 1일 소비 칼로리는 안정 시 대사량과 신체 활동의 합이다.
- 식사는 주식, 메인 요리, 반찬, 과일, 유제품 메뉴가 기본이다.
- 시합 전후에는 에너지원인 당질을 섭취한다.

균형 잡힌 식사로 소비 칼로리를 보급한다

1일 소비 칼로리는 '안정 시 대사량'과 생활 활동과 운동으로 이루어진 '신체 활동'의 합계이다. 안정 시 대사량은 앉은 상태로 안정되어 있을 때 소비되는 에너지를 가리키며, 기초대사의 1.2배 정도이다. 신체 활동은 안정 시 대사량의 2~5배로, 격렬한 운동을 하면 10배를 넘는 경우도 있다. 이를 위해 운동선수는 일상생활에서 사용하는 에너지에 더해 운동 시의 소비 칼로리를 고려해 영양을 섭취할 필요가 있다.

매일의 식사는 주식, 메인 요리, 반찬, 과일, 유제품을 갖춰 탄수화물, 지질, 단백질, 미네랄, 비타민의 5대 영양소(P.56 참조)를 균형 있게 섭취하는 것이 기본이다. 각 식품의 조합이나 양, 가짓수 등에 따라서 칼로리 조절은 쉽게 할 수 있지만, 식사로 섭취하지 못하는 에너지는 보충식을 추가해서 하루에 필요한 에너지와 영양소를 확보하도록 한다.

경기 전후의 당질 보충은 필수

그중에서도 시합 전의 식사는 경기 성과 여부에 크게 관련이 있다. 시합 전날의 저녁 식사는 근육의 에너지원이 되는 당질(탄수화물)을 충분히 보급하는 것이 중요하다. 지질이나 날것, 식이 섬유가 많은 것은 피하고 소화가 잘되는 것으로 한다. 경기 당일의 아침 식사는 시작하기 3~4시간 전까지 먹어두는 것을 권한다. 시합 종료 후에는 몸의 피로를 빠르게 해소하기 위해서 가능한 한 빨리 탄수화물, 단백질 등을 보충한다.

 시험에 나오는 용어

안정 시 대사량
안정 시 에너지 소비량이라고도 한다. 편한 자세로 의자 등에 앉아 있을 때의 에너지 대사량을 가리킨다. 자세 유지를 위해서 근육으로 소비하는 에너지, 정신적인 긴장으로 소비되는 에너지, 음식의 소화, 흡수 시 발생하는 에너지 소비량의 합계.

멧츠
METs. 여러 가지 신체 활동 시의 에너지 소비량이 안정 시 대사량의 몇 배에 상당하는지 지수화한 것. 운동이나 신체 활동의 강도 단위. 멧츠에 활동·운동 시간과 체중을 곱하면 소비 칼로리가 계산된다.

운동 시의 소비 칼로리는?

운동 시의 소비 칼로리를 아는 것은 식사 등에서 에너지 섭취량을 파악하기 위해서도 중요. 운동 시의 소비 칼로리는 운동 지표의 멧츠를 사용해서 계산할 수 있다.

■ 계산식

$$\text{소비 칼로리(kcal)} = \text{멧츠} \times \text{시간(분)} \times \text{체중(kg)}$$

운동선수의 기본 식단

운동선수에게 권하는 기본 식단은 주식, 메인 요리, 반찬, 과일, 유제품의 5가지 항목을 갖춰 균형을 맞춘 식사. 항목의 수나 양, 질을 조절하면 피로 해소나 웨이트트레이닝 등 목적에 부합하는 메뉴로 조정할 수 있다.

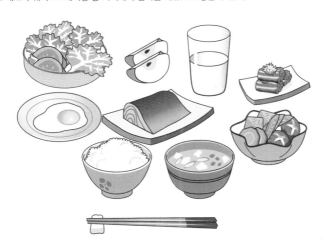

■ 각 항목의 식품과 역할

	식품	영양소	주요 역할
① 주식	밥, 빵, 파스타, 면류, 떡 등	탄수화물(당질)	몸을 움직이는 에너지원
② 메인 요리	육류, 어류, 달걀, 콩, 콩제품 등	단백질, 지질, 철	몸을 만드는 재료
③ 반찬	채소, 해조, 감자류 등	비타민, 미네랄, 식이 섬유	몸 상태 조절
④ 과일	각종 과일, 과즙 100% 주스 등	비타민 C, 당질, 식이 섬유	몸 상태 조절
⑤ 유제품	우유, 치즈, 요구르트, 탈지분유 등	칼슘, 단백질, 비타민 B_6	몸을 만드는 재료

체중 조절

POINT

- 운동선수에게 있어 체중 조절은 필수 사항이다.
- 체중 조절은 에너지의 섭취와 소비의 균형이 중요하다.
- 신체 조성은 지방 조직과 제지방 조직으로 크게 나뉜다.

신체 조성을 파악해서 조절로 연결한다

체중을 조정하는 것을 체중 조절이라고 한다. 에너지 섭취와 소비의 균형이 중요하고, 에너지 섭취가 소비보다 많으면 체지방이 축적되어 경기 능력이 저하된다. 또 소비가 많으면 근육량이 줄어 에너지 부족에 빠져 경기 능력 저하로 결부된다. 그 때문에 단지 체중의 증감만을 목표로 하지 않고, 신체 조성을 파악해서 대전할 경기에 적합한 신체를 만들 필요가 있다.

신체 조성은 지방 조직과 제지방 조직으로 나눌 수 있다. 지방 조직은 지방량이나 체지방률로 나타낸다. 제지방 조직은 체지방 이외의 근육이나 뼈 등으로 구성되어 있는 제지방량(LBM: Lean Body Mass)으로 나타내고, 제지방량의 증감은 주로 근육량의 변화로 이루어진다.

영양 균형이 잡힌 식사가 증량·감량을 돕는다

증량을 실시할 때는 지방량의 증가를 억제하면서 제지방량을 늘려 체중 증가로 이어지게 한다. 이를 위해서는 근력 트레이닝을 실시하고, 근육 증량에 필요한 영양소를 균형 있게 섭취해야 한다. 감량을 하려면 제지방량을 가능한 한 유지하면서 지방량을 줄여간다. 처음에는 줄여야 하는 체지방량을 파악해서 감량 목표치를 정하고, 지방을 소비하는 유산소 운동을 늘리면서 칼로리를 제한한 식사를 섭취한다. 체지방이 늘면 기초 대사가 낮아져 살이 찌기 쉬워지지만, 역으로 지나치게 감량해도 몸 상태를 저하시킨다. 신체 상태를 자주 확인하고, 트레이닝 강도나 식사량을 조절해 목표치를 향해 노력한다.

키워드

신체 조성
지방, 근육, 뼈, 수분 등 몸을 구성하는 성분을 가리킨다.

메모

제지방 체중
LBM(Lean Body Mass). 체중에서 체지방을 뺀 것. 근육이나 뼈, 내장 중량 등이 포함된다. 이것이 높을수록 대사도 높아진다.

체중 조절의 식사 포인트

체중 조절은 에너지의 섭취량과 소비량의 균형이 중요하다. 여기에는 식사의 섭취 방법이 크게 영향을 준다. 증량·감량 각각의 포인트를 파악하는 것이 체중 조절을 성공하는 지름길이다.

■ 증량 시 ⋯⋯⋯⋯⋯⋯⋯⋯⋯⋯⋯⋯⋯⋯⋯⋯⋯

- **에너지 수지(收支)를 플러스로 한다.**
  소비 에너지보다 섭취 에너지를 많게 하는 것.

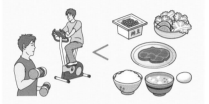

- **탄수화물이나 단백질을 많이 섭취한다.**
  탄수화물로 에너지원을 확보한 다음, 고기와 어패류, 달걀, 콩류 등으로 단백질을 충분히 섭취한다.

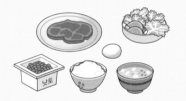

- **끼니를 거르지 않는다.**
  증량에 필요한 에너지나 영양소가 부족해질 가능성이 높아지므로 결식은 금물.

- **보충식을 추가한다.**
  한 번에 많이 먹을 수 없는 경우에는 에너지 확보를 위해 탄수화물을 중심으로 보충식을 섭취한다.

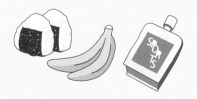

- **섭취 타이밍을 고려한다.**
  연습 직후에 섭취하는 단백질은 근량 증가로 이어진다. 탄수화물도 동시에 섭취하면 효과적.

■ 감량 시 ⋯⋯⋯⋯⋯⋯⋯⋯⋯⋯⋯⋯⋯⋯⋯⋯⋯

- **에너지 수지(收支)를 마이너스로 한다.**
  소비 에너지를 섭취 에너지보다 많게 하는 것.

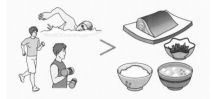

- **단백질, 비타민, 미네랄, 식이 섬유를 충분히 섭취한다.**
  단백질은 저지방, 고단백질 식품에서 섭취. 육류는 등심살이나 닭가슴살 등 지방이 적은 것을 고른다.

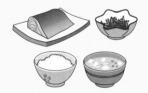

- **탄수화물을 섭취한다.**
  에너지원이 되는 탄수화물은 매끼 먹는다.

- **기호품(알코올, 과자류, 탄산음료)이나 유지류는 줄인다.**
  고칼로리로 살이 찌기 쉬운 것은 피한다.

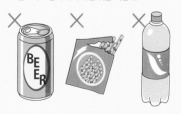

- **식사 시간이나 식사 배분에 주의한다.**
  늦은 시간의 저녁 식사는 가능한 한 피하고, 섭취 에너지도 조절한다.

카보 로딩/워터 로딩

POINT

- ●카보 로딩의 목적은 레이스 중의 에너지원을 만드는 것이다.
- ●3일 전부터 탄수화물의 섭취량을 늘리면 글리코겐 양이 늘어난다.
- ●워터 로딩의 목적은 경기 중 운동 능력 저하를 방지하는 것이다.

카보 로딩으로 글리코겐을 확보한다

카보 로딩은 레이스 전에 운동량과 식사를 조절하는 것으로, 에너지원이 되는 글리코겐을 근육과 간 속에 최대한으로 쌓아두는 방법이다. 마라톤이나 트라이애슬론, 크로스컨트리 등 지구력을 필요로 하는 경기에서 효과를 발휘한다.

글리코겐의 성분이 되는 것은 탄수화물이다. 이를 위해 레이스를 겨냥해 탄수화물의 섭취량을 늘려간다. 레이스 1주일 전에 한 번, 힘든 운동으로 글리코겐을 써버리고, 3일 전부터 고당질식으로 탄수화물을 증량하고, 운동량은 줄이며, 완전히 휴식을 취한다. 이렇게 함으로써 장시간의 레이스에 대응할 수 있는 에너지를 축적할 수 있다. 단, 체내에 축적될 수 있는 양에는 한계가 있으므로 레이스 도중에 보충식이 필요하다.

사전 보충으로 수분을 유지하는 워터 로딩

반면 운동 시에 잃게 되는 수분을 미리 보충해 운동 능력의 저하를 막는 목적으로 실시하는 것이 워터 로딩이다. 시합 전 일정 기간, 매일 1~1.5L의 물을 조금씩 마셔두면 시합 중에 수분이 배출되더라도 운동 기능의 저하를 막을 수 있다. 신진대사를 활발하게 해서 노폐물의 배설을 원활하게 하는 작용도 있다. 목이 마르다고 생각한 시점에는 이미 체중의 1~4%의 수분을 잃은 상태라고 한다. 다만 한 번에 다량의 물을 마시면 흡수율이 떨어지고 배출만 되기 때문에 운동 전후, 운동 중과 경기의 특성에 맞춰 자주 수분을 보충한다.

 키워드

카보 로딩
레이스 전에 운동량과 식사를 조절해서 에너지원이 되는 글리코겐을 근육과 간에 최대한 축적하는 방법. 한 번의 격렬한 운동으로 글리코겐을 고갈시키는 것이 포인트.

워터 로딩
사전에 수분을 계획적으로 섭취해 두는 것으로, 시합 중의 탈수를 예방하고, 운동 기능의 저하를 막는 방법. 체내의 수분량은 60% 이상으로 유지하는 것이 이상적.

글리코겐의 축적은 1주일 전부터 시작한다

레이스 전, 에너지원이 되는 글리코겐의 확보는 필수이다. 운동량과 탄수화물의 섭취량을 조절해 당일에 대비한다.

■ 카보 로딩의 실천 방법

- 1주일 전부터 운동량을 줄이고(약 절반~1/3), 시합 3일 전에는 가벼운 운동이나 휴식을 취한다.

- 이 방법으로 근육 내 글리코겐은 표준의 2~3배, 간 내 글리코겐은 약 2배로 증가한다.

- 시합 당일의 아침 식사는 소화가 잘되는 탄수화물을 메인으로 하고, 시합 시간 3~4시간 전에는 마쳐야 한다.

	운동량	식사
7일 전	당질을 다 써버리는 운동	일반식
6일 전	운동량을 줄인다.	일반식
5일 전	운동량을 줄인다.	일반식
4일 전	운동량을 줄인다.	일반식
3일 전	운동량을 줄이거나 휴식한다.	고당질식
2일 전	운동량을 줄이거나 휴식한다.	고당질식
1일 전	운동량을 줄이거나 휴식한다.	고당질식
시합 당일	가벼운 스트레칭	소화가 잘되는 탄수화물

※ 일반식: 탄수화물 50~60%, 고당질식: 탄수화물 70% 이상

워터 로딩의 실시와 음료의 종류

워터 로딩 실시 사례를 소개한다. 수분량은 경기의 종류나 계절, 개인의 체격 등에 따라 달라지므로 각자 고려한다.

■ 워터 로딩의 실시 사례

 언제, 얼마나 마시나?

연습 중

 15~20분 간격으로 한 번에 100~200ml 섭취한다.

시합 전

 전날 1~2L, 30분에서 2시간 간격으로 한 번에 250~300ml 섭취한다.

■ 워터 로딩에 적합한 음료

- 미네랄 워터를 마시면 수분과 동시에 칼슘과 칼륨, 마그네슘을 섭취할 수 있다. 몸 상태를 조절하는 데에도 도움이 된다.
- 카페인을 함유한 음료는 이뇨 작용이 있기 때문에 수분을 체내에 유지시킬 수 없으므로 피한다.

운동 전	미네랄 워터
운동 중	미네랄 워터
	스포츠 드링크
운동 후	미네랄 워터
	스포츠 드링크

휴식

부상 관리

- 운동 후에는 충분한 휴식을 취한다.
- 쿨다운을 적극적으로 도입한다.
- 적극적 휴식은 보다 빠른 피로 해소를 촉진한다.

피로 물질의 제거에는 적극적인 휴식이 효과가 있다

운동 후의 피로를 없애기 위해서는 휴식을 도입하는 것이 중요하다. 트레이닝을 실시한 후 체력은 저하되어 있지만, 적확한 케어와 충분한 휴식에 따라 체력이 회복되고 기량 향상으로 이어진다. 피로가 축적되면 생각한 것만큼 성과를 얻을 수 없고, 부상의 원인으로도 이어지기 때문에 확실하게 휴식을 취하는 데 집중한다.

회복에 이르는 지름길은 운동 후 쿨다운을 제대로 실시하는 것. 그중에서도 운동 후에 가볍게 몸을 움직여 피로를 없애는 '적극적 휴식(액티브 레스트)' 방법을 추천한다. 운동 후의 피로는 근육에 쌓인 피로 물질이 원인이며, 피로 물질을 빠르게 제거하기 위해서는 혈액 순환을 촉진하는 것이 효과적이므로 피곤한 몸을 일부러 움직여서 혈류 향상을 목표로 하면 피로 해소가 빨라진다는 이론이다. 이전에는 몸을 움직이지 않고 느긋하게 휴식하는 '소극적 휴식'이 바람직하다고 했지만, 현재는 적극적 휴식이 소극적 휴식에 비해 2~3배 피로 해소가 빠르다고 한다.

적극적 휴식의 '가벼운 몸 움직임'은 주운동과 유사한 운동을 실시하는 것. 주운동으로 마라톤을 하고 있다면 가벼운 조깅, 야구를 하고 있다면 가벼운 캐치볼 등을 생각할 수 있다.

그 후 운동으로 수축된 단단해진 근육을 완화시키는 스트레칭이나, 근육에 생긴 부상 때문에 염증이 발생한 부분에 아이싱 등을 실시하면 효과가 높아진다. 또 목욕이나 목욕 후 스트레칭, 충분한 수면을 취하면 피로는 감소하고, 이후의 트레이닝 효과로도 이어진다.

 키워드

적극적 휴식
액티브 레스트. 운동 후에 몸을 움직여서 피로를 없애는 방법. 전신의 혈액 순환을 좋게 해서 피로 해소를 촉진한다.

소극적 휴식
누워 있는 등 몸을 움직이지 않고 휴식을 취하는 것이다.

운동 후 몸을 움직여서 피로를 없앤다

소극적 휴식보다 적극적 휴식이 빠르게 피로를 해소한다. 20분 휴식을 취한 시점에서 소극적 휴식은 20~30% 회복된 것에 비해, 적극적 휴식은 70~80% 회복됐다는 데이터가 있다.

이는 적극적 휴식 쪽이 운동에 의한 피로 물질인 혈중 젖산을 근육이나 간 등에서 효율적으로 처리시키기 때문이라고 한다.

■ 적극적 휴식의 효과

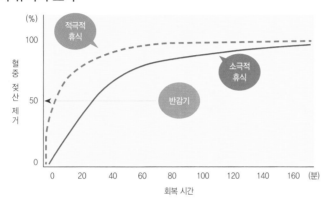

쿨다운으로 확실히 피로를 없앤다

적극적 휴식과 함께 스트레칭이나 아이싱을 실시하면 피로 해소에 도움이 된다. 또 목욕이나 수면을 추가하는 것도 효과가 올라간다.

■ 피로 해소의 방법

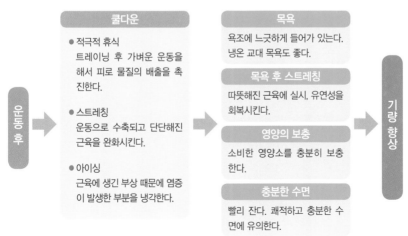

목욕/샤워/사우나

POINT
- 목욕은 운동 후 피로를 완화시킨다.
- 3가지 효과가 혈류와 긴장 완화를 촉진한다.
- 냉온 교대 목욕은 피로 해소 효과가 높다.

온욕의 3가지 효과로 피로 해소

운동에 대한 피로 해소 대책의 하나로 목욕이 있다. 따뜻한 물에 들어가는 온욕에는 온열, 수압, 부력의 3가지 효과가 있고, 전신욕에서 보다 큰 효과를 얻을 수 있다. 온열 효과는 혈관이 넓어져 혈류를 개선하고, 노폐물의 배출을 촉진해 피로를 없애고, 긴장 완화를 촉진시킨다. 수압 효과는 온수에 들어가면 복부 둘레가 3~5cm 줄어드는 정도의 압력이 가해지므로 마사지와 같은 효과가 있다. 또 혈류가 좋아져서 피로 물질이 줄어든다. 부력 효과는 온수 속에서 중력으로부터 개방되기 때문에 근육이 이완되고 심신의 긴장이 동시에 완화된다.

온도에 따라서도 효과가 달라진다. 41℃ 이상의 뜨거운 물은 교감신경을 활성화해 신체의 신진대사를 촉진하고, 38~40℃의 온수는 부교감신경을 활성화하기 때문에 근육을 이완시켜 순환이 좋아진다. 이 때문에 운동의 피로를 풀기 위해서는 온수에 10~15분 들어가는 것을 추천한다. 또 목욕 후에는 몸이 따뜻해져 있기 때문에 스트레칭 효과가 높아진다. 근육의 유연성을 회복하기 위해서 적극적으로 실시하자.

온수와 냉수의 반복으로 혈류를 촉진한다

온수와 냉수를 교차해서 반복하는 냉온 교대 목욕도 효과적이다. 90~100℃의 사우나에 들어간 다음, 뜨거워진 신체를 냉수로 식히고, 다시 뜨겁게 하고 또 차갑게 하는 것을 반복함으로써 혈관의 신축이 생겨 혈류가 향상되어 피로가 해소된다. 자택의 욕실에서 욕조와 샤워를 이용해 미스트 샤워와 같은 효과를 올리는 것도 가능하다.

키워드

전신욕
목까지 온수에 담그는 목욕 방법. 온열, 수압, 부력의 3가지 효과를 쉽게 얻을 수 있다

냉온 교대 목욕
온수와 냉수를 교차해서 들어가는 목욕법. 냉온 자극으로 혈관의 신축이 활발해지므로 혈액의 순환이 좋아져 피로 물질의 배출을 촉진한다.

메모

반신욕
가슴 아래쪽까지 담그는 목욕 방법이다. 자주 언급되는 다이어트 효과에 대해서는 유력한 증거가 없지만, 심장이나 혈압에 주는 부담은 경감되기 때문에 피로 해소 등의 효과가 있다.

목욕의 3가지 효과

혈류를 활성화해 긴장 완화 효과를 가져오는 것은 온열, 수압, 부력의 3가지 효과. 전신욕이 피로 해소 효과가 높다.

■ 온열 효과

모세 혈관이 넓어지면서 혈류가 향상되므로 체내의 노폐물 배출을 촉진, 피로가 해소된다. 38~40℃의 따뜻한 물에 몸을 담그면 부교감신경이 우선순위가 되어 근육이 이완되고 긴장 완화 효과가 높아진다.

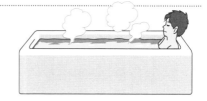

■ 수압 효과

수압에 의한 마사지 효과로 혈류가 좋아지고 피로 물질의 배출을 높여 피로가 없어진다.

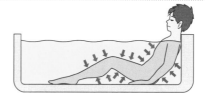

■ 부력 효과

수중의 부력으로 몸이 가벼워지므로 근육의 긴장이 없어지고 긴장 완화 효과를 얻을 수 있다.

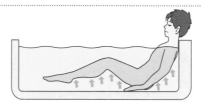

냉온 교대 목욕 방법은?

냉온 교대 목욕은 가정에서도 할 수 있다. 단, 냉수를 사용하므로 몸 상태가 좋지 않을 때는 피하는 등 컨디션을 체크하면서 적절히 실시한다.

■ 가정에서 할 수 있는 냉온 교대 목욕 방법

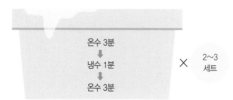

온수 3분
↓
냉수 1분
↓
온수 3분

× 2~3 세트

- 온수의 온도는 약 42℃
- 냉수의 온도는 15~20℃
- 샤워로 냉수를 끼얹는 경우는 10~30초

※ 물 온도나 목욕 시간, 횟수는 예시임.

■ 냉온 교대 목욕의 효과

- 피로 해소를 촉진한다.
- 긴장 완화 효과를 높인다.
- 자율신경을 조절한다.
- 근육의 유연성을 높인다.
- 근육통을 완화한다.
- 부상을 예방한다.

멘탈 트레이닝

POINT

- 멘탈 트레이닝은 실력 발휘를 위한 훈련법이다.
- 트레이닝은 8가지 심리적 기술을 이용해 효과적으로 실시한다.
- 성공 경험을 떠올리는 트레이닝을 통해 실력 발휘를 이끌어낸다.

실력을 내기 위한 멘탈 트레이닝

멘탈 트레이닝은 운동선수가 평소 연습으로 길러온 실력을 시합에서 최대한 발휘할 수 있게 하는 심리학적 트레이닝법이다. 선수가 본 경기의 압박을 이겨내고, 돌발적인 상황에도 적확하게 대처해 보다 좋은 성적을 올리기 위해서는 평상시 자신의 멘탈을 컨트롤하고, 언제라도 똑같이 집중할수 있게 하는 트레이닝이 필요하다. 평소의 연습에 도입하면 연습 내용이향상되므로 경기의 기량 향상으로 이어진다.

멘탈 트레이닝은 목표 설정이나 긴장 완화, 이미지 트레이닝 등 8가지 기본적인 심리적 기술을 프로그램으로 만들어서 효과적으로 실시한다. 트레이닝이 멘탈을 강하게 하고 의욕을 이끌어내지만, 매일 축적하는 것이 중요하다. 착실한 트레이닝이야말로 압박을 이겨내는 멘탈을 키운다.

이미지 트레이닝으로 본 경기에 강해진다

멘탈 트레이닝의 하나로 이미지 트레이닝이 있다. 이미지 트레이닝은몸을 움직이지 않고 이상적인 자신을 상상하는 것으로, 본래의 실력을 발휘할 수 있게 하기 위해서 실시한다. 과거의 체험에서 가장 훌륭하게 플레이 했던 때의 자세나 기분 등을 생각해 낸다거나, 다음 시합의 흐름을 예측하고 사고에 대응해 성공하는 이미지 등을 구체적으로 상상한다. 좋은 이미지를 가짐으로써 본 시합에서 실력을 발휘할 수 있게 된다.

키워드

멘탈 트레이닝
멘탈 트레이닝은 스포츠 심리학 분야의 하나로, 시합에서 실력을 100% 발휘할 수있게 하는 마인드 트레이닝법이다.

메모

사이킹업(psyching-up)
실력이 발휘될 수 있도록 이상적인 긴장감을 만들어내는것. 다리 뻗기나 점프를 하고, 큰 소리를 내거나, '파이팅'과 같이 기분을 북돋우는말을 하는 방법 등이 있다.

멘탈 트레이닝의 여덟 가지 심리적 기술

멘탈 트레이닝은 아래 여덟 가지의 심리적 기술을 프로그램으로 만들어 효과적인 트레이닝을 실시한다.

목표 설정

자신이 실현하고 싶은 기록이나 시기를 정하고, 이를 달성하기 위해 계획을 수립한다.

긴장 완화 및 사이킹업

압박이 가해지는 장면에서도 셀프 컨트롤이 가능하도록, 또 시합에서의 투지를 높일 수 있도록 실시한다.

이미지 트레이닝

시합 중 최고의 실력을 발휘하는 장면이나 성공하는 자신을 상상한다.

집중력

시합이나 연습에서 자신이 갖고 있는 힘을 폭발적으로 발휘하기 위해 기른다.

긍정적 사고

괴로운 연습도 긍정적으로 생각하고, 자신의 능력을 최대한 발휘할 수 있도록 긍정적으로 생각한다.

셀프 토크

실수했다는 기분을 전환하거나, 마음가짐을 높이기 위해 자신에게 암시를 건다.

시합을 대하는 심리적 준비

본 시합에서 최고의 기량을 발휘할 수 있도록 자신감을 갖는다.

커뮤니케이션

팀워크나 인간관계가 원활하게 되도록 습득한다.

---

column **포컬 포인트를 정해서 집중력 향상**

집중력을 높이는 방법의 하나로 포컬 포인트(focal point)가 있다. 시합하는 장소 중에, 그곳을 보면 기분이 전환되고 집중력이 높아지는 지점을 정해 두는 것이다. 그 장소를 보고 심호흡을 하면서 기분을 안정시키고 자신감이 있는 태도를 취하며, 자신에 대해서 '좋아! 가자' '할 수 있다' 등으로 기합을 넣으면 보다 효과가 높아진다.

동기

POINT
- 동기에는 외적 동기 유발과 내적 동기 유발이 있다.
- 외적 동기 유발은 상벌이나 강제 등의 외적 요인을 기반으로 한다.
- 내적 동기 유발은 자신의 내면에 있는 의욕이나 관심을 기반으로 한다.

외적 동기 유발의 기반은 '보수'

엄격한 훈련을 계속해 나가기 위해서는 의지가 필요하다. 의지를 발생시키는 프로세스를 동기 유발(모티베이션)이라고 하는데, 크게 외적 동기 유발와 내적 동기 유발 두 가지로 나뉜다.

외적 동기 유발은 외부에서 보수를 얻는 것이 동기가 되는 행동이다. 예를 들어, 사회적 지위나 상금을 원하므로 열심히 한다. 감독에게 인정받고 싶기 때문에 계속한다 등이 이에 해당되며, 운동 이외의 목적이 동기가 된다. 외적 동기 유발은 자발적이 아닌 인위적인 자극이 있거나, 그 당시에는 효과가 있어도 길게 지속되지 않는 경우가 많고, 결과적으로는 퍼포먼스가 저하되는 경우도 있다. 그러나 행동하고 있는 동안 흥미나 관심이 생겨 내적 동기 유발로 변화하는 경우도 있다.

내적 동기 유발 부여는 의지가 지속되는 것

이에 반해 내적 동기 유발은 자기 자신의 내면에서부터 피어오른 관심이나 의지에 의해 행동하는 것이다. 금전이나 명예 등의 외적 요인에 좌우되지 않고, 이것이 하고 싶으니까 한다는 것이다. 예를 들어, 달리는 것이 좋으니까 달린다. 자신이 정한 목표 달성을 위해 연습을 한다는 등 운동 그 자체에서 매력을 끌어내고, 자신의 즐거움이나 만족감을 얻는 것이 목적이 된다. 따라서 외적 동기 유발 부여보다 의지가 오래가고, 트레이닝의 레벨을 올려도 달성하기 위해 노력을 아끼지 않으며, 성적이 오르지 않는 경우에도 다시 일어서기 쉽다는 등의 장점이 있다.

 키워드

외적 동기 유발
성과에 대한 평가나 보수, 승산, 또는 벌칙 회피 등 외부에서 보수를 얻기 위해 행동하는 것.

내적 동기 유발
내면에서부터 피어오른 흥미나 관심, 의욕에 의해 발생하는 행동. 자기 자신의 즐거움이나 만족감을 얻는 것이 목적.

두 가지 동기의 조합이 의지를 상승시킨다

동기의 요인은 외적 유발과 내적 유발의 두 가지가 있으나, 이 둘이 효율적인 조합이 동기 상승으로 이어진다.

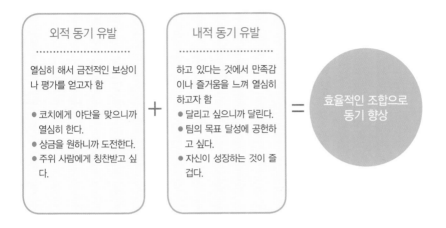

외적 동기 유발

열심히 해서 금전적인 보상이나 평가를 얻고자 함

● 코치에게 야단을 맞으니까 열심히 한다.
● 상금을 원하니까 도전한다.
● 주위 사람에게 칭찬받고 싶다.

＋

내적 동기 유발

하고 있다는 것에서 만족감이나 즐거움을 느껴 열심히 하고자 함

● 달리고 싶으니까 달린다.
● 팀의 목표 달성에 공헌하고 싶다.
● 자신이 성장하는 것이 즐겁다.

＝

효율적인 조합으로 동기 향상

내적 동기 유발은 외적 동기 유발로 변하기도 한다

내적 동기 유발이 외적 동기 유발로 변하듯, 의지가 생기거나 사라지기도 한다. '칭찬'이 모두 좋은 방향으로 향한다고 할 수만은 없다.

■ 언더마이닝 효과와 강화 효과

언더마이닝 효과

내적 동기 유발에 의한 행동에 대해서 외부에서 보수가 주어지면 자발적인 행동이 보수 목적으로 바뀌게 되고, 내적 동기 유발이 저하되는 것.

예) 자신이 설정했던 목표를 달성했는데 주위 사람들에게 칭찬을 받았다. 또 그럴 때마다 용돈을 받았기 때문에, 결과적으로 칭찬받는 것이나 금전이 목적이 되어 버렸다.

강화 효과

내적 동기 유발에 의한 행동에 대해서 외부에서 칭찬을 하고, 또는 외부의 작용에 의해 내적 동기 유발이 높아지거나 발생하는 것이다.

예) 자기 주도 연습을 빠뜨리지 않는 선수에게 "열심히 하네."라고 말을 건넸기 때문에 선수의 의지가 올라갔다. "한번 해보면 어때?"라고 제안을 받아 시작했던 경기에 집중하게 되고, 성적을 남기게 되었다.

컨디션 체크

POINT

- 컨디션 체크의 기본은 셀프 체크이다.
- 정형외과적 메디컬 체크에서는 골격이나 근육의 상태를 살핀다.
- 정형외과적 메디컬 체크는 부상의 예방에도 도움이 된다.

셀프 체크는 지속적으로 실시한다

컨디션 체크의 기본은 셀프 체크이다. 체중이나 혈압, 체온, 맥박수, 수면, 배뇨, 배변, 피로도, 트레이닝 내용 등을 일상적으로 체크하면 자신의 컨디션을 파악할 수 있다. 가능한 한 지속적으로 체크해서 기록하는 것이 바람직하고, 그에 의해 자신의 몸 상태나 트레이닝 내용을 객관적으로 볼 수 있기 때문에, 몸 상태나 기량 향상에 대한 개선책을 찾기도 쉬워진다. 특히 트레이닝에 의한 부하나 피로의 축적 등 스스로는 깨닫기 어려운 점도 파악할 수 있다.

전문 스태프가 실시하는 체크로 몸 상태 개선

한편 전문 스태프의 손을 빌려 실시하는 것에는 골격이나 근육의 상태를 체크하는 정형외과적 메디컬 체크, 체중이나 근육량 등을 측정하는 피지컬 체크, 정신적인 면을 체크하는 멘탈 체크가 있다.

정형외과적 메디컬 체크는 스포츠 전문의나 트레이너 등 전문가가 실시하며 보디 체크라고도 한다. 몸의 각 부위가 정상적으로 움직이는지 진찰, 측정, 평가를 실시하며, 건강관리뿐만 아니라 스포츠 장애의 예방에도 효과가 있다. 등뼈나 사지의 골격 배열(얼라인먼트)이나, 선천적·후천적인 관절의 느슨함, 근육의 유연성 등을 측정·평가하고, 진찰이나 스포츠력, 병력 등을 가미해 스포츠 활동에 대한 어드바이스를 실시한다. 선수는 자신의 컨디션을 알 수 있고, 전문가의 평가나 어드바이스에 의해 컨디션 조절을 할 수 있다.

시험에 나오는 용어

정형외과적 메디컬 체크
전문 스태프에 의해 골격이나 근육의 상태를 측정, 평가한다. 스포츠 장애의 예방으로도 이어진다.

피지컬 체크
체중이나 근육량, 지방량을 측정, 평가하는 것.

몸 상태 체크 포인트

자신의 몸 상태를 파악하는 것은 운동선수에게 중요한 일이다. 매일 컨디션 체크로 몸 상태 관리를 실시하고, 자신의 몸을 이해하는 것은 기량 향상으로 이어진다.

■ 체중

체중 수치는 탈수 증상을 체크할 수 있다. 전날이나 운동 전의 수치와 비교해서 2% 감소하면 주의 필요, 3% 이상은 탈수 증상이 되며, 체온 조절 기능에 영향이 나타난다.

■ 체온

기상 후 체온을 계속 계측하고, 평균 체온을 찾는다. 평균보다 0.5℃ 이상 올라가면 주의 필요, 1℃ 이상 올라가면 몸 상태 불량의 가능성이 있다.

■ 맥박

기상 후 곧바로 1분간의 맥박수를 계측. 평소보다 5회 이상 많아지면 주의 필요, 10회 이상이면 몸 상태 불량의 가능성이 있다.

■ 배뇨·배변

소변량이 적고 색이 진할 때는 수분 섭취량이 적거나, 체내에서 수분 조절이 안 되고 있을 가능성이 있다. 배변은 횟수나 변의 상태로 몸 상태나 식사 내용의 체크가 가능하다.

정형외과적 메디컬 체크를 이용한다

몸의 각 부위가 충분히 작동하고 있는지 체크, 예방 대책과 매일의 트레이닝에 도움이 될 수 있다.

1) 얼라인먼트 체크

등뼈나 사지의 골격 배열을 측정·평가	● 운반각(carrying angle)　　　　　　● O·X다리 체크 ● Q–앵글(대퇴사두근이 슬개골을 잡아당기는 각도) ● 족부 체크　　● 다리 길이 차이　　● 몸통 측만

2) 관절 이완성 테스트

선천적·후천적인 관절의 느슨함을 측정·평가	● 손관절 굴곡　　　　　　　● 팔꿈치 관절 신전 ● 어깨 관절 회선　　　　　　● 등뼈 전굴(앞으로 굽히기) ● 무릎 관절 반장(무릎 신전 시 반대로 돌아가는 상태를 체크) ● 발 관절 배굴(발 관절을 발등 쪽으로 향해 굽히기) ● 고관절 외회전　　　　　　● 관절 이완성

3) 긴장 테스트

관절의 유연성을 측정·평가	● 몸통 전굴　　　　　　　　● 고관절 내회전 ● 장요근 테스트　　　　　　● 대퇴사두근(대퇴직근) 테스트 ● 햄스트링 테스트　　　　　● 하퇴삼두근

트레이닝 관리

POINT

- 성과를 내기 위해서는 트레이닝 관리가 필요하다.
- 신체와 몸 상태에 맞는 트레이닝을 적확하게 선택한다.
- 시합 결과를 참고해서 트레이닝 계획의 변경도 고려한다.

선수에게 맞는 트레이닝을 구성한다

시합에서 충분히 기량을 발휘하기 위해서는 트레이닝 관리가 중요하다. 선수의 체력이나 정신 건강 상태, 또 트레이닝할 때의 날씨나 시설·설비 등의 상황도 고려해서 트레이닝을 효과적으로 구성한다. 그러나 때로는 과도한 트레이닝을 반복한다거나, 피곤함을 그대로 두어 피로가 해소되지 않는 상태에 빠지는 경우도 있다. 그렇게 되지 않기 위해서 선수의 컨디션에 맞는 트레이닝 계획이 요구된다.

트레이닝 효과를 검토해서 수정을 가한다

트레이닝을 효과적으로 운용하기 위해서는
① 신체의 구조를 이해한다.
② 목적에 맞는 실천적인 트레이닝을 고른다.
③ 스포츠 장애나 식사, 휴식 등 몸 상태를 관리할 수 있는 지식을 갖는다.
등의 요소가 필요하다. 이를 근거로 선수에게 가장 적합한 트레이닝법을 선택하고, 효율이 높은 트레이닝을 실시한다.

그러나 선택한 트레이닝이 아무리 효과적이라고 해도 선수의 컨디션이나 체력에 맞지 않으면 기량을 발휘하기 힘들다. 시합의 결과를 토대로 선수의 운동 능력과 기술력, 심리적인 면 등을 다각적으로 분석하고 수정을 가하는 것도 필요하다. 동시에 일상적인 트레이닝 메뉴도 때로는 변경하거나, 또는 새롭게 작성하는 것도 검토한다.

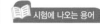

시험에 나오는 용어

트레이닝 관리
선수의 역량이나 몸 상태에 맞춘 트레이닝을 계획하고, 시합에서 성과를 낼 수 있도록 운용해 가는 것.

시합에서 최고의 성과를 내기 위해서는 효과적인 트레이닝이 필요하고, 목적과 목표를 명확하게 해서 계획을 실시하는 것이 필요하다.

■ 트레이닝 계획 시 주의점

- 선수의 건강·체력 상태를 진단·평가하고, 그에 기반을 둔 트레이닝을 처방한다.
- 트레이닝 효과를 얻기 위해서 강도, 시간, 빈도를 조정하고, 신체에 일정 부하가 걸리는 것을 고른다.
- 균형이 잡힌 체력을 만들기 위해서 트레이닝 종목은 편향이 없도록 실시한다.
- 선수의 성적 결과와 밀접한 트레이닝 종목을 선택하도록 한다.
- 체력 향상에 맞춰 트레이닝의 운동 강도를 증가해 나간다.
- 트레이닝에 의해 얻은 효과를 유지하기 위해서 트레이닝 빈도나 지속 기간을 조정한다.
- 식사 내용이나 휴식 시간을 고려하고, 체력 향상을 뒷받침한다.

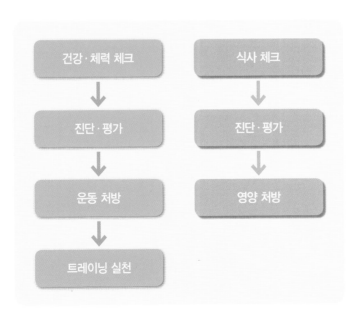

건강·체력 체크 → 진단·평가 → 운동 처방 → 트레이닝 실천

식사 체크 → 진단·평가 → 영양 처방

트레이닝 일지 쓰는 법

- 트레이닝 일지는 트레이닝 내용을 파악하는 데 도움이 된다.
- 트레이닝 일지를 참고하면 트레이닝 계획 수립이 수월해진다.
- 매일 기입하면 몸 상태나 식사 관리도 가능해진다.

일지로 트레이닝 내용을 파악한다

목표를 세우고 그에 맞는 트레이닝을 실시, 그 결과에 따라 목표를 달성하기 위해서는 자신의 몸 상태나 트레이닝 내용을 파악하는 것이 중요하다. 파악 방법으로 추천하는 것이 트레이닝 일지를 쓰는 것. 상위권 선수는 자신의 트레이닝 일지를 쓰고, 컨디셔닝에 응용해서 성과로 이어나간다. 일지를 쓰다 보면 목표 달성을 위한 의식 함양도 되므로 좋은 결과를 낼 가능성이 높아진다.

기입하고 결과가 나오면 의지로도 이어진다

트레이닝 일지 쓰기의 장점은 많다. 기록을 남겨두면 현시점과 과거의 수치 변화를 일목요연하게 알 수 있으므로 일지를 분석해 성과로 이어지는 트레이닝 방법이나 몸 상태를 이해하고, 트레이닝 계획을 세우기 쉬워진다. 일지를 쓴다는 것은 그 날의 트레이닝을 생각해 내고, 발견한 것과 반성할 점 등을 다시 한번 체크하는 기회가 된다. 이것은 이미지 트레이닝의 기회도 되고, 다음 날의 연습에도 이어진다. 기입한 면이 점점 늘어나고, 그 결과로 성과가 나타나기 시작하면 선수 스스로 자신감이 붙고, 동기가 향상되는 선순환이 발생한다. 다음 목표나 당일 목표를 달성하기 위해 해야만 하는 것에도 적극적으로 몰두할 수 있게 된다.

체중이나 맥박, 식사 등의 내용도 기입하면 몸 상태의 좋고 나쁨의 원인을 찾을 수도 있고, 양호한 몸 상태로 시합에 임할 수 있도록 관리하기도 쉬워진다.

키워드

트레이닝 일지
매일 체중이나 맥박수, 트레이닝 내용 등을 기입해서 트레이닝 또는 몸 상태 관리에 도움을 준다. 경기에 따라서 내용과 기입 방법도 달라진다.

메모

일지 기입 방법
일지를 쓰는 방법이나 기입 방법은 사람에 따라 다르다. 문장화하는 형태, 표에 수치를 기입하는 방식, 최근에는 스마트폰을 사용하는 기록용 앱도 있어 손쉽게 사용할 수 있다.

트레이닝 일지에 기입하는 항목은?

다음은 일지에 기입하는 주요 항목이다. 물론 경기나 트레이닝 내용에 따라서 항목은 달라진다. 초보자는 무리하지 말고 항목을 줄여서 시작하는 것도 하나의 방법이다.

일시 · 날씨 · 기온	트레이닝을 한 날짜와 개시 시간, 종료 시간, 날씨나 기온을 기입. 그날그날의 몸 상태 변화와 연습 성과의 확인에 도움이 된다.
체중 · 체지방	매일 정한 시간에 체중과 체지방을 측정한다. 체중 증감은 수분 부족 등의 척도가 된다.
맥박수	기상 후 안정된 상태에서 맥박수를 측정한다. 맥박수가 높을 때는 피로가 쌓여 있다는 것이다.
몸 상태	호조, 수면 부족, 피로감 등을 기입. 또는 5단계 평가 수치로 기입해 알기 쉽게 할 수도 있다. 피로의 정도를 알면 트레이닝이나 식사 조절이 쉽다.
식사	적절한 칼로리인가, 균형 잡힌 영양을 섭취하고 있는가, 체크에 편리.
수분 섭취량	온열 질환 대책, 또는 연습 전후에 체중을 측정하는 것으로 발한량을 파악하고 적절한 수분 섭취량을 알 수 있다.
트레이닝 내용	달린 거리와 시간, 근육 트레이닝의 종류나 횟수 등.
트레이닝 내 사건	순조롭게 된 것, 되지 않은 것, 달성된 것, 발견한 점이나 반성할 점 등을 기입하면 트레이닝 내용의 분석과 확인에 이용할 수 있다.
목표와 대처	자신이 세운 목표나 도전 방법 등을 확인할 수 있다. 또 새로운 방법을 발견하는 것으로도 이어진다. 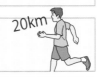

※ 그 외에도 전날의 취침 시간 · 당일의 기상 시간, 연습 시간이나 강도(5단계 등으로 표기), 식욕, 변통(3단계 평가), 몸 상태, 피로도, 의욕(4단계 평가), 또는 장애나 걱정되는 부분을 표시하는 등 다양한 항목을 생각할 수 있다.

식사도 트레이닝이다

'먹는 것도 연습이다'라고 한다. 과거에는 많이 연습하고 많이 먹는 것이 장려되었지만, 현재는 영양학과 생리학에 근거한 세심한 식사 지도가 상식이 되었다. 특히 상위권 선수들은 메뉴, 양, 식사 시간은 물론이고 스테이크는 지방을 전부 제거하고, 튀김은 튀김옷을 제거하는 등 먹는 방법에 이르기까지 세밀하게 지도·관리한다. 그 정도로 금욕적이지 않으면 세계적인 선수들과의 경기에서 승리하는 신체를 만들 수 없는 시대이기 때문이다. 그런 의미에서 식사는 근력 트레이닝 등과 동등한 위치로 여겨지고 중요한 트레이닝 프로그램이라고 한다.

일상적인 스포츠를 즐기는 애호가에게는 그 정도로 엄격한 식사 관리는 필요하지 않다. 트레이닝 후에 마시는 맥주가 즐거움이라는 사람이 적지 않지만, 그것도 좋다. 단지 마라톤 대회에서의 기록 경신 등 구체적인 목표가 있다면 일정한 식사 관리를 해서 체중을 컨트롤하는 것도 좋을지 모른다. 금욕적으로 하는 것도, 즐기면서 하는 것도, 자기 책임으로 선택하는 것이 애호가의 특권이다.

운동선수가 식사를 제한하는 목적의 하나로 체중 컨트롤이 있다. 이것은 남성은 비교적 쉽지만, 여성은 좀처럼 생각대로 되지 않는다. 여성의 신체는 생리적으로 지방을 쌓기 쉽게 되어 있기 때문이다. 이 때문에 상위권 여성 선수들은 남성 이상으로 엄격한 식사 제한을 해야 한다. 주위의 유혹에 굴하지 않고 자기 관리가 가능한, 강한 정신력도 요구된다.

또 과도한 식사 제한은 몸과 마음 모두에 스트레스가 된다는 것도 이해해야 한다. 경기력 향상을 위해 엄격한 식사 관리가 필요한 경우도 있으므로 균형을 맞추는 것이 어렵지만, 최소한 성장기에 있는 중고생 선수의 식사 지도는 성인이 된 후 영향이 없도록, 지도자가 세심하게 주의를 기울일 필요가 있다.

찾아보기

찾아보기

찾아보기

그림으로 이해하는 인체 이야기
스포츠 트레이닝의 기본과 이론

2023. 4. 19. 초 판 1쇄 인쇄
2023. 4. 26. 초 판 1쇄 발행

감 수 | 사쿠마 카즈히코
감 역 | 민경훈
옮긴이 | 홍희정
펴낸이 | 이종춘
펴낸곳 | [BM] ㈜도서출판 **성안당**
주소 | 04032 서울시 마포구 양화로 127 첨단빌딩 3층(출판기획 R&D 센터)
　　　10881 경기도 파주시 문발로 112 파주 출판 문화도시(제작 및 물류)
전화 | 02) 3142-0036
　　　031) 950-6300
팩스 | 031) 955-0510
등록 | 1973. 2. 1. 제406-2005-000046호
출판사 홈페이지 | **www.cyber.co.kr**
ISBN | 978-89-315-8976-4 (04510)
　　　　978-89-315-8977-1 (세트)
정가 | 16,500원

이 책을 만든 사람들
책임 | 최옥현
진행 | 김해영
교정 · 교열 | 신정진
본문 디자인 | 신묘순
표지 디자인 | 박원석
홍보 | 김계향, 유미나, 이준영, 정단비
국제부 | 이선민, 조혜란
마케팅 | 구본철, 차정욱, 오영일, 나진호, 강호묵
마케팅 지원 | 장상범
제작 | 김유석

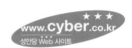

www.cyber.co.kr
성안당 Web 사이트

UNDO KARADA ZUKAI: SPORTS TRAINING NO KIHON TO SHINRIRON supervised by Kazuhiko Sakuma
Copyright ⓒ 2017 Kazuhiko Sakuma, Mynavi Publishing Corporation
All rights reserved.

Original Japanese edition published by Mynavi Publishing Corporation
This Korean edition is published by arrangement with Mynavi Publishing Corporation, Tokyo
in care of Tuttle-Mori Agency, Inc., Tokyo, through Imprima Korea Agency, Seoul.

Korean translation copyright ⓒ 2023 by Sung An Dang, Inc.

편집: 유한회사 view 기획(사토 유미)
커버디자인: 이세 타로(ISEC DESIGN INC.)
본문디자인: 유한회사 PUSH
집필협력: 시미즈 카즈야(사라사화문공방), 칸다 켄토, 미쯔하시 사토코
일러스트: 칸바야시 코지, 아오키 노부토, 아오키 렌지, M2D